반도체 산업의
유해인자

반도체 산업의 유해인자

초판 1쇄 펴낸날 | 2020년 2월 10일

지은이 | 윤충식 · 김승원 · 박동욱 · 정지연 · 최상준 · 하권철 · 함승헌
펴낸이 | 류수노
펴낸곳 | (사)한국방송통신대학교출판문화원
　　　　03088 서울특별시 종로구 이화장길 54
　　　　전화　1644-1232
　　　　팩스　02-741-4570
　　　　홈페이지　http://press.knou.ac.kr
　　　　출판등록　1982년 6월 7일 제1-491호

출판위원장 | 백삼균
편집 | 신경진 · 김경민
본문 디자인 | (주)동국문화
표지 디자인 | 최원혁

ISBN 978-89-20-03605-7 93510
값 22,000원

이 책은 서울대학교 '보건환경연구소 보건학 총서 저술지원사업(과제 번호 PHS-2016-1'의 지원으로 출판되었다.

이 도서의 국립중앙도서관 출판예정도서목록(CIP)은 서지정보유통지원시스템 홈페이지(http://seoji.nl.go.kr)와
국가자료종합목록 구축시스템(http://kolis-net.nl.go.kr)에서 이용하실 수 있습니다.(CIP제어번호: CIP2020001977)

HAZARDS IN SEMICONDUCTOR INDUSTRY

반도체 산업의 유해인자

윤충식·김승원·박동욱·정지연
최상준·하권철·함승헌 지음

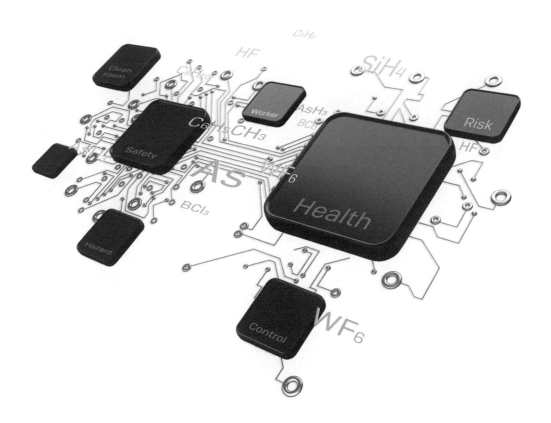

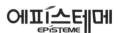

에피스테메
EPISTEME

인류의 발전은 생존을 위한 노동의 역사이다. 노동의 분야가 초기의 수렵에서 고대 및 중세 시대의 농업사회로, 근대와 산업혁명 이후의 산업사회로, 21세기에는 지식사회로 변모해 왔는데 이런 변화는 생존과 더불어 번영을 가져왔다. 지식의 축적과 더불어 기술의 발달이 가속화되어 더 빠르게 변화하고 있고, 향후로도 당분간은 데이터, 정보, 지식, 인공지능과 같은 키워드로 대표되는 사회가 예측되고 있다.

이런 생존과 번영을 뒷받침하는 것은 언제나 노동이었다. 많은 생산과 고도화된 기술의 접목 과정에서 노동의 조건이 열악해지고 이로 인해 안전과 보건 문제가 대두되어 노동자의 생명을 위협하거나 상해, 질병을 가져왔다.

21세기 초반인 현시점에서 반도체 산업은 인류 역사상 최고의 첨단 산업으로, 최신 기술과 사업에서 예외 없이 사용되는 반도체 칩을 제공하고 있다. 1940년부터 시작된 반도체에 대한 연구는 1960년대 들어 상용화되기 시작하였다. 우리나라는 반도체 최대강국 중 하나이며 반도체 산업은 우리나라 제조업에서 중추적인 역할을 하고 있다.

반도체 산업의 특징인 클린룸, 수백 단계의 공정, 수백 종의 화학물질, 고밀도 에너지, 일반 제조업과 다른 교대제와 상시적인 예방정비 작업 같은 작업 특성은 노동자의 건강에 큰 우려를 낳고 있다. 역사적으로는 1980년대부터 반도체 산업에 종사하는 노동자의 건강에 대한 연구가 시작되어 현재도 이어지고 있다. 건전하고 지속적인 반도체 산업의 발달과 반도체 산업에 종사하는 노동자의 건강

권 확보를 위해 그동안 학계와 기업이 다각도로 노력해 왔음에도 불구하고 아직까지도 밝혀지지 않은 부분이 많다.

이런 상황을 고려할 때 반도체 산업에서 산업보건을 다루는 교과서가 아직 없다는 사실은 대단히 의아한 일이다. 전 세계적으로도 반도체 산업의 산업보건에 대한 연구와 조사, 관련 논문은 어느 정도 나와 있지만, 제대로 된 산업보건 관련 저서는 없다. Thomas Gassert가 저술한 *Health Hazards in Electronics* 정도를 찾아볼 수 있는데 이는 1985년에 나온 책으로 최근의 경향을 알 수 없는 데다 핸드북 형태로 내용이 간략하다는 단점이 있다.

이 책은 반도체 분야에서 10년 이상 연구와 조사에 참여해 온 국내의 산업위생 전문가들이 반도체 공부 모임을 하다가 이를 발전시켜 반도체 산업 노동자는 물론 경영자, 관리자, 그리고 연구자와 학생이 두루 참고할 수 있는 교과서를 만들 필요가 있다는 데 의견을 모으고 공동 집필하여 나온 결과물이다.

이 책의 기본 집필 방향은 다음과 같다.

첫째, 반도체 공정을 잘 모르는 산업보건 전문가를 위하여 반도체 공정을 가급적 쉽게 기술한다.

둘째, 공정별로 기술과 더불어 해당되는 유해인자를 기술한다.

셋째, 반도체 공정뿐 아니라 반도체 산업의 특징을 산업보건학적 시각에서 조망할 수 있는 장을 마련한다.

이런 집필 방향에 따라 저자들은 반도체 산업의 산업보건학적 특징(1장과 4장)과 반도체를 이해하기 위한 장(2장과 3장)을 도입부에 배치하여 독자의 이해를 높이고자 했다. 뒤이어 본격적인 학습으로 반도체 제조 공정에서 각 공정을 웨이퍼 제조 공정(5장), 웨이퍼 가공 공정(6~12장), 칩 조립 및 검사 공정(13장)으로 구분하여 각각의 세부 공정과 유해인자를 기술하였다. 후반부에는 반도체 산업에서 사용되는 화학물질과 유해성(14장), 전자기파의 노출특성(15장)과 더불어 반도체 노동자를 대상으로 한 역학조사 결과(16장)를 요약하였다.

　한 권의 책을 여러 명의 저자가 분담하여 기술하다 보니 장별로 내용의 깊이와 전개 방법 등에서 상이한 부분이 나타나거나 산업보건학적 측면에서 바라보는 시각이 다소 차이가 있다. 탈고를 앞두고 미진한 점과 보완할 점이 여전히 보여 다소 아쉬운 마음은 있으나, 그럼에도 이 책이 첫걸음이 되어 향후 더 좋은 교과서가 나오기를 기대하기에 현시점에서 출간을 결정하였다. 무엇보다도 반도체 산업이 우리나라에서 직업병 없이 안전하게 발전할 수 있도록 기업, 정부, 관련 노동자, 연구자 및 후학들 모두 노력해 주길 바란다.

저자 일동

차례 | CONTENTS

9장 식각 공정과 유해인자 ——————————— 159

10장 증착 공정과 유해인자 ——————————— 183

14장 반도체 공정에서의 화학물질 사용과 유해성 ——————— 263

15장 반도체 공정과 전자파 ——————————————— 283

새 기술, 새 공정, 새 화학물질 사용의 위험성

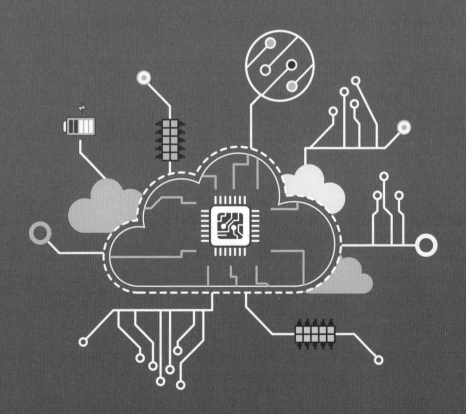

가. 역사적 경험에 따른 새 기술, 새 산업, 새 화학물질의 위험성

반도체 산업은 산업혁명 이후로 인류의 보편적 편리성을 높여 준 새로운 형태의 산업이다. 전통적인 제조 사업장에서는 먼지, 유기용제, 냄새, 소음 같은 다양한 유해인자 발생과 이로 인한 열악한 작업환경이 문제가 된다고 쉽게 설명한다. 그런데 반도체 사업장은 제품의 특성상 먼지가 없는 작업 공간을 유지한다. 또한 언론에서는 사람 몸에서 발생 가능한 먼지도 허용하지 않는 '클린룸'이라는 표현을 쓰고 있어서, 반도체 사업장은 마치 유해인자가 없는 곳처럼 그려진다.

그러나 이런 시각은 반도체 사업장에 근무하는 작업자의 건강 영향과 연계했을 때 위험한 시각이다. 새로운 기술이나 새로운 물질이 인류 사회에 도입될 때는 대개 긍정적인 효과를 기대하게 되는데, 경우에 따라서는 그렇지 못하고 오히려 해가 될 때가 많다. 역사적으로 보면 [표 1-1]과 같은 예가 있다.

그런데 이런 새로운 물질이나 산업이 인류 사회로 도입될 때 그 부작용은 즉시 나타나기보다는 상당 기간이 경과해야 나타난다. 예를 들어 석면

표 1-1 역사적으로 새로 도입된 물질과 이로 인한 효과 및 부작용

도입 물질	효과	부작용
DDT	말라리아 모기 퇴치로 말라리아 예방	생태계 파괴
농약	획기적인 수확량 증가	동물, 인간에 악영향
냉매	냉장고 사용 가능	오존층 파괴
석면	산업재, 건축자재	치명적 질병(중피종, 폐암, 석면폐)

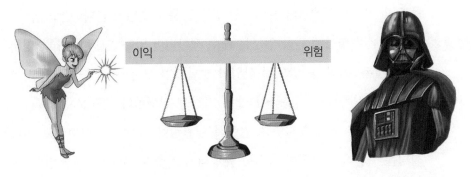

그림 1-1 새로운 물질이나 산업이 인류 사회에 도입될 때 기대되는 이익과 위험의 고려

으로 인한 질환은 잠복기가 짧게는 15년, 길게는 30~40년이고, 그것이 학문적으로 규명되려면 더 긴 시간이 걸린다. 특히 건강상 영향과 관련될 때는 더 오랜 시간이 소요된다.

이러한 과거의 경험으로 알 수 있듯이, 새로운 물질이나 산업이 인류 사회에 도입될 때는 기대 효과뿐 아니라 부작용도 늘 짚어 보는 지혜가 필요하다. 즉, 이익과 위험을 반드시 저울질해 보아야 한다(그림 1-1 참조).

나. 반도체 산업의 위험성을 보는 시각

산업보건학적 측면에서 반도체 산업의 위험성을 보면 다음과 같은 특성이 있다.

첫째, 반도체 산업은 다른 산업에 비해 역사가 매우 짧고, 정보가 매우 제한적으로 알려져 있으며, 첨단 기술이 적용되는 산업이다. 그러다 보니 사용되는 화학물질, 클린룸에서의 장시간 작업 등으로 인한 건강 영향 연구가 많이 수행되지 않았다. 즉, 작업자의 건강과 관련된 많은 유해인자가 알려지지 않았다.

둘째, 건강 영향 관련 연구도 매우 제한적이다. 기존의 용접이나 도금 등 일반 제조업체에서의 산업보건 연구 논문은 수없이 많다. 반면 반도체 산업의 건강 영향에 관한 연구는 매우 제한되어 있다. 그러나 미국, 영국, 대만, 일본, 한국 등 반도체 산업이 발달했던 모든 국가에서 직업성 암, 여성의 생식독성을 비롯하여 많은 직업성 질병이나 환경문제가 이슈화되었다. 어떤 직업성 질병은 원인적 연관성이 강하게 의심되었고, 어떤 질병은 원인적 연관성이 확실히 규명되지 못했다. 하지만 이 첨단산업이 일반인의 생각과는 달리 건강 영향이나 환경 문제를 야기한다는 점은 명확하다. 예를 들어 1980년대 이후로 미국, 영국, 대만 등 반도체 산업을 주도한 국가에서 직업병 사례가 지속적으로 보고되고 있다. 이 중 소송이 걸리면서 몇 건의 연구가 진행되었지만, 정보의 제한성과 회사가 지원하는 형태의 연구 방식으로 인해 반도체 산업의 직업병 연구는 아직도 미미한 수준에 머물러 있다.

이럴 경우 회사나 작업자는 최대한 유해인자 노출을 줄이려는 노력을 하면서 작업해야 한다. 왜냐하면 모른다는 것 자체가 위험성을 내포하고 있기 때문이다. 이는 마치 캄캄한 밤에 자신의 주변에 무엇이 있는지 모를 때 위험을 느끼는 것과 마찬가지이다. 이럴 경우 단순한 우려라고 치부할 수 없다. 위험성이 존재할 가능성이 실제로 위험성으로 확인되는 데는 긴 시간이 걸리기도 한다. 특히 직업병과 관련해서는 더욱 그러하다. 이럴 때 우리는 사전주의 원칙(precautionary principle)을 적용해야 한다. 이는 어떤 위험성이 있는지 명확히 모를 때 예측 가능한 위험성을 미리 제거하는 접근법으로, 반도체 산업에 특히 적용해야 할 기본 원칙이다.

셋째, 반도체 산업은 다른 산업에 비해 매우 빠르게 변화한다. 반도체 산업의 특성 중 하나는 끊임없는 혁신인데, 이는 다른 말로 18~24개월마다 새로운 물질, 새로운 장비, 새로운 공정이 도입된다는 의미이다(Dietrich, 2004). 즉, 반도체 산업은 좀 더 작고 고집적된 전자 기기 개발을 위해 점점 빨리 발전하고 있으며, 이는 무어의 법칙을 넘어 황의 법칙이라는 말로 잘 표현된다. 그러나 이토록 빠르게 변화하는 산업에서 건강 영향이 생기기까지 수십 년이 걸리는 유해인자와 질병을 찾아내고 개선하는 것은 매우 어렵다. 산업보건 전문가가 어느 특정한 반도체 공정을 이해할 정도면 이미 그 기술은 오래된 것이고, 실제 사업장은 새로운 기술을 적용하고 있다. 이렇듯 급격한 새 기술의 도입은 보건학자나 역학자의 유해요인 평가, 건강 영향에 대한 근거 기반 연구, 예방책 실행 등을 어렵게 한다.

넷째, 반도체 산업은 공정, 화학물질 등의 정보가 매우 제한적이다. 반도체 산업은 기술 보안 수준이 매우 높아서 반도체 공장의 유해인자 노출 평가나 위험성 평가가 매우 어렵게 진행된다.

더불어 반도체 산업의 산업보건을 고려할 때 염두에 두어야 하는 측면은 기존의 산업보건 기술이나 도구의 적절성이다. 사업장에서 산업보건 관리는 법적인 규제에 맞추어 수행한다. 우리나라는 주로 고용노동부의 산업안전보건법에 근거하여 작업장을 관리하고 건강검진을 수행한다. 그러나 산업안전보건법은 첨단산업에 종사하는 근로자를 보호하기 위해 제정된 것이 아니다. 산업안전보건법의 많은 내용은 기존의 전통적인 산업

표 1-2 산업보건 측면에서 반도체 산업과 다른 산업의 비교

구분	역사	접근성 (개방성)	집적기술	유해인자의 알려진 정도	산업보건 분야 연구	위험성
농업	깊	높음	낮음	많이 알려짐	많이 됨	알려짐
전통적 제조업	깊-중간	높음 또는 중간	낮음, 중간, 높음 공존	많이 알려짐	많이 됨	알려짐
서비스 산업	중간	높음	낮음	유해인자 낮음	알려짐	알려짐
반도체 산업	짧음	낮음	매우 높음	잘 모름	많이 안 됨, 주로 회사 측 지원 연구	모름

안전과 보건의 학문적 성과에 기초를 두고 최소한으로 규제하는 것으로 첨단산업에 적합하지 않다. 예를 들어 작업환경 평가에서 산업안전보건법은 전통적인 사업장에서 많이 쓰이는 화학물질에 대해 1년에 한두 번 노출량을 측정하도록 하고 있다. 새로운 물질이나 이름조차 생소한 물질은 측정할 수 없고, 화학 증착 공정이나 이온 주입 공정에서 생길 수 있는 수많은 반응 부산물과 분해 산물을 평가하지 않는다. 또한 화학물질에 정상치보다 훨씬 고농도로 노출된 정비 작업자가 제대로 평가받지 못하며, 협력업체 직원의 노출평가도 대부분 누락된다. 이런 측면에서 법적인 요구 조건을 잘 맞춘다고 해서 반도체 산업에서 산업보건 관리를 적절히 한다고 할 수 없다. 쉽게 이야기하면, 매우 급속히 변하며 새로운 물질과 새로운 기술이 빈번히 도입되는 반도체 산업의 보건안전환경(HSE) 이슈에 대해 기존의 전통적 법규나 평가 방법, 관리 방법은 잘 맞지 않을 수 있다는 의미이다. 낡은 방패가 새로운 성능을 가진 최신 광선검을 막을 수 있는지 질문해 보아야 한다(그림 1-2 참조).

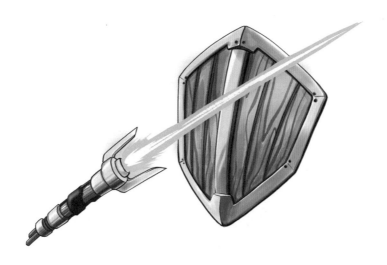

그림 1-2 낡은 방패와 최신 광선검

가. 반도체 산업의 산업보건 지식의 한계

일반적으로 사업장의 유해요인과 직업병에 대한 지식은 철학적 입장에서 본다면 존 로크의 경험론에 의거한다. 즉, 우리의 역사에서 직업병은 사업장에서 화학물질이나 다른 유해인자에 자주 노출된 후, 이로 인한 건강 영향 관련 사건이 축적되어 인과성이 밝혀진다. 어떤 직업병은 집단적으로 대량 발생하거나 앨리스 해밀턴 같은 헌신적인 연구자의 노력으로 밝혀지거나 특정 사례가 사회문제화하여 나타나기도 한다. 어떤 경우든 노출이 선행되고 경험적 지식이 노출 측면과 직업병 측면에서 축적되어야 인식이 가능해진다.

그런데 앎의 세계를 보면 [그림 1-3]처럼 어떤 사실이 잘 알려진 것, 일부분은 알려져 있지만 일부분은 모르거나 불확실한 것, 대부분 아는 것은 극히 적고 불확실하거나 모르는 것으로 도식화할 수 있다.

반도체 산업을 산업보건 측면에서 보면 잘 알려진 것보다는 불확실한

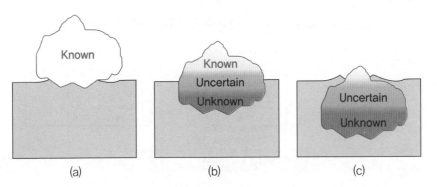

그림 1-3 앎의 세계. 모두 잘 알려짐(a), 잘 알려진 부분도 있지만 불확실한 것과 잘 모르는 것이 있음(b), 잘 아는 부분 외에 불확실한 것과 잘 모르는 것이 더 많음(c)

부분이나 모르는 부분이 많을 수밖에 없다. 즉, 산업보건 측면에서 반도체 산업은 역사적인 경험의 축적이 적고, 지속적으로 도입되는 새 화학물질과 새 기술로 인해 정보 접근이 제한되며, 플라스마와 고전압 같은 고에너지 사용으로 각종 부산물 발생 가능성이 높아 모르는 부분이 많다. 이러한 반도체 산업의 특성으로 인해 건강 영향에 대한 위험성은 상존할 수밖에 없다. 이를 달리 생각하면 반도체 회사가 신제품 개발을 필수적으로 여기듯이 산업보건에 대한 연구와 투자를 지속적으로 해야 한다.

나. 반도체 산업의 산업보건 위험성에 대한 인식

반도체가 산업화되기 시작한 것은 1960년대이지만, 반도체 산업이 작업자의 건강에 영향을 줄 수 있다는 인식은 미국에서는 1980년대 이후

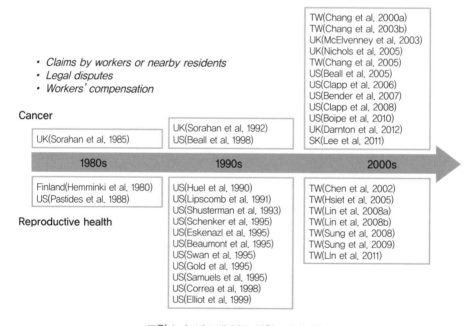

그림 1-4 반도체 연구 역학조사의 역사

출처: 삼성전자 조정권고위원회 조정 권고안.

표 1-3 미국 노동통계국에 보고된 모든 산재(상해와 직업병) 중 유해물질에 노출되어 작업 손실을 야기한 산재 비율

구분	1992	1993	1994	1995	1997	1998	1999	2000	2001
모든 제조업(%)	2.7	2.8	2.7	2.6	2.6	2.5	2.4	2.2	2.4
전자부품과 부속품(%)	8.3	8.4	8.8	7.2	5.1	7.3	6.0	7.6	6.2
반도체와 관련 기구(%)	8.7	12.6	6.0	9.3	8.4	8.6	9.7	7.7	8.5

제한적인 연구 결과로 등장하였다. 이후 반도체 산업이 있는 모든 나라 (미국, 영국 스코틀랜드, 대만, 일본, 필리핀, 한국)에서 건강 영향에 대한 문제가 제기되었고, 제한된 역학조사가 실시되기도 하였다(그림 1-4 참조).

반도체 산업 현장에서 다른 제조업 현장 이상으로 많은 직업병이 발생한다는 사실이 미국에서 발표되었는데 이는 [표 1-3]과 같다. [표 1-3]에서 보듯이 반도체 및 관련 기구 산업에서의 산재는 제조업이나 다른 전자산업보다 높고, 조사 기간 초기인 1990년대부터 조사 기간 후기인 2000년대 초반까지 그 비율이 크게 감소하지 않았다(LaDou and Rohm, 1998; LaDou, 2005). 저자는 미국의 반도체 산업이 우리나라와 같은 아시아로 넘어와 비슷한 문제가 지속되고 있다고 경고한다.

반도체 산업에서의 건강 영향 조사는 제한적이었지만 다음과 같은 범주에서 수행되어 왔다.

- 암을 비롯한 악성종양에 대한 조사 연구
- 피부, 안질환 및 시각에 대한 조사 연구
- 유방암, 생식 질환 및 차세대 질환에 대한 조사 연구
- 근골격계 질환에 대한 조사 연구
- 스트레스에 대한 조사 연구

이 중 생식 질환에 대한 연구는 유산, 불임, 기형아 출산 등에 대한 연구로, 1980년대에 시작되어 1990년대 이후 본격화되었다. 그 결과 생식 질환 유발의 주된 원인 물질로 지목된 에틸렌클리콜류의 사용이 1990년대 후반에 반도체 산업 현장에서 자체적으로 금지되었다. 암에 대한 연구도 1980년대에 시작했지만 1990년대를 거쳐 현재까지도 지속되고 있으며, 혈액암은 물론 뇌종양, 각종 희귀암에 대한 연구도 지속되고 있다. 이외에도 반도체 산업 종사자에게서 희귀 질병인 루게릭병 등도 보고되었는데, 작업과의 연관성은 확증되지 못했다. 2014년도에 국내 연구진이 반도체 산업의 직업병에 대한 기존 연구를 요약, 평론한 논문이 국제 학술 잡지에 수록되었다. 이 논문에서는 직업적 연관성이 명확하다고 본 질병과 연구 자료 부족·연구의 제한 등으로 인해 증거가 부족하나 증가되는 경향을 보이는 질병으로 다음과 같이 구분했다(Kim et al., 2014). 여기서 연구를 제한한 요소는 해당 기업의 작업환경이나 질병 관련 자료에 대한 연구자들의 접근 제한, 상대적으로 짧은 관찰 연수, 작업자의 노출평가 자료의 부족, 협력업체 작업자의 누락 등을 들 수 있다.

- 반도체 산업에서 연관성이 명확히 입증되는 질병: 생식기계 관련 질병(자연유산, 선천성 기형, 가임력 저하)
- 명확히 지지되지 않으나 증가되는 경향을 보이는 질병: 비호지킨림프종, 백혈병, 뇌종양, 유방암

세계반도체협회에서 발행하는 ITRS(International technology roadmap for semiconductors)에서도 반도체 산업이 환경, 안전, 보건에 더 많은 관심을 가져야 한다고 언급한다. 예를 들어 2007년도 판에는 다음과 같은 네 가지가 환경, 안전, 보건에 대한 핵심 명제였다.

- 개발 단계에서 공정과 물질에 대한 이해(특성화)가 필요하다.
- 유해성이 덜하거나 부산물의 유해성이 덜한 물질을 사용한다.
- 원재료와 자원을 덜 쓰는 제품과 시스템(장비와 설비)을 설계한다.
- 근로자에게 안전한 공장을 만든다.

이와 같이 반도체 산업에서는 작업자의 건강은 물론 일반 환경과 안전 문제가 상존하고 있어 ESH(environment, safety, and health)가 매우 중요한 업종이다.

2장

Hazards in Semiconductor Industry

반도체의 이해

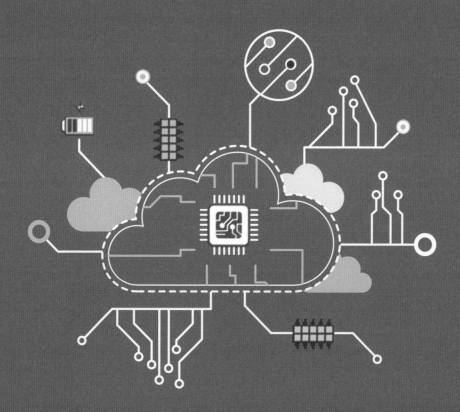

물질을 분류하는 방법에는 여러 가지가 있다. 물질의 상태에 따라서는 고체, 액체, 기체 등으로 분류한다. 전기적 특성에 따라서는 전기가 잘 흐르는 도체(conductor: 구리, 알루미늄, 철, 금, 은 등), 전기가 흐르지 않는 부도체(insulator: 고무, 플라스틱, 다이아몬드 등), 반도체로 분류한다. 반도체(semiconductor)는 말 그대로 전기의 흐름이 '반' 정도 된다는 말로, 전기의 흐름이 도체와 부도체의 중간 정도라는 의미이다.

반도체를 이해하기 위해서는 도체와 부도체를 먼저 이해하는 것이 필요하다. 전기를 처음 배울 때 전기가 통하는 것과 통하지 않는 것에 대한 실험을 한다. 꼬마전구와 건전지를 연결한 전선 사이에 철사나 구리선 등의 금속을 연결하면 꼬마전구에 불이 들어오는데, 이를 '전기가 흐른다'고 한다. 반면 전선 사이에 고무지우개나 유리 막대를 연결하면 꼬마전구에 불이 들어오지 않는데, 이를 '전기가 흐르지 않는다'고 한다. 이때 전기가 잘 흐르는 철사나 구리선은 도체, 전기가 흐르지 않는 고무지우개나 유리 막대는 부도체이다. 전기가 흐르는 것은 (−)전하를 띤 전자가 움직이는 것이다. 이런 전자들의 흐름을 전류라고 하며, 전류는 (+)극에서 (−)극으로 흐른다. 즉, 자유전자가 존재해야 전류가 흐를 수 있다.

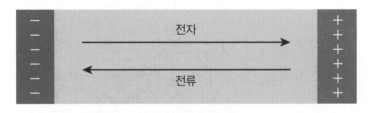

그림 2-1 전류와 전자의 흐름 개념도

반도체는 도체와 부도체의 중간 정도의 특성을 가지고 있어 조건에 따라 도체가 되기도 하고 부도체가 되기도 한다. 일반적으로 순수한 반도체는 부도체와 같이 전기가 통하지 않는다. 하지만 반도체에 빛을 비추거나 열을 가하거나 특정 물질을 넣어 주면 도체와 같이 전기가 흐른다. 이러한 특징이 있는 반도체는 전기신호 처리(정류, 증폭, 변환 등)와 데이터 처리(전환, 저장·기억, 연산·제어 등) 역할을 수행한다. 도체는 전기가 잘 통하지만 특성을 인위적으로 조절하기 어려운 반면, 반도체는 제어를 통해 특성을 쉽게 조절할 수 있다. 또한 반도체는 부도체에 비해 자유전자가 쉽게 만들어진다. 이러한 반도체의 장점을 활용하는 것이 반도체 기술의 기본 원리이다.

반도체의 전기적인 특성은 재료의 비저항[1](resistivity of material)으로 설명할 수 있다. 비저항이란 전류가 흐르지 못하게 막는 힘이라고 생각하면 된다. 도체는 비저항이 매우 작아서 전기가 쉽게 흐르고, 부도체는 비저항이 매우 커서 전기가 흐르기 어렵다. 일반적으로 도체의 비저항은 0.01 Ω-cm 이하이며, 부도체의 비저항은 $100,000\,\Omega$-cm 이상이다. 예를 들어 구리와 같이 비저항이 낮은($10^{-6}\,\Omega$-cm) 재료는 전류가 쉽게 흐르는 도체이고, 실리카(이산화규소, SiO_2)와 같이 비저항이 높은($>10^5\,\Omega$-cm) 재료는 전류가 흐르지 못하는 부도체이다. 그리고 실리콘(Si) 등과 같이 비저항이 도체와 부도체 사이에 있는($5\times10^4\,\Omega$-cm) 재료를 반도체로 사용한다(그림 2-2 참조).

반도체는 전기가 잘 전달되는지를 나타내는 전기전도도(electrical conductivity)로도 설명할 수 있다. 도체는 전기전도도가 매우 크기 때문에 반도체 및 집적회로(integrated circuit, IC)를 구성할 때 배선 재료로 사용되

---

1 비저항(resistivity): 단위길이당 저항을 나타내는 값. 단위는 Ω-cm.

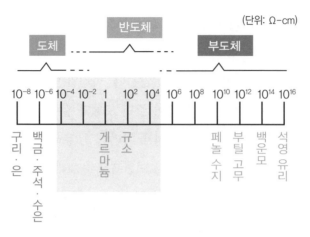

그림 2-2 도체, 반도체, 부도체의 비저항

고, 부도체는 전기전도도가 매우 작아 절연재로 사용된다. 반도체는 일반적으로 전기전도도가 작은 부도체이지만, 조건에 따라 전기전도도가 큰 도체가 된다.

표 2-1 도체, 반도체, 부도체의 재료 특성과 대표 물질

구분	도체	반도체	부도체
재료의 비저항	약	중	강
전기전도도	강	제어 가능	약
대표 물질	구리, 알루미늄, 철, 금, 은 등	실리콘(Si), 게르마늄(Ge), 갈륨비소(GaAs) 등	고무, 플라스틱, 다이아몬드 등

가. 유기 반도체와 무기 반도체

반도체는 유기 반도체와 무기 반도체로 구분된다. 유기 반도체는 탄소로 만들어진 반도체를 말하고, 무기 반도체는 실리콘 및 갈륨과 같은 탄소가 아닌 물질로 만들어진 반도체를 말한다. 일반적으로 사용되는 무기 반도체는 구조에 따라 원소 반도체, 화합물 반도체, 비결정(비정질) 반도체 등으로 분류된다.

대표적인 원소 반도체로는 실리콘과 게르마늄(Ge) 등이 있고, 화합물 반도체로는 갈륨비소(GaAs) 등이 있다. 초기에는 게르마늄을 사용하다가 현재는 고열에 더 강한 실리콘을 가장 많이 사용한다. 전기 전자 분야에서 사용이 가능한 반도체는 몇 가지 특성을 가지고 있어야 한다. 대표적으로 홀효과(Hall effect)·정류작용·저항과 온도 간의 상관성이 음의 계수 특성을 나타내고, 불순물의 양이나 결정의 형태가 전기저항에 영향을 미쳐야 한다.

반도체 특성에 영향을 주는 것은 원자나 분자의 배열이다. 원자나 분자의 공간적 배열의 규칙성 또는 주기성에 따라 반도체를 단결정, 다결정, 비결정(비정질) 반도체로 구분할 수 있다. 단결정(single crystal)이란 원자나 분자 전체가 규칙적으로 배열되어 있는 물질을 말한다. 다결정(poly crystal)이란 원자나 분자가 부분적으로는 규칙적으로 배열되어 있으나 전체를 보았을 때는 균일한 결정이 아닌 경우를 말한다. 비결정(amorphous)이란 원자나 분자가 무질서하게 배열되어 있는 경우이다. 반도체 성질을 좋게 하기 위해서는 단결정이 유리하다. 반도체를 단결정으로 만드는 이유

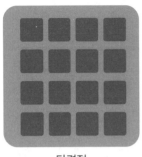
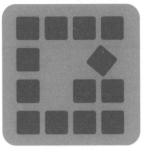
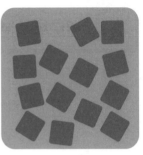

| 단결정 | 다결정 | 비결정 |

그림 2-3 결정 구조 차이에 따른 모식도. 실리콘이 각각 이런 식으로 존재할 때 단결정 실리콘, 다결정 실리콘, 비결정 실리콘이라고 함

표 2-2 반도체 소자 및 집적회로 구현에 사용되는 고체의 예

구분	종류	전기전도성	응용 예
단결정	실리콘(Si)	반도체	고성능 전자 소자와 집적회로, 수광/광검출 소자, 이미지센서 등
	게르마늄(Ge)	반도체	고성능 전자 소자와 집적회로, 수광/광검출 소자, 이미지센서 등
	갈륨비소(GaAs), 인듐인(InP), 인듐비소(InAs), 인화갈륨(GaP), 질화갈륨(GaN), 질화알루미늄(AlN)	반도체	초고속/초고주파 전자 소자, 발광/수광 소자
	알루미늄갈륨비소(AlGaAs), 인듐갈륨비소(InGaAs), 인듐갈륨비소인(InGaAsP), 알루미늄질화갈륨(AlGaN)	반도체	이종 접합을 이용한 초고주파 전자 소자, 발광/수광 소자
다결정	폴리실리콘(polysilicon)	반도체	태양전지, 디스플레이용 트랜지스터, MOSFET의 게이트 등
비결정	비결정 실리콘(a–Si)	반도체	태양전지, 대면적 디스플레이용 트랜지스터
	비결정 산화물 반도체(amorphous oxide semiconductor, AOS)	반도체	대면적 디스플레이용 트랜지스터
	실리카(SiO$_2$)	부도체	반도체 소자와 집적회로의 절연막
	질화규소(Si$_3$N$_4$)	부도체	반도체 소자와 집적회로의 절연막
	산화알루미늄(Al$_2$O$_3$)	부도체	반도체 소자와 집적회로의 절연막

출처: 김동명(2017).

는 전자의 움직임이 규칙적인 단결정의 전기적 성질이 우수하기 때문이다.

실리콘 반도체의 경우에는 다결정의 실리콘을 단결정으로 성장시켜 이를 이용하여 웨이퍼를 만든 후, 이를 가공하여 원하는 반도체 칩을 만든다. 이를 위해 다결정 실리콘을 녹인 후 작은 단결정 실리콘(Si seed)을 이용하여 정제, 성장시켜 원하는 크기의 단결정을 만드는데, 이를 잉곳(ingot)이라고 한다. 잉곳을 만드는 공정에 대해서는 5장에서 자세히 다룬다.

나. 진성 반도체와 불순물 반도체

반도체는 다시 진성 반도체(intrinsic semiconductor)와 불순물 반도체(extrinsic semiconductor)로 구분된다. 순수한 실리콘 결정은 실리콘 원자들이 서로 공유결합을 하고 있는데, 이를 진성 반도체라고 한다. 이 진성 반도체에 불순물을 첨가한 것을 불순물 반도체라고 한다. 순수한 실리콘 결정은 순도가 대체로 99.999999999%지만, 이것을 그대로 사용하지는 않고 용도에 따라 불순물을 첨가하여 사용한다. 여기서 불순물이란 필요 없는 물질의 의미가 아니라 필요에 따라 의도적으로 주입한(도핑, doping) 불순물인 도펀트(dopant)를 말한다.

불순물을 주입하면 반도체의 저항을 바꿀 수 있다. 예를 들어, 4족 원소인 실리콘에 5족 원소인 인(P)을 첨가한다고 하자. 4족 원소인 실리콘은 최외각 전자가 4개이며, 원자끼리 공유결합을 하고 있다. 그런데 최외각 전자가 5개인 인이 실리콘 자리에 들어가면 4개의 최외각 전자가 공유결합에 사용되고 하나의 전자가 남게 된다. 이 전자가 자유전자가 되어 전하를 운반할 수 있다. 이와 같은 반도체를 n형 반도체(n-type semiconductor)라고 한다. 이와 달리 실리콘에 13족 원소인 붕소(B)를 첨가한다고 하자. 최외각 전자가 3개인 붕소가 실리콘 자리에 들어가면 공유결합에 사용될

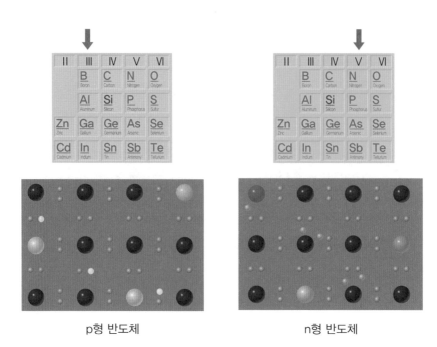

| p형 반도체 | n형 반도체 |

그림 2-4 p형 반도체와 n형 반도체

전자 1개가 부족하다. 이때 전자가 부족한 곳은 (+)전하를 띠는 정공 (hole)이 되고, 이 정공이 전하를 운반하게 된다. 이와 같은 반도체를 p형 반도체(p-type semiconductor)라고 한다. 그렇다고 반도체가 전체적으로 전하를 띤다고 생각해서는 안 되며, 중성인 반도체에 중성인 불순물을 넣었기 때문에 자유전자나 정공이 많아도 재료는 여전히 중성이다.

이러한 부도체, 도체, 반도체의 고유 특성을 이용하기 위해 불순물의 투입량을 조절하여 전기를 제어할 수 있다. 전압과 전류를 조절하여 여러 가지 기능을 담은 집적회로를 만들어 다양한 분야에 사용할 수 있는 것이다. [그림 2-5]는 부도체, 도체, 반도체의 전압-전류 그래프를 나타낸 것이다. 예를 들면 부도체(빨간색 선)는 전압이 가해져도 전류가 흐르지 않고, 도체(초록 선)는 전압이 증가하면 전류도 증가한다. 반도체의 경우 부도체와 도체 사이에서 전압에 따라 전류를 조절할 수 있다.

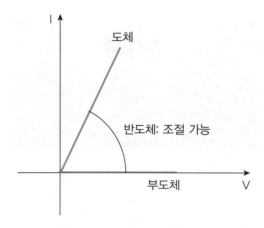

그림 2-5 부도체, 도체, 반도체의 전기적 특성과 전압(V)−전류(I) 특성 비교

모스트랜지스터

반도체 산업에서는 모스트랜지스터(metal oxide semiconductor transistor)를 주어진 일정한 공간에 얼마나 작게 많이 넣느냐에 따라 빠르고 효율적이고 경제적인 반도체가 만들어지므로 이에 대한 경쟁이 매우 치열하다. 모스트랜지스터는 두 가지로 NMOS(n-channel metal oxide semiconductor)와 PMOS(p-channel metal oxide semiconductor)가 있다.

모스트랜지스터는 기본적으로 전자나 정공이 들어가는 입구인 소스(source), 전자나 정공이 흘러 나가는 출구인 드레인(drain), 전류를 제어하기 위한 신호를 가하는 게이트(gate)로 이루어져 있다. 채널(channel)은 게이트 상태에 따라 소스와 드레인 사이에 전류가 통하는 길을 만들어 주는 역할을 한다. 예를 들어 NMOS 트랜지스터의 경우, 만약 게이트에 가해지는 전압이 0V이면 소스에서 드레인으로 가는 채널이 막혀서 전자들이

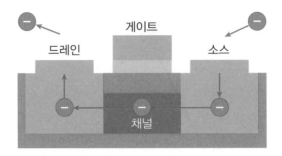

그림 2-6 트랜지스터에서의 소스, 드레인, 게이트에 대한 모식도

이동하지 못해 전류가 흐르지 못하고, 게이트에 전압이 가해진다면(일반적으로 5V) 채널을 통해 전자들이 이동하여 전류가 흐른다(그림 2-6 참조).

NMOS와 PMOS를 함께 구성하면 CMOS(complementary metal oxide semiconductor)라고 부른다. CMOS의 장점은 전력이 적게 들고, 발열이 적다는 점이다. 따라서 NMOS, PMOS를 따로 구성하는 것보다는 일반적으로 CMOS 형태로 사용된다.

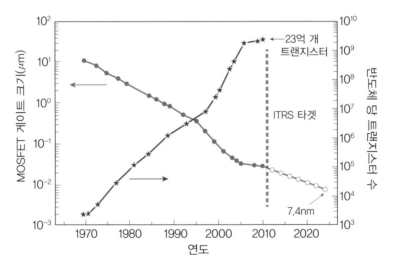

그림 2-7 게이트 크기에 따른 반도체 당 트랜지스터 수의 변화

출처: Schwierz(2010).

반도체를 사용하는 사람들은 더 빠르고, 저렴하고, 고밀도로 집적된 반도체 제품이 생산되기를 원한다. 이를 달성하기 위해서는 게이트의 폭을 줄여야 하는데 이는 상당히 어렵고 높은 기술 수준이 필요한 것으로 많은 반도체 회사들이 경쟁적으로 그 폭을 줄이는 노력을 하고 있다(그림 2-7 참조).

4 전자소자와 반도체

최근 전자 제품의 부품은 대부분 집적회로로 구성되어 있다(그림 2-8 참조). 집적회로는 수천, 수만 개의 트랜지스터와 다이오드 등 반도체를 이용한 소자들이 집적된 것으로, 기계를 제어하거나 정보를 기억하는 일을 수행한다.

1세대에서는 진공관[2]으로 회로가 구성되었고, 2세대에서는 다이오드나 트랜지스터와 같이 개별 소자들을 기판 위에 배열하여 회로를 구성했으며, 3세대에서는 개별 소자들을 소형화·집적화한 집적회로를 사용하기 시작했다. 그 결과 휴대전화, 컴퓨터 등의 전자 제품들이 점점 작아지고 최고의 성능을 갖게 되었다.

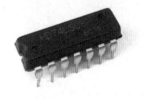

그림 2-8 집적회로의 실물 사진(2000년대 이전 사용 집적회로)

---

2 진공관: 진공의 공간에서 전자의 운동을 조종함으로써 신호를 증폭하거나 변경하는 데 사용하는 장치. 한때 대부분의 전자 장치에 사용되었으나 현재는 대부분의 전자 장치에서 더 작고 더 값싼 트랜지스터 또는 반도체, 집적회로 등으로 대체되었다.

가. 다이오드

다이오드(diode)는 p형 반도체와 n형 반도체를 접합하여 만든 소자이다. 다이오드의 큰 역할은 전류를 한 방향으로만 흐르게 하는 정류작용이다. 이를 이용하면 교류를 직류로 바꿀 수 있다.

일반적으로 다이오드는 양쪽 단자에 전압을 걸어 주는 방법에 따라서 순방향(forward) 바이어스와 역방향(reverse) 바이어스로 나누어 설명할 수 있다(그림 2-9 참조). n형 반도체에서는 (−)전하를 띤 자유전자가 전하를 옮기고, p형 반도체에서는 (+)전하를 띤 정공이 전하를 옮긴다. 예를 들어 p형 반도체에 (+)극을 연결하고 n형 반도체에 (−)극을 연결하면, p형 반도체의 정공이 (−)극으로 밀려나고 n형 반도체의 전자는 (+)극으로 밀

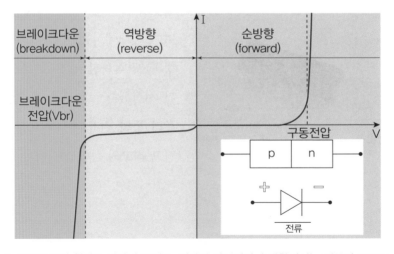

그림 2-9 다이오드의 원리를 나타낸 그래프. 전압이 가해지면 순방향에서는 전류가 흐르고, 역방향에서는 전류가 흐르지 않음

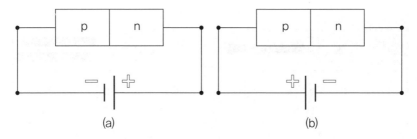

그림 2-10 다이오드의 개념도. (a) 전류가 흐르지 않음 (b) 전류가 흐름

려와 다이오드 내부에 전류가 흐르게 된다. 이와 같이 전압을 가해 주는 방법을 순방향 바이어스라고 한다. 반대로 p형 반도체에 (−)극을 연결하고 n형 반도체에 (+)극을 연결하면, p형 반도체의 정공은 (−)극으로 가게 되고 n형 반도체의 전자는 (+)극으로 가게 되어 다이오드에는 전류가 흐르지 않는다(그림 2-10 참조). 이처럼 전압을 가해 주는 방법을 역방향 바이어스라고 한다. 이와 같은 원리로 다이오드는 전류를 한쪽 방향으로만 흐르게 한다.

나. 트랜지스터

트랜지스터(transistor)는 3개의 반도체를 접합시켜서 만든 소자이다. 일반적으로 트랜지스터는 접합형 트랜지스터(junction transistor)로, npn형과 pnp형으로 구분된다.

트랜지스터의 가장 큰 역할은 증폭(amplifying)이다. [그림 2-11(a)]는 베이스(base, B)와 컬렉터(collector, C)에 역전압(reverse voltage)을 가한 상황이다. 역전압은 n형 반도체인 컬렉터에 (+)극을 연결하고 p형 반도체인 베이스에 (−)극을 연결한 것이다. 이 경우 컬렉터에 있는 전자들은 (+)극으로 이동하고, 베이스의 정공들은 (−)극으로 몰려서 트랜지스터에

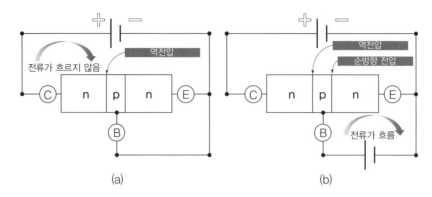

그림 2-11 트랜지스터의 개념도. C: 컬렉터(collector), E: 이미터(emitter), B: 베이스(base).
(a) 전류가 흐르지 않음 (b) 전류가 흐름

서는 전류가 흐르지 않는다.

[그림 2-11(b)]에서는 베이스와 이미터(emitter, E)에 순방향 전압을 가한 상황이다. 순방향 전압이란 p형 반도체인 베이스에는 (+)극을 연결하고 n형 반도체인 이미터에는 (−)극을 연결한 것이다. 이때 이미터에 있는 전자들은 (+)극으로 이동하고, 베이스에 있는 정공들은 (−)극으로 이동하여 전류가 흐르게 된다. 그런데 이 경우 베이스의 폭이 좁기 때문에 이미터에서 베이스로 움직이던 전자들은 쉽게 베이스를 지나서 컬렉터로 이동된다. 컬렉터에는 이미 역전압이 가해져 있기 때문에 일단 전자가 컬렉터로 넘어오면 전압 차이로 인해 빠른 속도로 컬렉터에 연결된 (+)극

표 2-3 베이스, 이미터, 컬렉터의 접합 상태에 따른 동작 상태 분류

베이스/이미터 접합 상태	베이스/컬렉터 접합 상태	동작 상태(active mode)
역방향 바이어스	역방향 바이어스	차단(cut off)
순방향 바이어스	역방향 바이어스	활성(active)
역방향 바이어스	순방향 바이어스	역활성(inverted active) 또는 반전(inversion)
순방향 바이어스	순방향 바이어스	포화(saturation)

으로 이동하게 된다. 따라서 컬렉터에도 전류가 흐른다. 여기서 주목할 점은 베이스에 소량의 전류만 흐르더라도 컬렉터에는 다량의 전류가 흐르게 되는 것이다. 이런 작용을 증폭작용이라고 한다.

트랜지스터의 이러한 특성을 이용하여 반도체의 동작을 제어할 수 있게 된다.

다. 집적회로

집적회로(integrated curcuit, IC)는 다양한 전자소자가 기판 위에 결합되어 있는 전자회로를 말한다. 일반적으로 반도체 집적회로를 말한다. 반도체 집적회로는 반도체 기판에 다이오드, 트랜지스터, 저항, 커패시터 등 소자를 만들어서 실리카의 산화막으로 덮고 그 위에 금속 증착을 통하여 전기적으로 각 소자들을 연결하여 회로를 구성한 것이다. 이와 같이 만든 반도체 조각을 칩(chip)이라고 한다. 하나에 칩에 하나의 회로를 구성한 것을 모놀리식 집적회로(monolithic IC)라고 하고, 여러 종류의 칩을 하나에 패키지에 담은 것을 멀티 칩 집적회로(multi chip IC)라고 한다. 요즘 생산되는 대부분의 칩은 멀티 칩 집적회로라고 볼 수 있다.

집적회로는 기능에 따라 디지털 IC(digital IC)와 아날로그 IC(analog IC)로 구분할 수 있다. 디지털 IC에는 AND, OR, NOT 등의 논리 기능을 하는 논리 IC와 정보를 기억하는 메모리 IC(플립플롭, flip-flop) 등이 있다. 아날로그 IC는 선형 IC라고 하기도 하는데, 오디오나 비디오의 증폭기 역할을 한다.

또한 집적회로는 칩 1개에 포

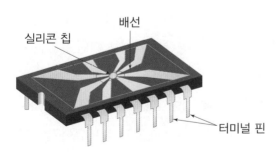

배선
실리콘 칩
터미널 핀

그림 2-12 패키지된 집적회로

표 2-4 규모에 따른 집적회로의 종류와 활용

소규모 집적회로	small scale integrated circuit, SSI	
중규모 집적회로	medium scale integrated circuit, MSI	
대규모 집적회로	large scale integrated circuit, LSI	반도체 메모리, 게이트 어레이, 시계, 계 산기 등
초대규모 집적회로	very large scale integrated circuit, VLSI	반도체 메모리, 계산기, 마이크로컴퓨터 등 논리 회로
극초대규모 집적회로	ultra large scale integrated circuit, ULSI	반도체 메모리 소자

함되는 소자의 수인 집적도에 따라 분류할 수 있다. 칩 1개에 들어 있는 소자 수는 소규모집적회로(SSI)가 100개 미만, 극초대규모집적회로 (ULSI)가 10^7개 이상이다. 집적회로의 발전 방향은 소형화, 경량화, 저가 격화, 고신뢰화, 고속화, 저전력화에 맞추어져 있다. 집적회로를 생산하 는 기업은 이런 발전 방향을 위해 많은 노력을 하고 있다.

6 반도체의 역사

반도체의 시초는 1904년에 영국의 존 플레밍(John Ambrose Fleming)이 만든 2극 진공관이라고 할 수 있다. 2극 진공관은 기체를 빼낸 유리공 속 에 필라멘트와 2개의 금속판 전극을 넣어 만들었는데, 교류를 직류로 바 꾸는 역할을 했다. 그로부터 얼마 지나지 않아 1907년에 미국의 리 디포 리스트(Lee De Forest)가 신호 증폭을 위한 3극 진공관을 만들어 진공관 시대를 열었다. 그러나 진공관은 유리로 만들어져 무게와 부피가 크고,

열을 많이 발생시키기 때문에 사용하다 보면 필라멘트가 끊어지는 단점이 있었다.

이러한 단점을 개선하기 위해 1947년 미국의 윌리엄 쇼클리(William Bradford Shockley), 존 바딘(John Bardeen), 월터 브래튼(Walter Houser Brattain)이 반도체로 이루어진 다이오드와 트랜지스터를 발명했다. 반도체가 진공관의 필라멘트를 대체할 수 있었던 것이다. 무게와 부피도 작은 데다가 필라멘트처럼 자주 끊어지지 않아 신뢰성까지 확보한 획기적인 장치였다. 그러나 트랜지스터의 개수가 많아져 연결해야 하는 접점이 많아짐에 따라 그 접점에서 고장이 자주 일어났다.

그래서 1958년 미국의 잭 킬비(Jack Kilby)는 1개의 반도체 속에 여러 개의 트랜지스터, 다이오드, 저항 등의 전자소자들을 모아 연결한 집적회로를 발명하여 이런 단점을 극복했다. 반도체 웨이퍼 평면에 회로들을 다양한 공정을 통하여 쌓는 방식으로 만들기 때문에 집적(集積)한다고 표현한다.

1957년 인텔의 창립자 중 한 명인 고든 무어(Gorden Moore)를 비롯한 8명의 연구원이 윌리엄 쇼클리와 결별을 선언하고 페어차일드 반도체를 설립했다. 그 당시 반도체는 주로 게르마늄으로 만들어졌다. 그러나 이들 8명의 연구원은 실리콘 반도체 개발에 집중하여 상용화 및 보급에 성공했다. 그리고 1965년 4월 학술잡지인 《일렉트로닉스(Electronics)》(Vol. 38)에서 고든 무어는 반도체의 집적도가 1년에 2배씩 성장할 것이라고 예측했는데, 그의 이름을 따서 이를 무어의 법칙(Moore's law)이라고 한다.

반도체의 발전에서 중요한 또 한 가지 요소는 웨이퍼의 크기이다. 웨이퍼의 지름이 커질수록 한 번에 더 많은 집적회로를 생산할 수 있기 때문이다. 웨이퍼의 크기는 1, 2, 3, 4(100mm), 5, 6(150mm), 8(200mm), 12인치(300mm)로 증가하였다. 2019년 국내 반도체 산업에서는 8인치와 12인치 웨이퍼를 이용한 집적회로를 주로 생산하고, 일부 업체에서는 더 작은 웨이퍼를 이용하여 집적회로를 생산하기도 한다. 웨이퍼의 두께는 350~ 1,250μm이다. 웨이퍼 지름이 커질수록 두께가 두꺼워지는데, 이는 생산 과정에서 웨이퍼의 구조를 유지해야 하기 때문이다.

반도체 제조 공정의
전반적 이해

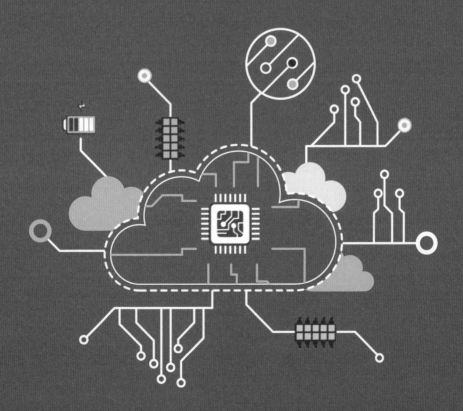

1 반도체 제조 공정 개요

　　반도체 산업은 전기 특성이 없는 기판(substrate)에 회로(circuit)를 입히는(증착하는) 제조 공정이 들어간 산업(한국표준산업분류 코드 261)이다. 여기에는 전자 집적회로 제조업(manufacture of electronic integrated circuits, 한국표준산업분류 코드 2611)과 다이오드, 트랜지스터 및 유사 반도체 소자 제조업(manufacture of diodes, transistors and similar semi-conductor devices, 한국표준산업분류 코드 2612)이 포함된다. 이 책에서 설명하는 산업은 전자 집적회로 제조산업(이하 반도체 제조산업이라고 함)이다. 다른 인쇄회로 기판 제조, 평판디스플레이 제조, 기타 전자부품 제조업(한국표준산업분류 코드 262)은 해당되지 않는다.

　　반도체 제조산업은 크게 웨이퍼 제조, 웨이퍼 가공, 칩 조립 및 검사 공정으로 구분된다. 웨이퍼 제조는 실리카(이산화규소)를 정제하여 순수한 실리콘을 추출하는 공정과 실리콘으로부터 원판의 단결정 실리콘 웨이퍼를 생산해 내는 일련의 공정을 말한다. 웨이퍼 가공은 웨이퍼 위에 다양한 회로를 집적하여 전기적 특성을 부가하고 원하는 회로 패턴을 만드는 공정이다. 칩 조립 및 검사 공정은 웨이퍼에서 개별 칩을 분리하여 추가 가공한 후 전자 기기용 칩으로 생산하는 과정이다. 일반적으로 각 공정은 별도의 사업장에서 이루어진다. 규사(quartz sand), 규암(quartzite) 등으로부터 얻은 실리카로 실리콘 잉곳과 웨이퍼를 제조하고 가공하여 전자 기기용 칩을 생산하는 반도체 제조 공정의 전반적인 흐름은 [그림 3-1]에 나타냈다.

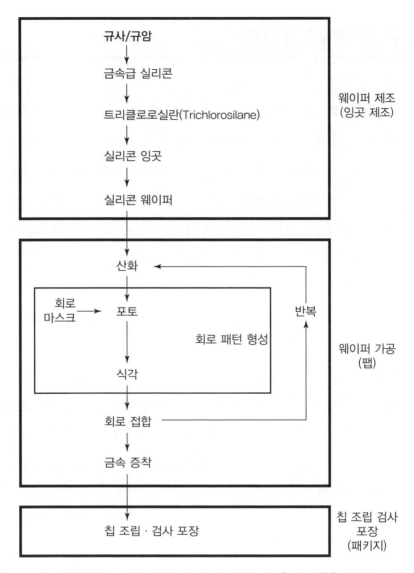

그림 3-1 반도체 산업 개요: 실리콘 잉곳 제조부터 웨이퍼 가공을 거쳐 칩을 생산하는 과정 흐름

출처: Wald and Jones(1987).

실리콘 웨이퍼 제조와 관련된 산업은 크게 두 가지이다. 하나는 실리카로부터 순수한 실리콘을 정제하는 산업이고, 다른 하나는 순수한 실리콘으로부터 단결정의 실리콘 웨이퍼를 생산하는 산업이다. 실리카를 코크스와 함께 용해로(furnace)에 넣고 고온으로 가열하면 실리콘이 추출된다. 이때 추출되는 실리콘을 금속급 실리콘(metallurgical grade silicon, MGS)이라고 한다. 금속급 실리콘에는 철이나 알루미늄 등의 불순물이 섞여 있다. 따라서 불순물을 제거하기 위해 정제 과정을 거친다. 정제 과정에서는 우선 금속급 실리콘에 염화수소 가스를 반응시켜 삼염화실란(trichlorosilane, SiHCl₃)을 만든다. 삼염화실란은 끓는점이 약 31℃이기 때문에 분별증류로 불순물을 쉽게 제거하여 순수한 삼염화실란으로 정제한다. 정제된 삼염화실란에 수소를 반응시키면 다결정의 순수한 실리콘(다결정의 작은 조각들처럼 형성되는데 이를 chunk라고 함)을 얻을 수 있다. 이것을 전자급 실리콘(electronic grade silicon, EGS)이라고 한다. 실리콘을 정제하는 화학반응식을 요약하면 다음과 같다.

$$SiO_2 + 2C \rightarrow Si + 2CO \uparrow$$

$$Si + 3HCl(gas) \rightarrow SiHCl_3 + H_2 \uparrow$$

$$SiHCl_3 + H_2 \rightarrow Si + 3HCl$$

실리콘을 정제하는 사업장 근로자의 건강장해 및 유해요인에 대해서는 알려진 바가 많지 않다. 공정상 나타나는 유해인자는 위의 화학반응식에서 추측할 수 있으나, 대부분 공정의 설비가 밀폐되어 있으므로 정상적인 작업 상태에서의 노출은 상당히 낮을 것으로 추측된다. 하지만 설비 점검이나 사고성 누출로 인한 노출을 완전히 배제하기는 어렵다.

한편 우리나라는 2008년 이전에는 실리콘 정제 사업장이 없었으나, 2008년 OCI(주)가 다결정의 전자급 실리콘 생산에 성공하여 2009년부터 본격적으로 대량생산을 시작했다. 현재 우리나라에서 전자급 실리콘을 생산하는 사업장은 OCI(주)가 유일하다.

실리콘 웨이퍼를 생산하려면 다결정의 전자급 실리콘을 액체 상태로 녹인 후, 단결정의 작은 단결정 실리콘 막대기를 꽂아 서서히 회전하면서 들어 올린다. 이때 막대기에 붙은 액체 상태의 실리콘이 식으면서 단결정의 고체 덩어리 봉이 만들어진다. 이러한 과정을 단결정 성장(growth of single-crystal silicon)이라고 하며, 만들어진 단결정 실리콘 봉을 잉곳이라고 한다. 이 잉곳을 수백 μm 두께로 얇게 잘라 원판 모양의 실리콘 웨이퍼를 만든다(그림 3-2와 그림 3-3 참조). 4족 원소인 실리콘은 자유전자나 정공이 없으므로 전기가 전혀 통하지 않는다. 따라서 반도체용 실리콘 웨

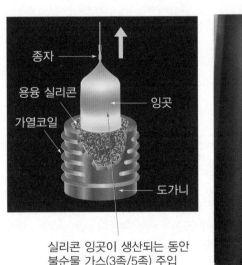

종자
용융 실리콘
잉곳
가열코일
도가니
실리콘 잉곳이 생산되는 동안
불순물 가스(3족/5족) 주입

그림 3-2 실리콘 잉곳과 웨이퍼 제조 과정

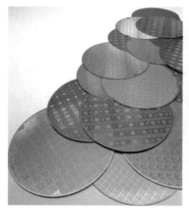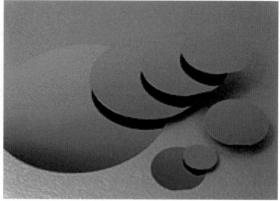

그림 3-3 다양한 실리콘 웨이퍼 크기

출처: https://postfiles.pstatic.net/20131219_152/nuguege7_1387461611822BNgzl_JPEG/reclaim_
wafer.jpg?type=w3

이퍼는 5족이나 3족 원소를 소량 첨가함으로써 실리콘 사이에 자유전자
나 정공을 만들어 전기전도도를 높여 준다. 주로 첨가되는 원소는 5족 원
소인 비소(As), 인(P), 안티몬(Sb)과 3족 원소인 붕소(B) 등이 쓰인다. 이
러한 실리콘 웨이퍼 제조 공정의 유해인자는 첨가되는 원소 및 그 염, 웨
이퍼 세척제, 라디오파(radiofrequency, RF)와 적외선(infrared, IR) 등이다.

3 | 웨이퍼 가공

웨이퍼 가공(fabrication, 줄여서 'fab'이라고 함)이란 웨이퍼 위에 회로를
집적하여 반도체 소자를 만드는 것을 말한다. 좁은 의미의 반도체 제조란
주로 웨이퍼 가공 공정을 가리킨다. 이 공정은 공장 내 클린룸에서 이루
어진다. 회로 패턴이 담긴 마스크에 빛을 통과시켜 웨이퍼 위에 회로 패

턴을 새기고, 그 위에 여러 가지 막을 입힌 후 불필요한 부분을 제거(식각, 포토리소그래피 제거)하는 과정을 반복함으로써 반도체 소자를 만든다. 웨이퍼 가공 공정은 수백 단계를 거치지만, 보통 다음과 같이 네 가지 핵심 공정으로 구분할 수 있다.

- 회로 패턴(patterning): 산화(oxidation), 포토리소그래피(photolitho-graphy), 현상(development), 식각(etching), 포토리소그래피 제거(stripping)
- 회로 접합 형성(junction formation): 확산(diffusion), 이온 주입(ion implantation)
- 박막 증착(thin film deposition)
- 금속 배선 증착(metallization)

문헌에 따라서는 확산, 포토, 식각, 증착, 이온 주입, 물리 화학적 연마, 클리닝 공정으로 구분하기도 한다. 공장에 따라 여러 단위 공정을 수십 번 반복하여 웨이퍼 위에 여러 층의 회로를 쌓아 올린다.

공정 흐름이나 반복 과정은 반도체 소자의 종류 및 특성, 웨이퍼의 크기 및 기술 수준에 따라 매우 다양하다. 따라서 웨이퍼 가공 공정은 순차적인 공정의 흐름을 기반으로 파악하기보다는 주요 공정별로 나누어 파악하는 것이 일반적이다. [그림 3-4]는 실리콘 웨이퍼에 여러 가공 공정을 거쳐 회로를 증착한 중간 제품이다.

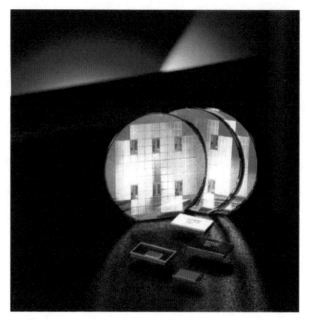

그림 3-4 웨이퍼 가공 공정을 거친 웨이퍼와 반도체 칩

4 칩 조립 및 검사

칩 조립 및 검사 공정에서는 웨이퍼 가공 공정에서 완성된 반도체 소자로 전자 기기에 사용되는 칩을 생산한다. 조립 공정에서는 웨이퍼를 절단하여 웨이퍼상에 격자형으로 배열된 반도체 소자를 분리한 후 리드프레임이라는 금속 기판에 붙이고 조립한다. 이후 검사, 포장 등을 거쳐 칩을 생산한다(그림 3-5 참조).

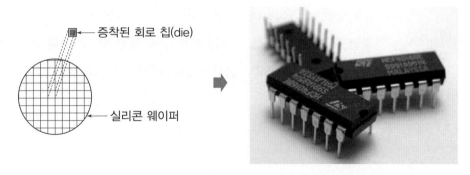

증착된 회로 칩(die)

실리콘 웨이퍼

그림 3-5 회로가 증착된 실리콘 웨이퍼를 일정 크기로 자르고 가공하고 포장해서 생산된 칩

5 기타 공정

가. 클린룸 외 공정

웨이퍼 제조, 웨이퍼 가공, 칩 조립 및 검사 공정은 모두 클린룸 안에서 이루어진다. 클린룸 밖에서는 클린룸에서 필요한 물질, 장비 등을 공급하는 공정이 수행된다. 화학물질 공급, 클린룸 밖에 설치된 스크러버 정비 등이 해당된다.

나. 반도체 공장 지원 산업

웨이퍼 가공, 칩 조립 등은 대규모의 공장에서 이루어진다. 이들 공장이 가동되기 위해서는 다양한 종류의 화학·전기 장비, 시설, 화학물질, 부품과 기계 등이 필요하다. 이러한 시설, 장비, 물질을 공급하는 일과 정비하고 세척해서 다시 설치 공급하는 일 등은 반도체 공장 안팎의 많은 협력업체가 수행하고 있다. 이런 협력업체들이 반도체 공장 운영에 관여하는 정확한 규모, 일의 종류, 방법, 위험 등에 대해서는 보고된 바가 없다. 이들 협력업체 공정에서도 화학물질을 비롯한 많은 건강 유해인자가 발생한다.

클린룸과 유해인자

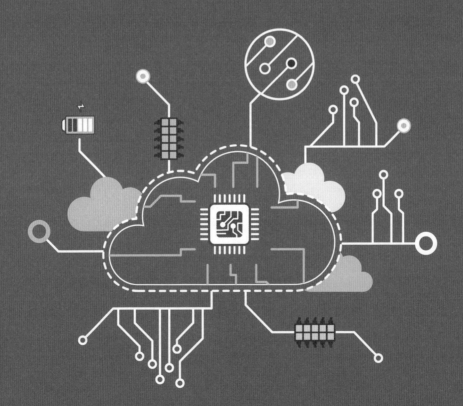

반도체 산업에서 클린룸 유지는 중요하다. 반도체 회로 패턴은 수십 nm 이하로 제조되는데, 공기 중에 있는 입자상 물질이 제조 공정 중 웨이퍼에 들러붙으면 제품수율에 큰 영향을 미친다. 전자업체에서는 클린룸을 청정하게 유지하기 위해 주로 천장부에 HEPA(high efficiency particulate air) 필터나 ULPA(ultra-low particulate air) 필터를 장착하며, 청정도를 높이기 위해 시간당 공기 교환율을 높인다(이지혜, 2013).

클린룸은 공기를 청정하게 유지하기 위해 기류의 방향을 일정하게 유지하는 층류 방식(laminar flow)을 택한다. 공기의 흐름은 수직 층류 방식을 택하여 먼지가 발생하면 하방 기류로 제어한다. 웨이퍼 가공 공장의 구조는 [그림 4-1]과 같다. 보통 상부층과 하부층으로 나뉘며, 상부층의 위쪽에서 HEPA 필터나 ULPA 필터를 통과한 청정 공기가 상부층에 공급된다. 상부층 바닥(access floor)에는 작은 구멍이 많이 뚫려 있어 이를 통해 공기가 하부층으로 들어가고, 하부층의 공기는 위로 올라가 다시 필터를 통과하며 여과되어 상부층으로 돌아오는 환류 공기(return air)가 된다. 필요한 양의 공기 중 일부만 외부 공기(outdoor air)로 보충된다. 이런 수직 층류 방식을 도입함으로써 웨이퍼가 공기 중 입자상 물질로 오염되는 것을 막는다(그림 4-1 참조).

상부층은 웨이퍼 가공 장비를 다루는 오퍼레이터와 엔지니어가 일하는 공간이다. 상부층은 각 공정의 장비 앞쪽의 오퍼레이터가 일하는 공정 진행 지역(process area)과 장비 뒤쪽의 서비스 지역(service area)으로 구분되기도 한다. 이 경우는 오픈 베이 방식의 구조를 택하는데, 수직 층류 방식을 유지하면서도 공정 진행 지역과 서비스 지역의 공기가 가능한 한 섞이

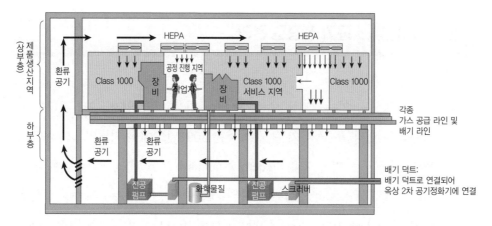

그림 4-1 웨이퍼 가공 공장의 모식도. 상부층과 하부층으로 구분되고, 상부층은 공정 진행 지역과 서비스 지역으로 구분됨. 하부층은 상부층의 공기가 순환되며 각종 유틸리티 설비가 있음

지 않도록 판막 등이 설치된다. 이런 구조에서 웨이퍼를 다루는 공정 진행 지역은 엔지니어가 장비를 유지 보수하는 서비스 지역보다 공기를 더 청정하게 유지한다. 하부층은 각종 가스 공급 라인, 전기 라인, 진공 펌프 등의 각종 유틸리티 설비 및 1차 스크러버, 배기 덕트 등이 있는 공간으로, 상부층의 공기가 하부층으로 들어와 벽면을 통하여 다시 상부층으로 이동하게 된다. 그러나 각종 유틸리티 설비와 스크러버 유지 관리 시 나온 입자상 물질이 공기에 섞여 재순환되면 이를 처리하는 비용이 증가하는 문제가 있다. 이에 최근에는 하부층을 2개 층으로 다시 분류하여 상부층, 플래넘층, 하부층으로 구분한다. 중간층인 플래넘층에는 배관 및 전기 라인만 있으며, 단순히 상부층에서 내려온 공기를 재순환시키는 역할만 한다. 각종 유틸리티 설비는 하부층에 두고, 이곳의 공기는 상부층 및 플래넘층과 섞이지 않게 별도로 관리한다.

반도체 공장의 공기 청정도는 단위 공기 부피당 입자 수로 관리한다. 클린룸의 입자 수 규격 기준 중 하나는 2001년도에 폐지되었지만 아직도 많이 사용되는 미국 기준 Federal Standard 209E이다. 이 기준은 공기 1ft³당 크기가 0.5μm 이상인 입자의 개수를 표시한다. 이 기준의 등급은 Class 1, Class 100, Class 1,000, Class 10,000 등으로 나뉘는데, 예를 들어 Class 1은 크기가 0.5μm 이상인 입자 수가 1개/ft³(이를 SI 단위로 환산하면 35개/㎥) 이하임을 의미한다. 최근에는 국제표준화기구(ISO)의 기준인 ISO 14644-1이 사용된다. 이 기준의 등급은 ISO 1~ISO 9로 나뉘는데, ISO 6까지의 숫자는 크기가 0.1μm 이상인 입자 수를 10의 지수로

표 4-1 클린룸의 입자에 따른 ISO와 미국의 분류 기준

ISO 기준	미국 기준	입자 크기에 따른 입자의 최대 수, 입자 수/㎥					
		≥0.1 μm	≥0.2 μm	≥0.3 μm	≥0.5 μm	≥1 μm	≥5 μm
ISO 1		10	2				
ISO 2		100	24	10	4		
ISO 3	Class 1	1,000	237	102	35	8	
ISO 4	Class 10	10,000	2,370	1,020	352	83	
ISO 5	Class 100	100,000	23,700	10,200	3,520	832	29
ISO 6	Class 1,000	1,000,000	237,000	102,000	35,200	8,320	293
ISO 7	Class 10,000				352,000	83,200	2,930
ISO 8	Class 100,000				3,520,000	832,000	29,300
ISO 9	Room Air				35,200,000	8,320,000	293,000

출처: 이지혜(2013).

표 4-2 공기 청정도에 따른 클린룸의 단위시간당 공기 교환 횟수, 기류 속도, 천장의 필터 설치율

Class ISO 146144-1 (Federal Standard 209E)	단위시간당 공기 교환 횟수(ACH)	기류 속도 (m/s)	천장의 필터 설치율 (%)
ISO 1 ~ 2	360 ~ 600	0.305 ~ 0.508	80 ~ 100
ISO 3 (Class 1)	360 ~ 540	0.305 ~ 0.457	60 ~ 100
ISO 4 (Class 10)	300 ~ 540	0.254 ~ 0.457	50 ~ 90
ISO 5 (Class 100)	240 ~ 480	0.203 ~ 0.406	35 ~ 70
ISO 6 (Class 1,000)	150 ~ 240	0.127 ~ 0.203	25 ~ 40
ISO 7 (Class 10,000)	60 ~ 90	0.051 ~ 0.076	15 ~ 20
ISO 8 (Class 100,000)	5 ~ 48	0.005 ~ 0.041	5 ~ 15

출처: 이지혜(2013).

표현한 것이다. 예를 들어 ISO 3은 크기가 0.1μm 이상 입자 수가 10^3개/㎥ 이하임을 의미한다. 한국은 ISO 표준을 부합화하여 KS 규격인 KS M ISO 14644-1을 제정했다.

위의 규격처럼 입자 수를 제어하기 위해서는 단위시간당 공기 교환 횟수(ACH), 클린룸에서의 기류 속도, 천장에 주로 장착하는 필터의 설치율 등이 고려되어야 하는데, [표 4-2]가 그 예이다(Jaisinghani, 2003).

일반적인 공조 시스템은 [그림 4-2(a)]처럼 구성된다. 환류 공기는 AHU(air handling unit)에서 온습도가 맞추어진 외부 공기와 섞인 후, 클린룸 상부에 있는 HEPA 필터를 통해 정화되어 클린룸에 들어간다. 반도체 공장에서는 청정도가 크게 요구하지 않는 곳(예: 패키지 공정 후반부)에 사용된다.

청정도가 크게 요구되는 곳에는 보통 DFU(down flow unit)(그림 4-2(b) 참조)나 FFU(fan filter unit)(그림 4-2(c) 참조) 방식이 사용된다. DFU 방식은 하부 플래넘을 지나온 공기를 DFU에서 재처리하여 클린룸 상부로 보

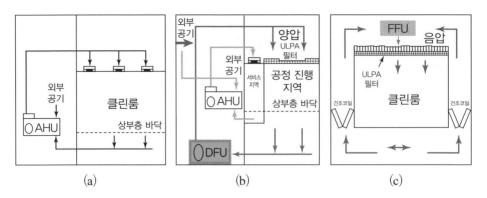

그림 4-2 클린룸 공조 시스템 개요도. (a) AHU 방식, (b) DFU 방식, (c) FFU 방식

내는 방식이다. 이때 클린룸 상부 플래넘(HEPA 필터나 ULPA 필터가 있는 상부층)이 양압을 유지하며 이곳의 전체 공기를 동일하게 처리해야 하므로 환경 관리와 유지 보수가 어렵다.

FFU 방식은 클린룸 상부에 각각의 HEPA 필터나 ULPA 필터와 소형 팬이 일체형을 이루는 단위체를 설치하는 방식이다. 공기가 이 단위체의 팬에 의해 클린룸으로 들어감으로써 클린룸 상부는 음압이 된다. FFU 방식을 도입하면 많은 수의 단위체를 클린룸 상부에 설치하면 되므로 유지 보수와 환경 관리가 쉽다.

일부 공정에는 입자상 물질뿐 아니라 가스상 물질을 제거할 수 있는 케미컬 필터를 장착하기도 한다. 예를 들어 포토리소그래피 공정에는 암모니아(NH_3)를 제거할 목적으로, 박막 증착 공정에는 삼불화질소(NF_3)를 제거할 목적으로 클린룸 상부 플래넘에 케미컬 필터를 HEPA 필터 또는 ULPA 필터와 같이 설치한다.

3 | 반도체 사업장의 클린룸 유지

클린룸은 반도체 제조 공정 중 입자로 인한 생산 수율 저하를 막기 위한 것이다. 클린룸에서 입자 발생을 막기 위한 네 가지 원칙은 다음과 같다.

① 입자 발생 방지: 작업자는 방진복(무진복)을 입고, 장치 구동부는 저입자 발진 사양을 준수한다. 자동화, 무인화는 입자 발생 방지에 도움이 된다.

② 입자 유입 방지: 클린룸을 양압으로 유지하여 외부의 먼지 유입을 차단한다. 웨이퍼 가공 공장이나 칩 조립 공장은 클린룸으로 유지할 뿐 아니라 방진복으로 갈아입는 전실(smock room)도 양압을 유지한다. 이 경우 공장 내부 > 전실 > 복도 또는 일반실 순으로 압력이 높다. 청정도가 다른 클린룸 간의 압력 차이는 $0.5mmH_2O$(5파스칼, 1파스칼=$0.102mmH_2O$), 클린룸과 전실 사이의 압력 차이는 $0.5 \sim 1.0mmH_2O$, 전실과 일반실 사이의 압력 차이는 $1mmH_2O$, 클린룸과 일반실 사이의 압력 차이는 $1.5mmH_2O$이다(이지혜, 2013). 그리고 외부 공기 도입 시에는 고성능 필터(HEFA 필터나 ULPA 필터)를 사용한다. 또한 작업자 출입구에 전실과 에어샤워를 설치하고, 장비 및 부품 공급 시에도 에어샤워 등 입자 유입 방지 시설을 설치한다. 밖에서 들어온 물품에 붙은 입자도 젖은 휴지 등으로 제거한다.

③ 입자 신속 제거: 클린룸에 떠다니는 입자는 신속히 제거한다. 클린룸 안의 공기가 흐름 없이 머무르는 시간을 줄이고 적절한 필터와 흡입구, 배기구 위치를 선정한다. 장비의 유지 보수 시 발생하는 입

표 4-3 웨이퍼 가공 공정과 칩 조립 공정의 공기 청정도, 온도, 습도의 유지 관리 예

공정	작업 지역	공기 청정도	온도(℃)	습도(%)
포토 공정	PA	Class 1	23±0.5	45±3
확산 공정	SA	Class 10	23±1	45±5
기타 공정	PA	Class 1 or 10	23±1	45±5
	SA	Class 1000	23±2	45±10
조립 공정	front	Class 1000	23±5	45±10
	mold	Class 10,000	23±5	45±10

자는 국소배기나 청소로 신속히 제거한다.

④ 입자 퇴적 방지: 장비 천장이나 제품 출입부, 작업대, 클린룸 바닥, 배관 등에 먼지가 최대한 없도록 하여 작업자, 대차의 이동으로 인해 입자가 흩어지는 것을 방지한다.

[표 4-3]은 우리나라 12인치 웨이퍼를 생산하는 웨이퍼 가공 공정과 반도체 칩 조립 공정의 공기 청정도와 온습도의 예를 표시한 것이다.

[표 4-3]에서 PA는 공정 진행 지역이고, SA는 서비스 지역이다. 칩 조립 공정의 프런트(front) 공정은 개별 칩에 EMC(에폭시 몰딩 콤파운드, epoxy molding compound)를 씌우기 이전 공정이며, 몰드(mold) 공정은 EMC로 칩을 보호하는 공정이다. 이 공정 이후로는 칩의 회로가 EMC로 보호되기 때문에 고도의 청정도가 유지될 필요가 없다.

클린룸의 유지 관리는 청정도 관리, 환경 관리, 시스템 관리의 세 가지 항목으로 구분되며, 각각의 항목에는 다음과 같은 요소가 포함되어야 한다.

• 청정도 관리: 클린룸 출입 절차 관리, 필터 누기 유무 관리, 무진 장

비(에어샤워, 패스 박스) 관리, 청소를 통한 관리

- 환경 관리: 온습도 관리, 압력 차 관리, 기류 관리, 정전기 관리
- 시스템 관리: 공조 시스템 장비 및 설비 관리

반도체 산업의 발달은 여러 측면에서 논의할 수 있지만, 일반적으로 웨이퍼의 직경이 반도체 산업의 발달을 잘 설명한다. 한국의 경우 1980년대 중반 반도체 산업이 시작될 때는 4인치였던 웨이퍼 직경이 2010년대인 현재는 12인치로 커졌다. 웨이퍼의 직경은 커지는 반면 반도체 개별 칩의 회로 폭은 작아지는 특징을 보이는데, 칩이 작아질수록 클린룸의 청정도는 더 높아졌다. 그러나 최근에는 반도체 회로 폭이 나노미터 수준으로 작아지고 웨이퍼의 직경이 커지면서 웨이퍼 가공 공장 내부 전체는 다소 청정도를 떨어뜨려 ISO Class 6 또는 미국 기준 Class 1,000 정도로 유지하고, 웨이퍼가 접촉하는 국소 환경의 공기 청정도만 ISO class 1 정도로 높게 유지하는 방법도 도입되고 있다. 예를 들어 클린룸에서 웨이퍼는 항상 FOUP(front opening unified pod)라는 밀폐 용기에 담겨 자동으로 운송되며, 웨이퍼가 공기 중에 노출될 때는 가공 장비 안에서만 노출되도록 하고, 가공 장비 안의 공기만 고도로 청정하게 유지한다.

4 반도체 산업의 전실과 방진복

클린룸에 출입할 때는 전실에서 방진복장(방진모, 마스크, 장갑, 방진화)을 하고 에어샤워(대개 터널 방식)를 통과한다. 전실의 압력은 외부보다는 높고 클린룸보다는 낮게 유지하며, 클린룸과 별도의 공조장치로 운영한

다. 에어샤워는 클린룸에 사람이나 물건이 들어갈 때 20m/sec 이상의 풍속으로 표면에 묻은 입자를 제거하는 것이 목적으로, 클린룸 입구나 청정도가 다른 공간 사이에 설치한다. 청정도가 낮은 곳에서 높은 곳으로 이동할 때는 바닥에 접착 깔판을 두어 신발에 의한 먼지 오염을 제어한다. 이 외에도 패스 박스(pass box)가 있어 청정도가 낮은 공기가 청정도가 높은 곳에 들어오는 것을 막으면서 물품을 전달한다.

반도체 작업장에 들어가려면 반드시 소매가 긴 특별한 방진복, 모자(캡), 마스크, 비닐장갑을 착용해야 한다. 그런데 이 방진복과 마스크 등의 기능은 유해물질로부터 작업자를 보호하는 것이 아니라 작업자의 몸에서 나올 수 있는 입자상 물질로부터 제품을 보호하는 것이다. 오히려 장시간 이 방진복과 마스크를 착용하면 생체 대사 활동이 제한되고 화장실 출입이 불편하여 오히려 건강에는 더 좋지 않을 수 있다. 또한 클린룸에서의 방진복은 일반 의복에 비해 비다공성이어서 체열 발산을 더디게 한다. 따라서 작업자가 작업으로 인해 열이 나면 체온이 올라가 고열 조건에 놓일 수 있는데 정비 작업일 경우에 가능성이 더 높다.

5 클린룸에 대한 산업보건학적 시각

클린룸의 말뜻은 모든 물질에 대해 청정하다는 의미를 갖지만, 실제로 클린룸을 정의할 때는 입자상 물질의 오염 정도만을 고려한다. 따라서 클린룸에서 가스상 물질(가스나 증기)에 대해 클린하다고 이야기할 수 없다. 이 점은 반도체 제조 공정에서 중요한 산업보건학적 의미를 갖는데, 다음을 염두에 두어야 한다.

첫째, 클린하다는 의미는 생산되는 제품 입장에서 깨끗하다는 의미, 즉 제품(웨이퍼나 칩)의 품질 관리 입장에서 클린하다는 의미이다. 이는 작업자가 유해인자에 노출되지 않는다는 의미가 아니다.

둘째, 클린하다는 의미는 입자상 물질에 대해 청정하다는 뜻이다. 따라서 유해 화학물질이라도 가스상 물질은 클린룸의 공조 시스템을 통해 여러 지역으로 전파될 수 있다. 케미컬 필터를 사용한다고 하더라도 이는 일부 공정에만 적용되며, 모든 화학물질을 제거하지는 못한다.

셋째, 전체적인 작업장 공기가 클린하다고 해도 입자상 유해물질이 호흡기를 거쳐 지나갈 수 있다. 클린룸의 공기는 주로 상부층에서 하부층으로 순환되며, 공기가 정화되는 곳은 상부층의 클린룸 천장에 있는 필터 부분이다. 이 경우 클린룸 안에서 입자상 유해물질이 발산되면 작업자의 호흡기를 거쳐서 하부층으로 이동한다. 따라서 작업장이 정해진 클린룸의 수준을 잘 유지해도 작업자는 화학물질 발생원에서 직접 취급하거나 노출될 때 높은 농도의 입자상 유해물질에 노출될 수 있다. 특히 정비 작업자는 장비를 유지 보수하는 동안 높은 농도로 노출될 수 있다. 또한 하부층에서 작업하는 작업자도 노출될 가능성이 높다.

반도체 사업장에서 착용하는 방진복도 작업자가 아닌 제품을 보호하기 위한 것이다. 이 점도 산업보건학 측면에서 다음과 같은 중요한 의미가 있다.

첫째, 방진복은 가스상 물질에는 전혀 무방비 상태이다. 방진복은 작업자가 쓰는 각종 가스와 증발하는 유기용제(예: 세척제로 사용되는 IPA)로부터 작업자를 전혀 보호하지 못한다. 둘째, 그렇다면 반도체 공장에서 사용하는 마스크가 입자상 물질을 잘 막아 줄 수 있을까? 오퍼레이터나 엔지니어가 착용하는 셀룰로스 재질의 마스크는 전혀 효과가 없다. 예를 들어 국내에서 사용되는 반도체용 마스크의 투과율을 보면, [표 4-4]처럼 미국 NIOSH 및 EU 기준으로 테스트했을 때 대부분의 입자상 물질을 걸러 주지 못한다. 물론 가스상 물질도 전혀 걸러 주지 못한다.

오퍼레이터가 정상 작업을 할 때는 입자상 물질에 노출되는 경우가 흔치 않지만, 누출 사고나 엔지니어의 수리 작업 등으로 인해 발생한 입자상 물질에 노출될 수 있다. 엔지니어는 오퍼레이터에 비해 입자상 물질에 노출되는 경우가 많다. 특히 배기 라인이나 스크러버 등 각종 장비의 교환, 수리, 세척 시 호흡기 노출은 물론 피부 노출도 발생할 수 있다. 이 경우 별도로 지정된 마스크를 반드시 착용해야 한다. 그러나 과거에는 다른 장비 없이 셀룰로스 마스크만 착용하고 일하는 경우가 많았다.

표 4-4 국내 반도체용 마스크의 입자상 물질 투과율 및 압력 저하

시험 횟수	NIOSH 시험 방법		EU 시험 방법	
	투과율(%)	압력 저하 (mmH$_2$O)	투과율(%)	압력 저하 (mmH$_2$O)
1	98.60	1.5	100.00	1.9
2	98.90	1.4	100.00	1.6
3	99.10	1.6	100.00	1.6
평균	98.87	1.5	100.00	1.7
표준편차	0.25	0.1	0.00	0.2

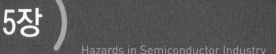

웨이퍼 제조 공정과
유해인자

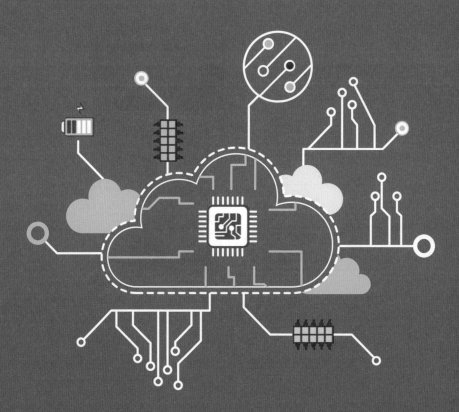

반도체 칩의 생산 공정은 크게 웨이퍼 제조 공정, 웨이퍼 가공 공정, 칩 조립 및 검사 공정(패키지 및 테스트 공정)으로 구분된다. 웨이퍼는 대부분 실리콘으로 만들지만, 게르마늄, 갈륨비소, 인화갈륨으로 만들기도 한다.

웨이퍼 제조 공정은 실리카를 이용하여 고순도 단결정 웨이퍼를 생산하는 공정이다. 웨이퍼 가공 공정은 낱장의 웨이퍼에 여러 종류의 막을 형성하거나 특정 부분을 깎아 내어 전자회로를 구성하는 공정으로, 반도체 칩으로서의 성질을 띠게 하는 공정이다. 칩 조립 및 검사 공정은 웨이퍼에서 전자회로가 형성된 칩을 낱개로 잘라서 기판과 연결하고 손상을 방지하기 위해 가공하는 공정으로 조립 공정이라 할 수 있고, 최종 검사 공정을 포함한다(그림 5-1 참조).

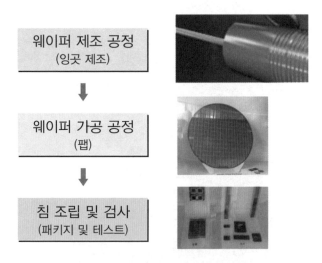

그림 5-1 반도체 칩의 주요 생산 과정. 보통 3개 과정이 별도의 공장에서 이루어지며 웨이퍼 가공 공정과 칩 조립 및 검사 공정은 별도의 건물이기는 하지만 같은 부지에 위치해 있기도 함.

가. 웨이퍼 제조 공정 개요

　[그림 5-2]는 실리콘 웨이퍼 제조 공정을 도식화한 것이다. 실리콘 웨이퍼 제조의 첫 단계는 실리카에서 순수한 실리콘을 추출하는 것이다. 실리콘은 지각 성분 중 산소 다음으로 풍부한 원소인데, 지각에는 보통 실리카의 형태로 모래나 암석에 들어 있다. 원료인 실리카를 탄소 아크 용해로(carbon arc furnace)에서 녹여 금속급 실리콘으로 환원시킨다. 이 금속급 실리콘을 곱게 갈아 가열하여 고순도의 염화수소 가스에 노출시키면 삼염화실란이 만들어진다. 이 삼염화실란을 고온에서 수소와 반응시키면 매우 고순도(1ppb 이하의 불순물)의 다결정 실리콘이 형성된다. 이렇게 만들어진 실리콘을 전자급 실리콘이라고 한다.

- 수소 환원: $SiCl_4 + 2H_2 \xrightarrow{1,100℃} Si + 4HCl$

- $2SiHCl_3 + 2H_2 \xrightarrow{1,100℃} 6HCl + 2Si$

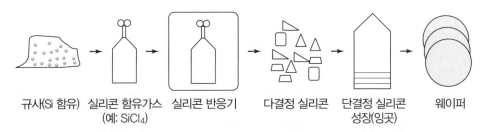

규사(Si 함유)　실리콘 함유가스　실리콘 반응기　다결정 실리콘　단결정 실리콘　웨이퍼
　　　　　　　(예: SiCl₄)　　　　　　　　　　　　　　　　성장(잉곳)

그림 5-2 규사에서 웨이퍼 제조 공정까지의 모식도

이 다결정의 전자급 실리콘으로부터 단결정 실리콘을 만드는 과정을 단결정 성장 또는 잉곳 형성 과정이라고 한다. 잉곳을 절단하면 웨이퍼가 되는데 이 과정의 중간에 잉곳 표면 연삭, 절단된 웨이퍼의 모서리 연삭, 웨이퍼 표면을 매끄럽게 하는 연마, 세척, 검사 공정 등이 추가로 이루어진다.

나. 실리콘, 규산염, 실리카의 구분과 결정구조

실리콘(silicon)은 원소주기율표에 있는 Si 자체를 의미하며, 지각 구성에서 27%를 차지하여 55%를 차지하는 산소 다음으로 많은 성분이다. 지각 성분 중의 실리콘은 단일 원소 형태로 존재하지 못하고 산소와 더불어 나트륨, 알루미늄, 칼슘 등의 금속 원자와 결합하여 규산염(silicate)이라는 무기물질로 존재한다. 석영, 운모 등이 대표적이다. 실리카(silica)는 실리콘이 산소가 결합된 화합물만을 의미할 때 사용한다. 예를 들면 석영(quartz)은 실리콘과 산소만으로 이루어져 있어 순수한 실리카이며, 이는 규산염에 속한다. 그러나 장석(feldspar)은 실리콘, 산소 이외에 나트륨, 알루미늄 등이 포함되어 있으므로 규산염이기는 하나 실리카는 아니다. 규소수지(silicone)도 실리콘이라고 한다. 하지만 규소수지는 실리콘과 탄소 및 산소의 폴리머 형태로 고체, 액체 또는 겔 형태로 존재할 수 있는 합성물질이며, 의학용으로 사용되는 것이라서 위 세 가지 물질과 구별된다.

단결정 구조란 원자나 분자 전체가 규칙적으로 배열된 구조를 의미한다. 집적회로의 핵심 소자는 모두 단결정 구조를 띤 반도체(실리콘, 게르마늄, 갈륨비소, 질화갈륨, 인듐인 등)이다.

다결정 구조란 어떤 부분에는 원자나 분자가 규칙적으로 배열되어 있지만 어떤 부분에는 불규칙하게 배열되어 있거나 다른 방향으로 규칙적으로 배열되어 있어 전체를 보았을 때는 균질한 결정이 아닌 구조이다. 비결정 구조란 원자나 분자가 무질서하게 배열되어 있는 구조이다(32쪽 그림 2-3 참조). 웨이퍼 가공 공정 중 표면의 증착 공정에서 형성되는 실리카 막은 비결정 실리콘으로, 절연체 역할을 한다.

다. 잉곳 제조 공정

1) 폴리실리콘 적재(polysilicon stacking)

모래로부터 고순도의 실리콘으로 정제된 다결정 실리콘 덩어리를 용융로(melting furnace)에 넣는 과정을 폴리실리콘 적재라고 한다. 이는 단결정 실리콘으로 성장시키기 위한 준비 작업이다. 12인치(300mm) 웨이퍼 제조에는 덩어리보다 작은 알갱이(granule) 형태를 사용한다.

2) 결정 성장(crystal growing)

용융로에 적재된 폴리실리콘을 약 1,450℃에서 녹인 다음 단결정 잉곳으로 서서히 결정을 성장시킨다. 폴리실리콘을 녹일 때 웨이퍼의 전도성

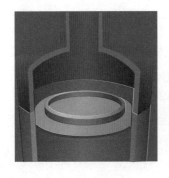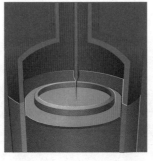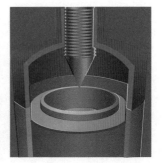

그림 5-3 잉곳의 성장 과정

출처: 실트론에서 복사.

을 결정하기 위해 웨이퍼를 n형 반도체로 만들려면 인, 비소, 안티몬(현재
는 잘 사용하지 않음)을 넣고, p형 반도체로 만들려면 붕소를 넣는다. 이러
한 불순물은 미리 소량을 칭량하여 공급되기 때문에 노출 기회는 적다.
그러나 비소는 유해성이 커서 칭량이나 운반 시 매우 조심해야 한다.

결정 성장은 대부분 초크랄스키법(Czochralski method, CZ)이나 플로팅
존 용융법(floating zone melting method, FZ)을 쓰는데 주로 전자가 많이 사
용되며, 12인치 이상의 웨이퍼 제조에는 전통적인 초크랄스키법을 변형
한 MCZ(magnetic field applied Czochralski) 방법을 사용한다.

초크랄스키법에서는 [그림 5-4]와 같이 용융로(석영 도가니) 안에 폴리
실리콘 덩어리를 넣고 가열한다. 석영 도가니 바깥에는 흑연 발열체
(graphite susceptor)가 있고, 그 외부의 고주파 코일에서 열을 발생하게 하
여 도가니를 1,400℃ 이상으로 유지한다. 이때 발생하는 열은 고주파 가
열(radio frequency heating) 또는 저항열(resistance heat)이다.

도가니에 있는 폴리실리콘이 완전히 녹으면 실리콘의 종자 결정(seed
crystal)을 용융액에 넣어 서서히 한 방향으로 돌리고, 도가니는 반대 방향
으로 돌린다. 그러면 실리콘 단결정이 종자 결정에 붙으면서 결정이 성장

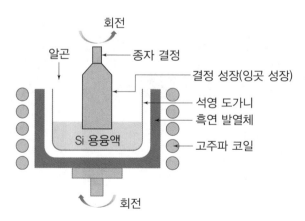

그림 5-4 초크랄스키법(CZ)에 의한 잉곳 성장

한다. 이 결정 성장 시 실리콘 결정의 산화와 공기에서의 불순물 유입을 막기 위해 알곤을 주입한다. 이렇게 만들어진 실리콘 봉이 잉곳이다(그림 5-3 참조).

도가니에 있는 용융액이 대개 10~15% 정도 남으면 잉곳 성장을 중지하고 끝을 자른다. 따라서 석영 도가니와 남아서 굳은 실리콘을 처리할 때 작업자가 분말 형태의 입자상 물질에 노출되지 않도록 해야 한다. 석영 도가니를 담고 있던 흑연 발열체는 진공상태로 만들고 메탄올이나 이소프로필알코올로 닦는다. 이 흑연 발열체에 붙어 있는 찌꺼기는 주로 실리카나 탄화규소(silicon carbide)인데, 커다란 뭉치나 조각으로 존재하여 흡입 위험성은 낮다.

12인치(300mm) 이상의 큰 웨이퍼용 잉곳을 만들려면 MCZ 방법을 사용하는데, 이는 자기장 내에서 단결정 성장을 하는 방법이다. 실리콘 용융액의 흐름(convective flow)을 줄이기 위해 도가니 외부에 강한 자기장(1,000~5,000G, 0.1~0.5T)을 가진 자석을 배치하여 구조적으로 일정한 잉곳을 만들게 된다. 여기에서 작업자에게 전자기장(EMF) 노출이 예상된다. 또한 MCZ에서는 폴리실리콘 덩어리 대신 작은 알갱이를 사용한다. 단결정 잉곳의 품질이 기준에 맞는지 품질 검사도 하게 된다.

관련된 산업보건 문제는 결정 성장 후 내부의 석영 도가니와 그 안의 녹았다가 굳은 실리콘을 제거하거나 흑연 발열체를 세척할 때 발생할 수 있는 실리콘 또는 실리카의 노출 가능성, 세척 때 사용하는 유기용제 성분의 노출 가능성, 그리고 전자기장 노출 가능성이 있다. 잉곳 성장 때는 밀폐된 장비 안에서 하게 되므로 입자상 물질의 노출은 적다고 판단된다. 그러나 지금까지 결정 성장 단계에 대한 노출평가 자료는 없다.

3) 잉곳 연삭(rod grinding)

성장이 끝난 잉곳은 대개 길이가 61cm이고 무게가 90kg이다. 잉곳 성장이 끝나고 나면 이를 냉각한 후 호이스트로 옮겨 양끝을 절단하고, 표면을 연삭한다. 양끝을 절단할 때는 다이아몬드 톱을 사용하며, 잉곳의 위치를 정확히 하는 데는 엑스선(X-ray)이 사용된다. 이때는 물리적 기계인 밀링, 연마, 래핑 등이 사용된다(그림 5-5 참조).

산업보건 관련 인자로는 상해 가능성, 절삭유와 소음 등에 대한 노출 가능성이 있다.

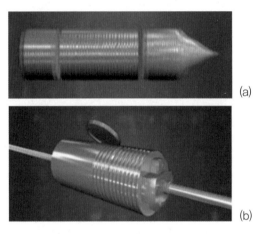

(a)

(b)

그림 5-5 잉곳의 양끝 절단(a)과 연삭의 모식(b)

4) 잉곳 절단(ingot slicing)

표면이 연삭된 잉곳을 두께가 같은 얇은 웨이퍼 판으로 절단하는 공정이다. 이를 위하여 잉곳을 지지대에 고정한 다음 다중 와이어 톱이나 다이아몬드 톱날이 있는 원형 톱을 사용한다. 웨이퍼 낱개의 두께는 신용카드 두께인 0.36~0.76mm 정도이다(그림 5-6 참조).

산업보건 관련 인자로는 톱날로 인한 상해나 레이저 노출 가능성이 있다.

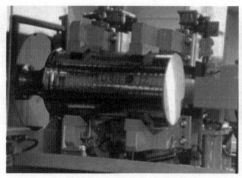
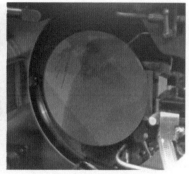

그림 5-6 잉곳을 절단하여 낱개의 웨이퍼 판으로 만드는 과정

출처: 실리콘 런 동영상에서 캡처.

5) 웨이퍼 모서리 연삭(wafer edge grinding)

잉곳에서 잘라 낸 웨이퍼는 모서리가 날카로운데, 이 모서리 부분을 밀

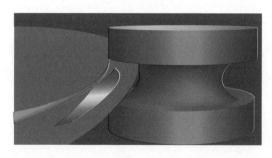

링 작업을 통해 가는 공정이다(그림 5-7 참조). 이때 실리콘 분진이 발생할 수 있는데, 이를 습식 공정에서 수행하여 분진의 농도를 매우 낮게 유지할 수 있다.

그림 5-7 웨이퍼 모서리 연삭 모식도

6) 래핑(lapping)

잉곳을 절단하여 웨이퍼를 만들 때 생긴 표면의 손상을 제거하며 웨이퍼의 두께를 일정하고 편평하게 하는 공정이다. 래핑을 할 때는 산화알루미늄이나 탄화규소 슬러리를 사용한다(그림 5-8 참조).

산업보건 측면에서 보면 래핑은 대개 습식으로, 슬러리가 공기 중에 흩어질 가능성은 낮다. 그러나 장비의 유지 보수 시 분진이 흩어질 염려가 있다.

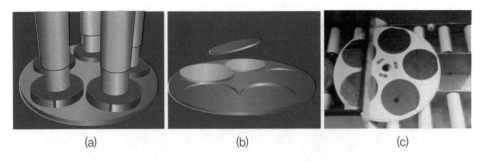

그림 5-8 래핑 공정의 모식도(a)와 래핑 후의 웨이퍼 판 모식(b)과 실제 사진(c)

7) 식각(etching)

래핑이 끝나면 표면 손상을 제거, 보정하기 위하여 화학적 식각을 한다. 이때는 질산(HNO_3), 초산(CH_3COOH), 불산(HF)의 혼합물이 사용되고, 이후 크로뮴산(H_2CrO_4)과 불산으로 다시 식각한다.

산업보건 측면에서 보면 식각을 할 때 각종 산의 노출 가능성이 있다. 또한 해당 장비를 정비할 때는 건조한 분진과 산에 노출될 가능성이 있으나, 이에 대한 연구 결과는 거의 없다. 식각조에 용액을 채울 때나 웨이퍼를 취급할 때 피부와 눈을 보호해야 하며, 이 공정에서는 완전 밀폐와 후드 사용이 필수적이다. 식각에 대한 산업보건학적 유해성은 웨이퍼 가공공정 중에서 9장 식각 공정과 유해인자에서 자세히 다룰 것이다.

8) 열처리(heat treatment)

웨이퍼를 가열한 다음 급속히 냉각하여 결정의 초기 저항성을 회복하는 공정이다. 그다음의 연마 공정 전에 웨이퍼를 미리 가열로에 넣어 가열하는 예비 어닐링(pre-annealing)이라고 할 수 있다(그림 5-9 참조). 질소와 염화수소 가스 상태에서 이루어진다.

산업보건 문제는 연구되지 않았으나 예비 어닐링 단계에서 사용하는

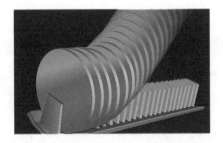
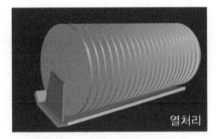

그림 5-9 웨이퍼 열처리 모식도

염화수소의 노출 가능성과 특히 열처리 후 웨이퍼를 꺼낼 때 노출 가능성
이 있다고 판단된다.

9) 연마(polishing)

거친 웨이퍼의 표면을 매끈하게 만들기 위해 화학물질을 첨가하여 기
계적으로 연마하는 공정이다(그림 5-10 참조). 콜로이드 상태의 실리카와
수산화칼륨(KOH)의 슬러리가 있는 PH 11의 수조를 밀폐 상태로 운전하
면서 슬러리 입자와 웨이퍼 표면 사이에서 실리카와 수산화실리카(SiOH)
의 콜로이드가 형성되어 웨이퍼에서 실리카를 빼내게 된다. 연마가 끝나
면 레이저로 각 웨이퍼의 고유 번호
를 써 넣는다. 산업보건 측면에서 보
면 밀폐 공정이어서 알칼리 용액 노
출은 어렵다. 전반적인 유해인자 노출
가능성은 웨이퍼 가공 공정 중 12장
물리 화학적 연마 공정을 참조하면
된다.

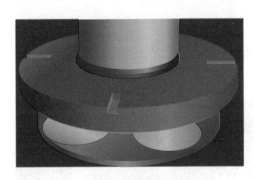

그림 5-10 연마 모식도

10) 클리닝(cleaning)

연마 과정 후에 표면에 남아 있는 오염 물질을 제거하는 공정이다. 염산과 과산화수소($HCl-H_2O_2$), 황산과 과산화수소($H_2SO_4-H_2O_2$)의 혼합 용액에서 실리카 콜로이드를 제거한다. 산 대신 5% 차아염소산나트륨(sodium hypochlorite) 용액을 사용하기도 하는데, 이 경우에는 염소이온이 남으면 이후 문제가 발생하기 때문에 유기 계면활성제인 에톡시화아민(ethoxylated amine)이 대체제로 사용된다. 세정 공정의 최종 단계에서는 수산화암모늄(NH_3OH) 용액을 사용한다. 웨이퍼 가공 공정 중 6장 클리닝(세정) 공정을 참조하면 더 자세한 사항을 알 수 있다.

산업보건 측면에서 보면 사용하는 산 혹은 알칼리 화학물질에 의한 눈과 상기도의 자극을 호소할 수 있으나, 노출 농도에 대해서는 연구가 미흡하다.

11) 웨이퍼 테스트

위와 같은 여러 단계를 거치고 나면 웨이퍼 표면 검사(polished wafer inspection), 표면 입자 수 검사(particle counting), 레이저 검사(laser inspection)를 하여 완성된 웨이퍼가 기준을 충족하는지 검사하고, 입자와 금속의 불순물을 측정한다(그림 5-11 참조).

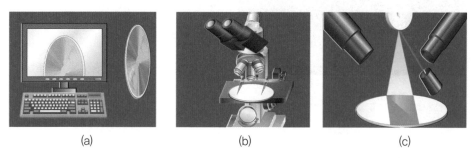

(a)   (b)   (c)

그림 5-11 웨이퍼 표면 검사(a)와 입자 수 계수(b), 레이저 검사(c)의 모식도

라. 갈륨비소 웨이퍼

대부분의 웨이퍼는 실리콘으로 만들어지나, 특수 용도(광전자, 군 장비, 초고속 반도체 등)로 갈륨비소 웨이퍼가 사용되기도 한다. 갈륨비소 웨이퍼의 장점은 전자의 이동 속도가 실리콘 웨이퍼보다 5~6배 빠르다는 점이다. 그러나 산업보건 측면에서는 유해물질에 대한 노출 위험성이 훨씬 더 크다.

다결정의 갈륨비소를 만들려면 원소 상태의 갈륨과 비소를 고온의 밀봉된 튜브 안에서 반응시킨 후, 이를 밀링하여 산화물을 제거한다. 그 후 튜브의 양끝을 절단하여 제거하고 갈륨비소 덩어리를 꺼내 몸통 부분을 연마하면 다결정 갈륨비소가 완성된다. 이 과정에서 튜브를 준비하거나 반응 후 갈륨비소를 꺼낼 때 고농도의 비소에 노출될 수 있다. 특히 밀링을 할 때 공기 중 비소 노출이 심한 것으로 알려져 있다.

다결정 갈륨비소로부터 단결정 갈륨비소 잉곳을 만들기 위해서는 다음과 같은 세 가지 방법이 사용된다. 이 과정에서 불순물로 넣는 원소는 실리콘, 크롬(Cr), 텔루르(Te)이다.

1) LEC법(액체 밀봉 초크랄스키 방법, liquid encapsulated Czochralski method)

외곽이 흑연 발열체로 된 석영 앰풀(quartz ampule)에 다결정 갈륨비소 덩어리를 넣고 결정 인장기(crystal puller)를 넣는다. 이렇게 하여 갈륨비소 덩어리를 약 1,238℃에서 녹이고, 100기압에서 단결정 갈륨비소 잉곳을 뽑아낸다. 이 방법은 녹은 갈륨비소의 표면을 액체 상태의 점성이 강한 삼산화이붕소(boron trioxide, B_2O_3) 층으로 완전 밀폐한다는 점이 전통적 초크랄스키법과 다르다. 이렇게 하여 비소를 녹일 때 사용되는 고온에서 갈륨의 증기화로 인한 손실을 방지하게 된다.

산업보건 측면에서 보면 제조 공정은 밀폐된 곳에서 이루어져 노출 가능성은 없다. 그러나 결정 인장기를 세척할 때는 매우 위험하다. 처음에 흑연 발열체를 진공 처리하고 그 후 흑연 발열체 표면을 이소프로필알코올로 닦게 된다. NIOSH의 측정에 따르면 이 세척 공정에서 비소의 농도가 1,000μg/m³으로 측정되기도 하였다. 따라서 이 세척 작업을 수행할 때는 양압의 SCBA(self-contained breathing apparatus)나 공기 공급형 호흡 보호구를 사용해야 한다. 또한 세척 공정 동안 세척실 접근은 엄격히 규제되어야 하며, 공기 중 비소 농도를 자주 측정하여 오염 여부를 판단해야 한다.

2) HB법(수평 브리지만법, horizontal Bridgman method)

온도에 따라 두 구역으로 구분되는 도가니 안에 밀봉된 석영 앰플을 넣는다. 앰플 한쪽에는 비소를 놓고 600℃로 가열하여 1기압 정도로 증기로 만든다. 앰플 다른 쪽 끝에는 결정형 갈륨, 불순물, 종자 결정이 포함된 용융액이 든 작은 보트를 놓고 1,240~1,260℃로 가열하여 갈륨과 비소를 합성하여 갈륨비소를 만든다. 이렇게 하여 종자 결정이 성장의 초기 구조물이 되도록 한 다음 가열했다가 냉각한다. 이때 지지 튜브라 불리는 탄화규소 라이너가 앰플을 지지한다. 결정이 성장하여 잉곳이 만들어지면 냉각 후 앰플을 깨뜨려 잉곳을 꺼낸다. 앰플을 깨뜨리는 방법은 두 가지인데, 습식 원형 톱을 사용하는 방법과 가느다란 수소/산소 토치로 부수는 방법이 있다. 앰플은 내부에 농축된 비소를 염산과 질산(HCl/HNO₃) 또는 황산과 과산화수소(H₂SO₄/H₂O₂)로 식각하여 재사용할 수 있다.

산업보건 측면에서는 비소의 노출 문제가 있는데, 액체 밀봉 초크랄스키 방법에서보다는 노출 농도가 낮으나 허용 기준을 초과한다는 보고도 있다. 다른 잉곳 제조 공정과 비슷하지만 다른 점은 갈륨비소 분진은 무기 비소 분진으로 간주한다는 점이다.

3) GF법(경사 냉각법, gradient freeze method)

경사 냉각법은 수평 브리지만법과 비슷하지만 냉각할 때 냉각 프로그램을 사용한다는 점이 다르다. 수평 브리지만법이나 경사 냉각법과 같은 간접 방법(As transport)을 쓰는 이유는 비소의 증기압이 원소 상태 또는 갈륨비소의 상태에서도 높기 때문이다(비소: 812℃에서 20기압, 갈륨비소: 1,238℃에서 60기압). 수평 브리지만법이나 경사 냉각법의 결정 성장 단계는 먼저 온도를 지정 온도까지 올려 다결정 갈륨비소를 합성하고, 이를 녹인 다음 종자 결정을 바탕으로 봉을 성장시켜 냉각하는 단계로 이루어져 있다.

3 ｜ 잉곳 제조 공정의 유해인자

잉곳 제조 공정의 각 단계에서 산업보건 문제를 언급했으나, 직업적 유해요인 연구는 웨이퍼 가공 공정이나 칩 조립 공정에 비해 미흡하다. 문제가 될 수 있는 것은 불순물로 사용되는 금속인 인, 붕소, 비소, 안티몬과 이들의 염인데, 이들은 결정 성장 단계에 주입되어 절단, 연마, 세정 공정 중에 흩어질 가능성이 있다. 또한 석영 도가니와 흑연 발열체 세척이나 장비 세정 때 사용되는 각종 유기용제가 노출될 수 있다. 결정 성장 시 높은 주파수의 전자기장으로 인한 전자파 노출이나 도가니에서의 적외선 노출도 가능하다.

현재는 대부분 실리콘 웨이퍼를 사용하지만, 갈륨비소 웨이퍼는 제조 시 유해성이 큰 것으로 알려져 있다. 갈륨비소 잉곳 제조 공정에서 특히 비소의 노출이 문제가 될 수 있는데, 다음과 같은 공정에서 노출 가능성이 높다.

- 칭량 및 운송 과정 중 비소 취급 시
- 유지 관리 중: 펌프 오일, 질소 트랩, 오일 버블러, 도가니, 국소 배기 라인에 비소 포함 물질이 오염될 수 있음
- 앰풀 폭발(explosion, implosion) 과정
- 결정 성장을 진행하는 용기의 세척 시
- 앰풀을 깨뜨릴 때
- 글로브 박스에 비소를 넣거나 꺼낼 때 또는 고장 시
- 앰풀에 비소를 넣거나 꺼낼 때
- 표면 연마 시

잉곳 제조 공정에서 노출 감소 방안은 다음과 같다.

- 각종 불순물과 특히 비소의 노출 가능성을 확인하고 노출평가를 수행한다.
- 흡입 노출뿐 아니라 피부 노출 가능성도 조사한다.
- 불순물이나 사용되는 금속, 특히 비소 농도를 줄이기 위해 적절한 환기장치를 사용한다.
- 제조된 잉곳을 적재할 때 층류 방식 후드를 사용한다.
- 노출을 줄이기 위한 작업장 청결 유지에 힘쓴다.
- 접촉을 줄이기 위해 보호구를 사용한다.

- 필요한 곳에는 호흡 보호구를 사용한다.
- 적절한 훈련, 유지 관리 절차 준수가 필요하다.

그러나 앞에서 기술했다시피 실리콘 잉곳 제조나 갈륨비소 잉곳 제조 공정에서의 노출평가 자료가 많지 않아서 이에 대한 연구가 더 진행될 필요가 있다.

클리닝(세정) 공정과
유해인자

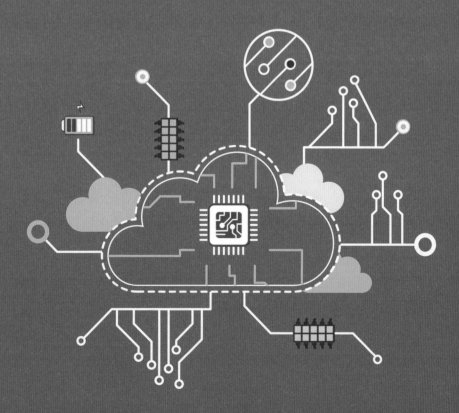

반도체 제조산업은 크게 웨이퍼 제조, 웨이퍼 가공, 칩 조립 및 검사 공정으로 구분하는데(3장 참조) 6장 클리닝부터 12장 물리 화학적 연마까지가 웨이퍼 가공에 해당한다.

클리닝 공정은 반도체 각 세부 공정을 수행하기 전에 웨이퍼 표면의 오염 물질을 제거하는 공정이다. 오염 물질이 잘 제거되지 않으면 웨이퍼 안으로 불순물이 확산하거나 박막 사이에 끼어 패턴에 결함이 생기거나 원하는 전기적 특성을 얻지 못한다. 클리닝 공정은 전체 공정의 20%를 차지하나, 웨이퍼에 어떤 재료의 축적이나 패턴을 형성하지 않기 때문에 일반 공정 설명에서는 빠지기도 한다. 그러나 안전보건 측면에서 다양한 화학물질을 사용하는 클리닝 공정을 중요하게 간주해야 한다.

오염 물질은 크게 이온상 오염 물질, 입자상 오염 물질, 박막상 오염 물질로 구분할 수 있다. 이들은 웨이퍼 표면에서 흡착된 이온이나 원소, 박막, 흡착되지 않은 입자상 물질, 흡착된 가스 형태로 존재한다. 이온상 오염 물질은 양이온과 음이온을 포함하는데, 대부분 물리적으로 흡착되었거나 화학적으로 결합된 무기화합물에서 나온다. 예를 들면 나트륨이온(Na^+), 불소이온(F^-), 염소이온(Cl^-) 등이 있다. 입자상 오염 물질은 구리나 중금속 같은 금속 오염 물질을 의미한다. 불산이 포함된 용액에서 웨이퍼 표면에 전기화학적으로 침착된 물질이나 실리콘 입자 같은 원소 형태 물질, 분진, 섬유나 장비에서 나온 금속, 금속 산화물이나 수화물에서 유래된 화합물 형태로 존재한다. 박막상 오염 물질은 윤활제, 포토레지스트, 유기용제 잔여물에서 나와 응축된 유기용제 증기의 얇은 막 또는 초순수(deionized water, DI), 지문, 웨이퍼를 보관 용기에 보관할 때 형성된 얇은 막을 포함한다.

입자상 오염 물질은 각 공정에서 쓰이는 장비, 화학물질, 작업자, 가스 파이프, 웨이퍼 취급, 증착 공정에서 발생할 수 있다. 기계적 이송 장치나 용액 보관 용기는 입자상 물질의 오염에 크게 영향을 준다. 고체, 액체, 기체 화학물질은 입자상 물질 오염에 영향을 적게 주는 반면, 모두 화학물질 오염에 영향을 준다. 웨이퍼의 정전기와 웨이퍼 운반 용기는 입자상 물질의 침착에 큰 영향을 주기 때문에 적절한 접지로 정전기를 흘려보내야 한다.

다른 분류법으로는 [표 6-1]과 같이 이온성 오염 물질과 비이온성 오염

표 6-1 웨이퍼 오염 물질의 분류와 예

분류	오염 물질	예	비고
이온성 오염 물질	금속이온	Na^+, Li^+, K^+	인체, 액체형 화학물질, 원재료
	다른 음이온	F^-, Cl^-	식각, 포토 공정에서 발생
비이온성 오염 물질	금속	Fe, Ni, Cr, Au, Cu, Ag	원재료, 웨이퍼 취급 공정, 체임버
	탄소	C	건식 식각, 원재료 CVD, PVD, 웨이퍼 취급
	산화물	SiO_2, 연마제(실리카, 알루미나)	자연적 산화, 식각 잔여물, CMP
	다른 유기물	왁스, 오일, 수지, 포토레지스트, 포토레지스트 잔여물	CMP, 포토, 건식 식각, 웨이퍼 취급

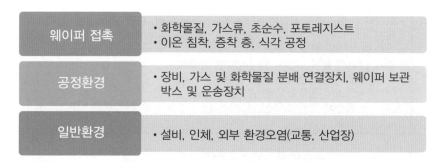

웨이퍼 접촉	• 화학물질, 가스류, 초순수, 포토레지스트 • 이온 침착, 증착 층, 식각 공정
공정환경	• 장비, 가스 및 화학물질 분배 연결장치, 웨이퍼 보관 박스 및 운송장치
일반환경	• 설비, 인체, 외부 환경오염(교통, 산업장)

그림 6-1 웨이퍼 환경에 따른 오염 물질의 분류

물질로 구분하는 방법이 있다.

또 다른 분류법으로, 웨이퍼의 환경에 따라 [그림 6-1]과 같이 분류할 수도 있다(Baltzinger and Delahaye, 2010).

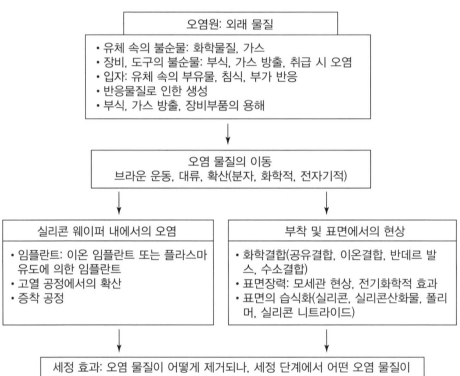

그림 6-2 오염 물질의 이동: 기전과 문제점

출처: Baltzinger and Delahaye(2010).

이들 오염 물질로 인한 웨이퍼 오염 문제를 해결하기 위하여 웨이퍼를 세정한다. 이때 다음과 같은 점을 주의해야 한다.

- 웨이퍼 표면의 모든 오염 물질을 제거해야 한다.
- 웨이퍼 표면을 식각하거나 다른 손상을 주지 않아야 한다.
- 안전하며, 경제적이고, 생태학적으로 세정해야 한다.
- 너무 장시간 세정해서는 안 된다.

각 공정의 앞 단계(front-end-of-line, FEOL)에서 이루어지는 클리닝 공정에서는 표면의 거칠기에 영향을 주어서는 안 되고(1nm 이하), 전기적 특성도 변화시켜서는 안 된다. 각 공정의 뒤 단계(back-end-of-line, BEOL)에서 이루어지는 클리닝 공정에서는 전기적 단락이 일어나지 않게

표 6-2 반도체 산업에서 클리닝 공정의 분류

클리닝 방식	클리닝 방법	대상 오염 물질/목적
습식 클리닝	식각	손상된 실리콘 기판
	산화/환원	반응 부산물(중합체, 잔여물), 유기물, 실리콘, 실리카
	용해	유기물, 금속 오염물
	계면활성제	금속 오염물
	초순수	세척
건식 클리닝	플라스마 방전	실리콘, 실리콘 화합물, 유기물, 탄소(O_2, Cl)
	UV/O_3	유기물, 탄소
	무수 불화수소 가스	자연 산화된 실리카
	H_2 어닐링	자연 산화된 실리카
	Ar 스퍼터링	Al_2O_3, 자연 산화된 실리카
	UV/Cl_2	금속이온
기계적 클리닝	드라이아이스, 고압 알곤	입자들

하는 것이 중요하다.

클리닝 방식은 크게 습식 클리닝, 건식 클리닝, 기계적 클리닝으로 구분하는데, 실제 공정에서는 이들 방법이 교대로 사용된다. 또한 오염 물질을 화학적으로 분해하여 제거하는 화학적 방법과 압력, 마찰, 초음파 등을 사용하는 물리적 방법으로 구분하기도 한다. [표 6-2]는 클리닝 공정을 구분하여 표시한 것이다.

클리닝 공정을 웨이퍼 측면에서 보면, 여러 장의 웨이퍼를 한 번에 세정하는 것을 배치식이라 하고, 한 장씩 세정하는 것을 매엽식이라 한다.

2 | 클리닝 공정

가. 습식 클리닝

1) RCA 클리닝

RCA 클리닝은 습식 클리닝의 대표적 방법으로, 1970년대 미국 RCA 사의 베르너 컨(Werner Kern) 등이 제안하여 개발·사용되고 있으며, 현재까지도 일부만 변경하여 사용된다. 이 방법은 다음과 같은 특징이 있다.

- 과산화수소가 공통으로 사용된다.
- SC-1(standard clean-1)과 SC-2(standard clean-2)로 구분된다.
- 세정액의 조성비는 각 회사의 비밀이다.
- 온도는 75~90℃로 하여 세정액을 활성화하고 과산화수소의 급속 분해를 방지한다.

표 6-3 RCA 클리닝 공정에서 사용되는 SC-1과 SC-2의 조성과 응용

구분	조성	응용	대상 오염 물질
SC-1 (APM)	$NH_4OH:H_2O_2:H_2O=$ 1:1:5(75~90℃)	H_2O_2: 산화물 형성 NH_4OH: 형성된 산화물을 천천히 식각하여 떼어 냄	유기 오염물 입자들 금속(Au, Ag, Cu, Ni, Cd, Zn, Co, Cr)
SC-2 (HPM)	$HCl:H_2O_2:H_2O=$ 1:1:5(80℃)	금속보다 전기음성도가 크게 하여 금속을 이온으로 용출되게 함	알칼리이온, 음이온 Al, Fe, Mg

[표 6-3]은 RCA 클리닝에 사용되는 세정액의 이름과 구성비, 응용, 제거 대상 오염 물질을 표시한 것이다. SC-1을 수행하면 반드시 SC-2를 수행한다. 사용되는 과산화수소와 암모니아수는 보통 30%, 염산은 37%를 사용한다.

SC-1은 입자상 오염 물질을 제거하는 것을 목적으로 하며, 세정액에 암모니아수가 들어 있어 APM(ammonium peroxide mixture)이라고도 한다. 강한 산화력이 있는 과산화수소로 실리콘 표면을 산화하여 실리콘 산화막(SiO_2)을 만들고, 이 산화막을 암모니아수로 얇게 식각·박리하여 오염 물질을 웨이퍼 표면에서 제거하는 절연막 제거(lift-off) 방식을 쓴다.

그런데 SC-1 세정을 하면 천이성 금속에 의한 오염이 문제가 된다. SC-1 세정액에 있는 칼륨이온(K^+), 칼슘이온(Ca^{2+}) 등의 금속이온이 실리콘보다 전기음성도가 커서 실리콘에서 전자를 빼앗아 칼륨(K), 칼슘(Ca)과 같은 금속이 되어 웨이퍼 표면을 오염시킨다. 이를 제거하기 위해 반드시 SC-2 세정을 해야 한다.

SC-2는 천이성 금속 오염물을 제거하는 것이 목적이며, 세정액에 염산이 포함되어 HPM(hydrochloric peroxide mixture)이라고도 한다. 세정액의 염산이나 과산화수소는 금속보다 전기음성도가 커서 다시 금속에서 전자를 빼앗아 금속이온을 만들어 용액으로 녹아 나오게 한다. 즉, 실리콘 표

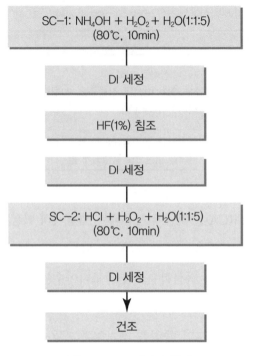

그림 6-3 RCA 세정의 한 예

면에서 과산화수소에 의해 금속 오염물이 산화되어 금속 화합물이 되고, 이 금속 화합물은 염산에 의해 착화 또는 용해되어 제거된다.

[그림 6-3]은 RCA 클리닝의 한 예이다. 그림에서 보는 것처럼 SC-1과 SC-2 외에 다른 세정액 사용 여부, 세정액의 혼합비, 온도, 처리 시간, 처리 순서 등 세부 항목은 전문적인 기술에 따라 다르게 조합하여 사용한다.

2) 다른 습식 클리닝 방법

[표 6-4]는 다른 습식 클리닝 방법의 몇 가지 예를 나타낸 것이다.

피라냐(Piranha) 클리닝은 황산과 과산화수소의 혼합물을 사용하여 SPM(sulfuric acid peroxide mixture)이라고도 하며, 포토레지스트나 계면활

표 6-4 RCA 이외의 다른 습식 클리닝 방법의 예

구분	구성	온도(℃)	응용
Piranha (SPM)	H_2SO_4:H_2O_2 = 4:1	90~130	H_2SO_4: 유기물 무수화, 탄화 H_2O_2: 탄소를 산화하여 CO 또는 CO_2 형성 유기 오염막
DHF	Dilute HF(2%) HF+H_2O		화학물질의 산화 금속 자연 산화된 실리카
오존 클리닝	DI/O_3 또는 HF/O_3		초순수에 오존을 투입하여 유기물과 포토레지스트를 제거하기도 함 초순수 대신 묽은 불산을 사용하여 화학물질을 줄일 수 있고, 공정 단순화함

성제에서 나온 유기물 제거에 사용된다. 과산화수소로 유기물이 산화 및 용해된 후, 황산에 의해 유기물이 연소됨으로써 유기물이 제거된다. 황산은 순도 98% 이상, 과산화수소는 30%를 사용한다. 황산에 과산화수소 대신 오존을 혼합한 용액(SOM, sulfuric acid ozone mixture)을 사용할 수도 있는데, 이는 공정 시간이 더 길다.

위에 설명한 SC-1(APM), SC-2(HPM) 또는 SPM을 사용하더라도 모든 오염 물질을 제거하기는 어렵기 때문에 묽게 희석한 불산(DHF, dilute hydrofluoric acid)을 사용한다. 묽은 불산으로 여러 클리닝 공정 중에 발생한 웨이퍼 표면 산화막을 얇게 식각하여 산화막 위에 있는 오염 물질을 제거한다(그림 6-3 참조).

오존 클리닝(ozone cleaning)은 RCA 클리닝 등에 사용되는 과산화수소 대신 산화력이 큰 오존(O_3)을 사용하는 방법이다. 과산화수소는 클리닝이 진행되면서 분해되어 물이 됨으로써 세정액 농도가 묽어져 세정액의 수명을 단축하는 단점이 있다. 예를 들어 피라냐 클리닝은 90~130℃ 정도의 고온에서 진행되기 때문에 과산화수소가 빨리 분해되어 물이 됨으로써 용액이 빨리 묽어진다. 용액의 농도를 맞추기 위해 추가로 과산화수소를 첨가하면 세정액이 더 묽어져 8~12시간밖에 사용하지 못한다. 이런 점을 보완하기 위해 초순수에 오존을 첨가하거나(DI/O_3) 불산에 오존을 첨가하는(HF/O_3) 방법이 연구, 응용되고 있다. 오존이 포함된 불산 용액은 기존의 SC-1, SC-2, SPM보다 실리콘 위의 구리 같은 금속을 효과적으로 제거할 수 있으며, 하나의 수조에서 세정할 수 있어 화학 용액을 절감할 수 있고, 상온 공정이 가능하다. 또한 침지식 이외에 스핀 스프레이식으로 웨이퍼 표면에 분사하여 매엽식 클리닝이 가능하다.

초음파 클리닝(ultrasonic cleaning)은 진동수 700~1,500kHz의 초음파를 클리닝 욕조에 가하여 세정력을 높이는 방식이며, 진동수가 1,000kHz 이상일 때는 메가소닉 클리닝(megasonic cleaning)이라고도 한다. 초음파로 인해 용액 안에 산소 등의 미세한 기포가 형성된 다음 붕괴될 때(cavitation) 강력한 충격파가 형성되어 표면의 오염 물질을 제거하는 방식이다. 이는 작은 입자 제거에 효과적인데, 예를 들어 물리 화학적 연마(CMP) 공정 후 남아 있는 슬러리나 SC-1 또는 암모니아 욕조에서 오염 물질을 제거할 때 이 방법을 적용한다.

나. 건식 클리닝

1) 자외선(UV) 클리닝

자외선 클리닝은 자외선을 쪼여 오존을 만들어 유기물을 제거하는 대표적인 건식 클리닝 방법이다(그림 6-4 참조). 오존은 습식의 과산화수소보다 강력한 산화제로 작용한다.

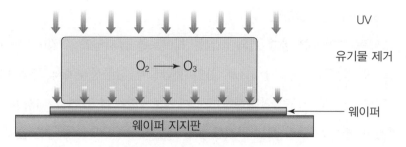

그림 6-4 자외선 세정의 모식도

2) 드라이아이스 클리닝(dry ice cleaning)

드라이아이스 클리닝은 소프트 드라이아이스 클리닝(눈 입자 클리닝)과 하드 드라이아이스 클리닝(펠릿 클리닝)으로 구분한다. 소프트 드라이아이스 클리닝은 고압의 이산화탄소를 노즐로 분사하는 방법으로서, 고압의 이산화탄소가 단열 팽창하여 드라이아이스가 되고, 이것이 웨이퍼 표면과 충돌하여 미세 입자 및 표면을 세정하는 방법이다. 하드 드라이아이스 클리닝은 드라이아이스 펠릿을 고압 분사하여 세정하는 방법이다. 드라이아이스 클리닝의 작용은 다음과 같다.

- 초저온(-78℃)의 드라이아이스에 의한 열충격
- 드라이아이스의 승화 현상에 의한 팽창력
- 고압 분사에 의한 물리적 발파
- CO_2의 유기물 용해력

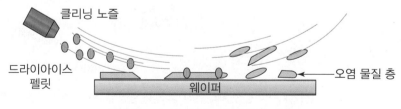

그림 6-5 드라이아이스 클리닝의 모식도

3) 기타 건식 클리닝

앞에서 언급한 방법 이외에 알곤 에어로졸 클리닝을 수행하기도 한다. 고순도 알곤과 질소가 3:1로 섞인 혼합물을 진공상태에서 급속 냉각한 후 노즐로 분사하면 급팽창하면서 에어로졸화하여 표면을 세정할 수 있다. 이 방법은 구리 배선 공정에 사용되는데, 구리 배선 공정은 습식 클리닝을 하면 부식 문제가 발생할 수 있기 때문이다.

레이저 클리닝 방법은 레이저 빔을 웨이퍼 표면에 조사하는 방법으로 웨이퍼 표면 온도를 급상승시켜 표면의 오염 물질이 순간적으로 증발하여 제거하는 방법이다. UV 레이저나 KrF 레이저를 이용하며 식각 공정이나 이온 주입 공정 후의 포토레지스트나 그 잔여물을 제거할 때 쓰인다.

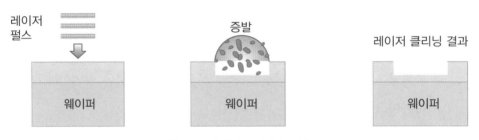

그림 6-6 레이저 클리닝의 모식도

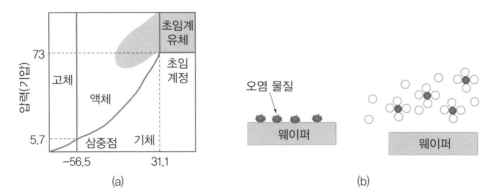

그림 6-7 CO_2의 압력과 온도에 따른 상 변화와 초임계유체의 형성(a), 웨이퍼에서의 오염 물질 제거(b)

플라스마 클리닝은 플라스마 식각과 동일한 원리를 사용하여 오염 물질을 제거하는 방법이며, 포토레지스트 제거에 사용된다. 초임계유체(supercritical fluid) 클리닝 방법도 사용할 수 있다. 초임계유체란 일정한 압력과 온도 이상에서 액체와 기체 외의 상태에 다다른 유체를 말한다. 초임계유체는 기체처럼 쉽게 확산할 수 있으며 액체처럼 여러 가지 물질을 잘 녹일 뿐만 아니라 표면장력이 매우 적어 세정력이 우수하다.

다. 건조 장치와 마란고니 건조

습식 클리닝의 마지막 단계나 습식 식각 등의 습식 공정 후에는 보통 초순수를 이용하여 씻고 건조한다. 보통 웨이퍼를 회전시켜 그 원심력으

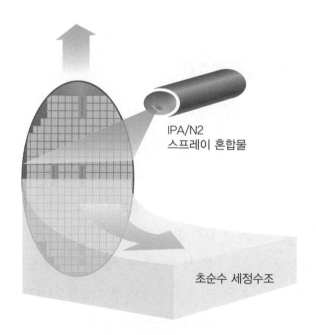

IPA/N2
스프레이 혼합물

초순수 세정수조

표면장력의 차이로 인해
표면의 수분이 제거됨

그림 6-8 마란고니 건조의 모식도

로 잔류 수분을 제거하는 원심 건조(spin dry)법이 기본이지만, 웨이퍼에 정전기가 발생하여 입자가 흡착되거나 소수성인 실리콘 표면에 물반점(water mark)이 생기는 단점이 있다. 이 외에도 건조 질소 등을 투입하는 방법, IPA(이소프로필알코올) 증기로 건조하는 방법, 마란고니 건조가 있다.

마란고니 건조(Marangoni dry)는 물과 IPA의 밀도와 표면장력의 차이에 의해 발생하는 마란고니 현상을 이용하여 웨이퍼 표면을 건조하는 방법이다. 웨이퍼 습식 클리닝 공정의 마지막 단계에서 IPA를 물 상층부에 주입하면 IPA가 물 위에 뜬다. 그다음 적정 온도에서 웨이퍼를 서서히 들어올리면 IPA보다 큰 물의 표면장력으로 인해 IPA에서 물로 끌어당기는 힘(마란고니 힘, Marangoni force)이 작용하여 웨이퍼 표면의 입자상 물질과 물이 깨끗이 제거된다.

3 | 클리닝 공정의 유해인자

습식 클리닝의 문제점은 과산화수소 외에 황산, 염산, 불산 등의 강산과, 암모니아 같은 강알칼리를 다량으로 사용한다는 점이다. 따라서 습식 클리닝은 많은 양의 폐수를 발생시키고, 폐수 처리 시설이 필요하다. 예를 들어 클리닝 공정 중 과산화수소가 분해되어 물이 되면 세정액의 농도가 묽어지고, 따라서 과산화수소를 보충해야 한다. 결과적으로 폐수의 양이 증가하고, 폐수 처리 공정에서 잔류 과산화수소를 제거하는 공정도 필요하다. 더불어 클리닝 장비가 커서 많은 공간을 차지하며, 초미세 패턴이 점차 증가함에 따라 습식 클리닝으로는 오염 물질 제거가 어렵다.

산업보건학적으로는 사용되는 각 종류의 산(황산, 염산, 과산화수소, 불산), 산에서 나오는 분해 물질(황산화물, 염소, 불소, 오존), 오존 사용으로 인한 오존의 노출 가능성이 있고, 식각이나 용출로 인해 기존에 씌워진 금속이온 중 유해 금속이 용출될 수 있다는 점에 주목해야 한다.

즉, 산업보건 문제는 다음과 같다.

- 사용하는 강산의 독성과 안전 문제
- 산성용액의 폐수 처리 문제
- 오존 사용 시 오존의 노출 문제
- 스크러버 유지 관리의 문제

확산 공정과 유해인자

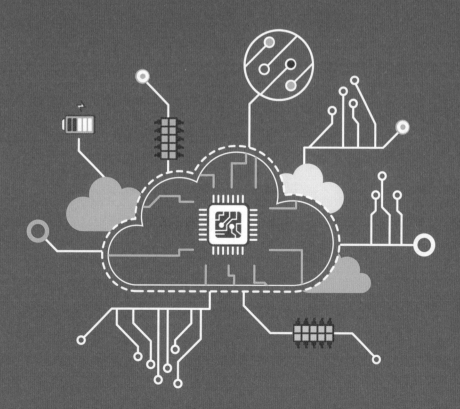

확산(diffusion)이란 농도가 높은 곳에서 낮은 곳으로 물질이 이동하는 현상이다. 매질을 통해 고농도에서 저농도로 물질이 이동하는 것으로도 표현할 수 있다. 투명한 유리컵에 물을 담고 잉크 방울을 떨어뜨리면 순간적으로 상하좌우로 잉크가 물속으로 퍼져 나가면서 컵 전체에 섞이는데, 이는 잉크 성분들이 스스로 운동하여 액체 속으로 퍼져 나가는 물리적 현상이다. 마찬가지로 서로 다른 원소가 섞이는 현상을 반도체 공정에서는 확산이라고 한다. 반도체 제조에서 확산은 고체인 실리콘 웨이퍼에 불순물을 주입하면서 원하는 깊이만큼 불순물을 이동시키는 것을 뜻한다. 주로 실리콘 웨이퍼에 전류가 흐를 접합을 만들거나 도핑 프로파일을 제어하기 위하여 수행한다.

확산 공정은 대량의 웨이퍼에 골고루 불순물을 주입할 때 사용되지만, 웨이퍼의 깊이에 따라 정확한 형태로 주입하는 것은 어렵다. 따라서 확산에 의한 불순물 주입은 단순집적회로에는 적합하지만, 높은 집적도가 필요한 생산 공정에는 한계가 있다.

확산 공정 중 열확산 공정은 불순물을 주입하는 가장 오래되고 쉬운 방법으로, 이온 주입과 같이 인위적으로 불순물을 주입하는 것이다. 이를 통하여 p-n 접합을 형성함으로써 반도체의 전기적 특성(전기전도도)을 바꿀 수 있다. 불순물을 주입할 때 불순물 원자는 일반적으로 800~1,300℃ 고온의 전기로에서 열에너지를 받는다. 그래서 반도체 격자간 원자 자리에 있는 실리콘 원자와 자리를 바꾸는 치환(substitution)을 하기도 하고, 자리가 비어 있는 격자점에 들어가거나 격자간 원자들 사이를 통해 이동하여 빈 공간에 있다가 주위의 격자 위치에 있는 불순물과 부딪혀서 이동

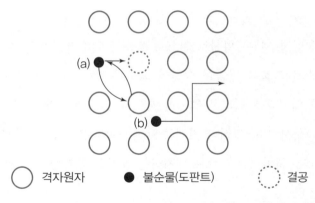

격자원자 　　●　불순물(도판트)　　⟨⟩ 결공

그림 7-1 반도체 내에서 확산에 의한 불순물 이동 경로. (a) 치환에 의한 확산 (b) 틈새형 확산

하기도 한다(그림 7-1 참조).

　반도체 웨이퍼 가공 공정에서의 확산은 진공과 고온 상태의 확산로 (diffusion furnace)에서 행해진다. 석영 보트(quartz boat)에 세워진 웨이퍼가 석영 튜브로 들어가면 반대쪽에서 유입되는 불순물이 웨이퍼 표면과 접촉하여 스며든다(Stewart and Elkington, 1985; Chelton et al., 1991; Hawkinson and Korpela, 1998). 이때 사용되는 석영 튜브는 길이 1.8~2.4m, 직경 10~18cm 정도로, 공정과 웨이퍼의 크기에 따라 달라진다. 불순물은 기체, 액체, 고체 모두 가능하다. 기체 불순물의 경우 [그림 7-2]와 같

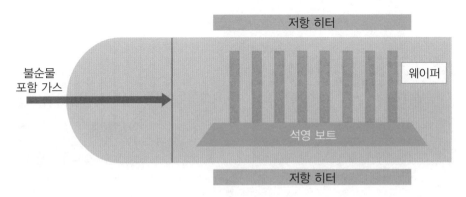

그림 7-2 확산 공정 모식도

이 불순물 기체(dopant gas)와 이동상 가스(carrier gas)를 흘려보낸다. 액체 불순물의 경우에는 확산로 안으로 불순물 액체가 들어갈 수 있도록 이동상 가스가 거품을 만들어 확산이 되도록 한다. 고체 불순물의 경우에는 불순물 웨이퍼를 실리콘 웨이퍼 사이사이에 함께 배치하고 석영 보트에 올려 확산시킨다. 그러나 기체와 액체 불순물을 쓰는 것이 주로 사용되는 방법이다. 웨이퍼를 세로로 배치하는 공정도 있지만, 가로로 배치하는 공정도 있다.

확산 공정이 이루어지는 시간은 주입하는 불순물의 양에 따라 다르나 보통 수 시간 정도이다. [그림 7-3]과 같이 확산 공정에서 열에 의해 불순물이 주입되어 최종적으로 웨이퍼에 불순물을 주입하게 된다.

[그림 7-4]와 같이 확산 공정에서 불순물은 웨이퍼 표면에 있고, 불순물 주입 농도는 표면으로부터 순차적으로 감소한다. 이온 주입 공정에서는 불순물을 웨이퍼 내부로 강제 주입하기 때문에 불순물 주입 농도는 표

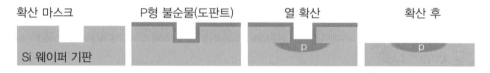

그림 7-3 확산 공정에서 불순물이 열에 의해 주입되는 상세 모식도

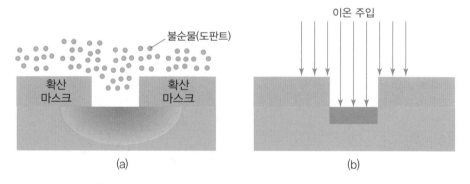

그림 7-4 확산 공정과 이온 주입 공정의 모식도. (a) 확산 공정, (b) 이온 주입 공정

면에서 일정한 거리만큼 떨어진 내부에서 최대이고 그 이후에 감소한다.

확산 공정은 일반적으로 두 단계로 진행된다. 첫째, 증착 확산 또는 선확산(pre-deposition)이고, 둘째, 드라이브인(drive-in) 확산이다.

증착 확산은 가장 일반적인 확산 방법으로, 불순물을 주입한 후 일정한 온도로 가열하여 불순물을 확산시키는 방법이다. 불순물을 깊게 확산시키지 않고 표면 가까이 얕게 확산시키는 경우에 증착 확산을 하게 되며, 불순물이 확산하는 동안 불순물 원료가 계속 일정하게 공급되므로 표면의 불순물 주입 농도는 일정하다. 이 단계에서의 불순물은 드라이브인 확산을 위한 공급원이 된다. 확산의 경우 불순물을 300-400nm 두께로 쌓게 된다.

증착 확산으로 표면에 유입된 불순물을 더욱 깊숙이 확산시키기 위해 드라이브인 확산이 이어진다. 표면에 있는 과잉 불순물을 제거하고 원하는 깊이에 원하는 양만큼 확산시키는 방법이다. 주로 전기로에서 산화 공정과 함께 진행한다.

확산에 사용되는 불순물은 3족(acceptor)과 5족(donor)으로 구분된다. 3족의 비소와 5족의 붕소, 인, 비소, 안티몬 등이 불순물로 사용된다. 주입하고자 하는 물질, 양, 깊이 등에 따라 확산도가 달라지기는 하나, 주로 붕소와 인이 많이 사용된다. 이 중 인은 액체 상태(염화포스포릴, $POCl_3$)로 자주 사용되는 불순물이다. 주로 폴리실리콘으로 만든 게이트에 불순물을 주입하는 데 사용한다.

불순물의 원료는 고체, 액체, 기체상으로 사용된다. 고체로는 삼산화비소(As_2O_3), 삼산화이붕소(B_2O_3), 삼산화안티몬(Sb_2O_3), 오산화인(P_2O_5)이 있다. 액체로는 염화포스포릴, 브롬화붕소(BBr_3)가 있다. 기체로는 아르신(삼수화비소, AsH_3), 다이보레인(B_2H_6), 포스핀(PH_3), 삼플루오르화붕소(BF_3)가 있다(표 7-1 참조).

표 7-1 실리콘에서의 확산도와 고용도(1,200℃ 기준)

구분	불순물	원료	상태
p형	B	BBr_3	액체
		B_2O_3	고체
		B_2H_6	기체
		BN	고체
n형	P	$POCl_3$	액체
		P_2O_5	고체
		PH_3	기체
	As	As_2O_3	고체
		AsH_3	기체
	Sb	Sb_2O_3	고체

출처: 김학동(2008), 변인수 등(2014).

---

2 **확산 공정의 유해인자**

가. 화학적 유해인자

확산 공정에서 발생 또는 노출될 수 있는 주요 화학물질은 원료와 공정 부산물이다. 원료로는 암모니아, 아르신, 포스핀, 디클로로실란, 불소, 수소, 일산화질소, 아산화질소, 옥시염화인, 실란, 세척액(이소프로필알코올, 불산 등) 등이 있고, 부산물로는 수소, 염화수소 등이 있다.

주된 유해 화학물질은 3족과 5족의 화학물질이다. 직무에 따라 노출수준은 다를 수 있다. 확산 공정은 모두 자동화로 진행되기 때문에 작업자가 공정이 진행되는 과정에서 노출될 위험은 낮다. 또 확산 공정에는 폭발성/인화성 가스 감지기가 배기 라인이나 근처에서 설치되어 있어서 누

표 7-2 확산 공정에서 사용되는 주요 화학물질의 기관별 노출기준(2018년 기준)

물질	CAS No.	OSHA PEL[1]	NIOSH REL[2]	NIOSH IDLH[3]	고용노동부[4]	ACGIH[5] TLV	TLV 근거
삼브롬화붕소 (BBr$_3$)	10294-33-4	–	C[6] 1ppm (10 mg/m^3)	–	C 1 ppm	C 0.7 C 1 ppm	상기도 자극
다이보레인 (B$_2$H$_6$)	19287-45-7	0.1ppm	0.1ppm	15 ppm	0.1ppm	0.1ppm	상기도 자극
삼플루오르화붕소(BF$_3$)	7637-07-2	C 1ppm (3mg/m^3)	C 1 ppm (3mg/m^3)	25 ppm	C 1 ppm	C 1 ppm	하기도 자극, 폐렴
염화포스포릴 (POCl$_3$)	10025-87-3	–	TWA[7] 0.1 ppm(0.6 mg/m^3) ST[8] 0.5ppm (3mg/m^3)	–	TWA 0.1 ppm ST 0.5 ppm	0.1ppm	상기도 자극
포스핀(PH$_3$)	7803-51-2	TWA 0.3 ppm (0.4mg/m^3)	TWA 0.3 ppm (0.4mg/m^3) ST 1ppm (1mg/m^3)	50 ppm	0.3ppm	TWA 0.3 ppm ST 1ppm	상기도 자극, 소화기 자극, 중추신경계 장애, 두통
아르신 (AsH$_3$)	7784-42-1	TWA 0.05 ppm (0.2mg/m^3)	Carcinogen C 0.002 mg/m^3 [15-minute]	Carcinogen [3 ppm]	0.005 ppm	0.005 ppm	말초신경계와 혈관계통 장애, 신장과 간 손상
삼산화안티몬 (Sb$_2$O$_3$)	1327-33-9	TWA 0.5 mg/m^3	TWA 0.5 mg/m^3	–	0.5mg/m^3 (안티몬과 그 화합물)	TWA 0.5 mg/m^3	폐암, 진폐

주: 1) OSHA PEL(Occupational Safety and Health and Administration Permissible Exposure Limit, 미국 산업안전보건청 허용 기준)

2) NIOSH REL(National Institute for Occupational Safety and Health Recommended Exposure Limits, 미국 산업안전보건연구원 권고기준)

3) NIOSH IDLH(National Institute for Occupational Safety and Health Immediately Dangerous to Life or Health air concentration values, 미국 산업안전보건연구원 즉시 생명이나 건강에 위험한 공기 중 농도 기준)

4) 고용노동부 화학물질 및 물리적 인자의 노출기준

5) ACGIH TLV(Aerican Conference of Governmental and Industrial Hygienists Threshold Limit Values, 미국 산업위생전문가협의회 허용 기준)

6) C＝Ceiling

7) TWA＝Time Weighted Average

8) ST＝STEL(Short Term Exposure Limit)

출이 되면 주요 가스 발생의 위험을 알려 준다.

불순물 가스 중 브롬화붕소는 노출될 경우 호흡곤란(dyspnea)과 폐부종
(pulmonary edema)을 일으킨다(O'Neil, 2006). 다이보레인은 상기도에 화상
을 입힌다. 염화포스포릴은 단시간 노출되면 흡입 시 어지러움, 두통, 구
토, 흉통, 기침이 일어나며, 눈에 자극을 주고, 높은 농도에 노출되면 사
망에 이를 수 있다. 또한 장기간 노출되면 호흡기계 자극과 기침, 천식을
일으킨다고 알려져 있다(Kapias, 2000). 포스핀은 주된 노출 경로가 흡입

표 7-3 전기회로 형성 공정에서 사용되는 화학물질

사용하는 화학물질	공정	건강 위험
삼산화안티몬	확산	자극, 소화기계 자극, 신경쇠약, 불면, 피로, 근육통
삼염화안티몬	확산	자극
삼산화비소	확산	발암물질로 의심, 간 손상
아르신	확산, 이온 주입	신장, 혈액, 세포 손상, 발암물질로 의심
오플루오르화비소	이온 주입	발암물질로 의심, 간 손상
오산화인	확산-회전	낮은 독성
삼브롬화인	확산	낮은 독성
삼염화인	확산	낮은 독성
옥시염화인	확산	극심한 자극
포스핀	확산, 이온 주입	어지럼증, 구역, 폐 손상
오불화인	이온 주입	피부, 눈, 폐에 극심한 자극
삼산화붕소	확산	낮은 독성
질화붕소	확산	알려진 바 없음
삼브롬화붕소	확산	알려진 바 없음
트리에틸보레이트	확산-회전	약한 눈 자극
사브롬화실리콘	확산	자극
삼염화붕소	확산, 이온 주입	자극
삼플루오르화붕소	이온 주입	폐 손상, 자극
디이보레인	확산, 이온 주입	피부, 눈, 폐에 심한 자극, 폐부종, 간, 신장, 중추신경계 손상

이다. 노출되었을 때 최초의 급성 반응은 구토, 구역 등이며, 높은 농도에 노출될 경우에는 숨이 짧아지고, 폐부종이나 기관지염(bronchitis) 등의 건강상 영향을 유발할 수 있으며, 사망에 이를 수 있다(ATSDR, 2002).

확산 공정에서 근로자의 화학물질 노출수준을 보고한 문헌은 아직 없다. 1차 스크러버 정비 작업자의 작업 시간에 공기 중 비소가 0.016~2.16μg/m³(8시간 평균: 0.495μg/m³)로 검출되어 비소 노출 가능성을 확인했다(Park D. 등, 2010). 또한 확산로에 붙은 반응 부산물을 제거할 때 각종 화학물질이나 반응 산물에 노출될 수 있으나, 발생 또는 노출되는 주요성분과 농도는 보고된 것이 없다. 확산로를 정기적으로 교체할 때는 사용된 확산로를 세정업체에게 통째로 세정 외주를 주는 경우가 대부분이다. 과거에는 클린룸 안 세정실에서 확산로 세척 작업을 했을 것으로 판단되지만 이에 대한 문헌은 없다. 세척 작업이나 각종 설비 점검 시 불산, 황산, 암모니아 등 산과 알칼리에 노출될 수 있으므로, 장비를 열기 전에 잔여물을 충분히 배기한 후 국소배기 장치가 가동된 상태에서 개인 보호구를 착용하고 작업해야 한다.

나. 물리적 유해인자

확산 공정에서는 확산로 사용으로 인한 극저주파 발생이 다른 공정에 비해서 상대적으로 높다. 웨이퍼 가공 공정에서 지금까지 수행된 극저주파 발생이나 노출에 대한 연구는 매우 제한적이지만, 일부 연구에서 보고된 바 있다. 1990년대 확산 공정에서 전기로 사용 공정(1.24μT), 박막과 이온 주입 공정(4.9μT), 식각 공정(1.7μT)에서 상대적으로 노출수준이 높았다(Abdollahzadeh et al., 1995). 2010년대 우리나라 반도체 제조 공정에서 극저주파는 1μT 이하였고(Chung et al., 2012), 공정과 직무를 구분한 극저주파 노출수준은 보고되지 않았다. 웨이퍼 가공 기기 주변에서 극저주파 발생 수준은 확산 공정에서 사용되는 전기로 근처가 박막 공정에서 사용되는 스퍼터(sputter) 등 다른 곳에 비해 높게 발생하는 것으로 보고되었다(박동욱, 2016). 웨이퍼 가공 공정 및 칩 조립과 검사 공정을 통틀어 가장 높은 극저주파 노출수준을 보인 공정과 직군은 $1.69\pm0.81\mu T$(범위: $0.01{\sim}4.93\mu T$)가 측정된 확산 공정 작업자와 $1.40\pm2.30\mu T$(범위: $0.01{\sim}35.36\mu T$)가 측정된 예방 보전(preventive maintenance) 작업자였다(Choi, Yoon et al., 2018). 이는 이온 주입 공정 작업자, 칩 조립 모듈 공정의 작업자와 예방 보전 작업자와 같이 높은 수준으로 노출되었다고 분류할 수 있다. 이는 높은 전압을 사용하는 장치에서 극저주파 노출수준이 높음을 나타낸다. 전자기파 노출에 대한 자세한 내용은 15장에 별도로 기술하였다.

8장

포토리소그래피 공정과
유해인자

포토리소그래피(photolithography)는 라틴어의 lithos(돌) + graphy(그림, 글자)의 합성어인 석판화 기술로서, 인쇄 기술로 쓰이다가 현재는 반도체 노광 공정 기술을 통칭하는 이름으로 사용되며 반도체 미세화의 핵심 기술이다(안진호, 이상설, 2011).

포토리소그래피 공정은 원하는 회로 패턴을 만들어 놓은 마스크 또는 레티클(reticle)이라는 원판을 웨이퍼 위에 두고 빛을 투과시켜 설계된 회

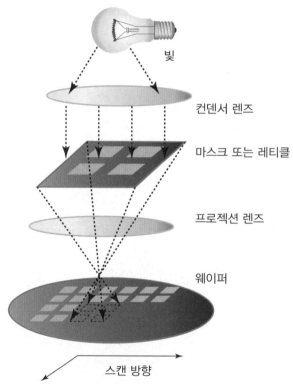

그림 8-1 포토리소그래피 공정의 일반적 모식도

출처: http://cnx.org/content/m1037/2.10/

로 패턴을 웨이퍼상에 형성하는 공정이다(그림 8-1 참조).

반도체 소자에 사용되는 물질들은 빛에 노출되어도 그 특성이 변화하지 않는다. 따라서 포토리소그래피 공정에서는 마스크의 회로 설계를 웨이퍼로 전사하기 위해서 포토레지스트(PR)라고 하는 감광제를 이용한다. 포토레지스트는 특정 파장의 빛을 쪼이면 현상액에서 용해도 특성이 변화한다. 대부분의 포토레지스트는 유기화합물로 구성되어 있기 때문에, 산업보건 측면에서 포토리소그래피 공정은 반도체 제조 공정 중 유기화합물을 가장 많이 취급하는 공정이자 작업자들에게 유기화합물이 많이 노출될 수 있는 공정이기도 하다.

2 | 포토리소그래피 세부 공정

포토리소그래피 공정은 크게 포토레지스트 코팅(coating), 노광(exposure), 현상(development)으로 구성된다. 고해상도의 회로 패턴을 얻기 위해서는 추가적인 클리닝, 표면 처리 및 여러 차례 경화(baking) 과정을 거치게 된다. 이를 종합하면 포토리소그래피 공정은 ① 클리닝(세정) ② 표면 처리 ③ 포토레지스트 코팅 ④ 소프트 베이크(soft bake) ⑤ 정렬 및 노광(alignment & exposure) ⑥ 노광 후 경화(post exposure bake, PEB) ⑦ 현상 ⑧ 하드 베이크(hard bake)의 8단계로 진행된다(그림 8-2, 8-3 참조).

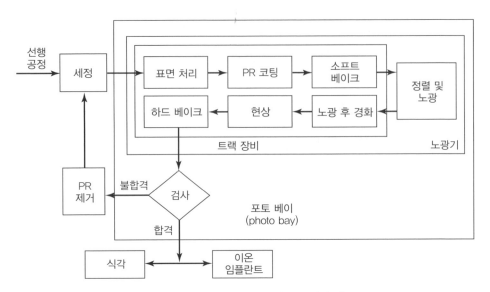

그림 8-2 포토리소그래피 세부 공정 순서

출처: Xiao(2001).

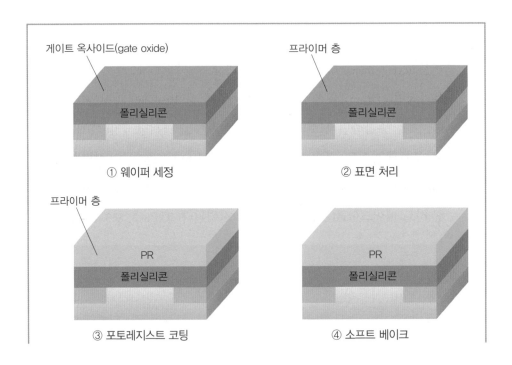

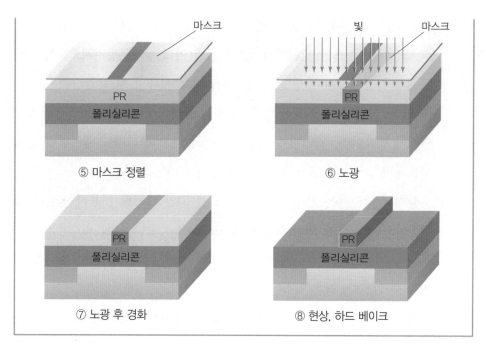

그림 8-3 포토리소그래피의 8단계 세부 공정 모식도

출처: Xiao(2001).

가. 클리닝

클리닝은 웨이퍼 표면의 오염 물질을 제거하는 공정이다. 웨이퍼는 포토리소그래피 공정에 투입되기 전에 식각, 이온 주입, 어닐링, 산화, 화학기상증착(chemical vapor deposition, CVD), 화학적 기계 연마(chemical mechanical polishing, CMP) 등 선행 공정을 거친다. 이러한 선행 공정을 거치면서 웨이퍼 표면에는 유기화합물, 식각 부산물, 작업자 몸에서 묻을 수 있는 각종 세균 및 부스러기(debris), 웨이퍼 운반 용기에서 발생 가능한 입자와 같은 무기 오염 물질(inorganic contaminants) 등 다양한 오염 물질이 남아 있을 수 있다.

오염 물질이 웨이퍼 표면에 남아 있으면 웨이퍼 표면에 작은 구멍

(pinhole)이 생긴다. 이 구멍들은 웨이퍼와 포토레지스트의 접착을 방해하고, 포토레지스트가 균일하게 코팅되지 않아 현상 때 벗겨지고, 식각 공정에서 불균일성이 발생할 수 있으며, 최종 제품의 회로 불량이 발생할 수 있다. 따라서 최종 생산 수율(yield)을 높이기 위해서는 반드시 클리닝 단계가 필요하다. 웨이퍼에 오염 물질이 없다고 하더라도 웨이퍼 표면에 포토레지스트가 잘 흡착되게 하기 위해서 클리닝을 거친다.

클리닝 방법에는 건조 공기, 질소 또는 고압 스팀을 이용하여 불어 내기, 산소 플라스마 회화(oxygen plasma ashing), 브러시(brush) 이용 등의 물리적 세정 방법이 사용되어 왔다. 이러한 방법으로 주로 큰 입자를 제거할 수 있으나, 작은 입자는 제거하기 힘들다.

따라서 화학적 클리닝(chemical cleaning) 방법을 이용해야 한다. 화학적 클리닝은 유기 및 무기 오염 물질을 완전히 제거하기 위해 각각 유기용제와 산을 이용하고, 초순수로 헹구어(rinse) 낸 후, 웨이퍼를 회전하며 건조(spin dry)한다(자세한 내용은 6장 참조).

나. 표면 처리

세정 단계를 거친 웨이퍼 표면에 포토레지스트를 코팅하기 전에 웨이퍼와 포토레지스트 사이의 접착력을 향상하기 위한 표면 처리 단계가 필요하다. 웨이퍼의 표면 처리는 밀폐된 전처리 체임버(prep chamber) 내에서 이루어지며, 크게 웨이퍼 표면의 수분 제거 공정과 프라이머 증착 공정의 두 단계로 구성된다(그림 8-4 참조).

첫째 단계는 웨이퍼 표면의 수분을 제거하기 위한 공정으로, 탈수 베이크(dehydration bake) 또는 프리 베이크(prebake)라고 한다. 웨이퍼 표면에 포토레지스트가 잘 코팅되기 위해서는 깨끗하고 수분이 없는 상태를 유

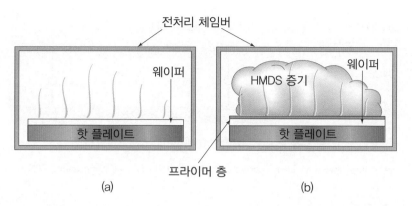

전처리 체임버

웨이퍼

핫 플레이트

(a)

HMDS 증기

웨이퍼

핫 플레이트

프라이머 층

(b)

그림 8-4 웨이퍼의 수분 제거를 위한 프리 베이크(a)와 프라이머 증착인 HMDS 코팅 과정(b)
출처: Xiao(2001).

지하는 것이 필수적이다. 대부분 웨이퍼를 150~200℃까지 가열하며 1~2분 정도 베이킹 한다. 베이킹 온도와 시간은 매우 중요한 변수인데, 베이킹 온도가 너무 낮게 짧은 시간 처리되면 웨이퍼 표면의 수분이 완전히 제거되지 않아 포토레지스트 접착력에 문제가 발생하고, 베이킹 온도가 너무 높게 장시간 처리되면 프라이머(primer)가 분해되면서 오염 물질이 발생하여 포토레지스트 접착력이 저하된다(Xiao, 2001).

둘째 단계는 프라이밍(priming)이라고 하는 프라이머 증착 공정이다. 웨이퍼를 이루는 실리콘이나 실리콘 화합물은 무기물질이며 'Si-O-H' 형태의 친수성(hydrophilic)을 띠고, 포토레지스트는 유기화합물이면서 소수성(hydrophobic)을 띤다. 따라서 서로 접착력을 향상하려면 웨이퍼의 표면을 유기물질과 친한 소수성으로 만들 필요가 있으며, 이러한 역할을 위해 웨이퍼 표면에 프라이머로 얇은 막을 씌운다.

프라이머로 가장 많이 사용되는 물질은 HMDS(hexamethyldisilazane)이다. HMDS는 1970년 IBM의 콜린스(R. H. Collins)와 디버스(F. T. Devers)에 의해 출원된 미국 특허(U.S. Patent 3,549,368)에서 포토레지스트 코팅 접착력 증가를 위한 물질로 처음 소개되었다.

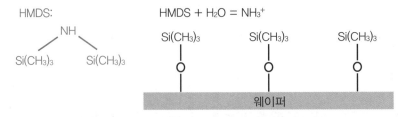

그림 8-5 HMDS와 웨이퍼 표면 실리콘 산화막과의 반응

출처: http://www.yieldengineering.com/Portals/0/HMDS%20Application%20Note.pdf

HMDS를 웨이퍼 표면에 처리하면 [그림 8-5]와 같이 웨이퍼 표면의 실리콘 산화막과 반응하여 강하게 결합하며 소수성으로 성질을 바꾼다. HMDS는 상온에서 액체이다. 초기 1970년대에는 HMDS를 액체 상태로 웨이퍼 표면에 회전 도포(spin primer coating)했으나, 이후 질소 가압의 버블링 시스템(bubbling system)을 이용하여 증기화한 다음 진공상태의 체임버 안에서 증착하는 방법(vapor primer coating)을 쓴다. HMDS를 액체 상태로 코팅하면 증기화 증착 방법보다 사용량이 증가하고, 액체 내에 있는 입자들에 의해 웨이퍼 표면의 오염도가 증가할 수 있기 때문이다.

HMDS 코팅 후에는 냉각 과정을 거쳐야 한다. 웨이퍼가 냉각되지 않은 상태에서 포토레지스트가 코팅되면 포토레지스트 내의 유기용제가 빠르게 증발하는 동시에 웨이퍼를 식히게 된다. 이러한 유기용제의 손실과 웨이퍼 온도 변화는 포토레지스트의 점성에 영향을 주어 포토레지스트 코팅 두께가 균일해지지 못하는 문제가 발생한다.

최근에는 회로 패턴이 미세해질수록 수용성 알칼리 현상액(developer)에 대한 용해 속도 차이를 증대하기 위해 포토레지스트를 점점 더 소수성으로 개발하는 경우가 많다. 따라서 웨이퍼와 포토레지스트 사이의 극성 반발로 인한 포토레지스트 코팅 불량을 막기 위해 HMDS 처리는 필수 공정으로 자리 잡고 있다(안진호, 이상설, 2011).

다. 포토레지스트 코팅

포토레지스트 코팅(photoresist coating)은 웨이퍼 표면에 포토레지스트를 얇은 막으로 바르는 공정이다. 포토레지스트 코팅은 스핀 코팅(spin coating) 장치를 이용한다. 이는 웨이퍼 표면 중심에 미량의 포토레지스트를 떨어뜨리고 고속 회전을 통한 원심력에 의해 웨이퍼 전체에 고루 도포되도록 하는 장치이다.

포토레지스트 코팅은 3단계로 구분할 수 있다. 첫째 단계는 웨이퍼를 스핀 척(spin chuck)이라는 진공 회전체(vacuum spindle)에 올려 고정한 후, 포토레지스트 일정량(약 2~3㎖)을 웨이퍼 중앙에 분사하는 단계이다. 둘째 단계는 웨이퍼를 회전시키며 포토레지스트가 고루 퍼지게 하는 스프레드 사이클(spread cycle) 단계이다. 셋째 단계는 웨이퍼를 가속시켜 고속 회전함으로써 포토레지스트를 웨이퍼 끝부분까지 고루 퍼지게 하는 램프업(ramp-up) 단계이다.

포토레지스트 분사 방식은 정적(static) 분사 방식과 동적(dynamic) 분사 방식으로 나뉜다. 정적 분사 방식은 웨이퍼가 정지된 상태에서 포토레지스트를 떨어뜨린 후 스핀 척을 회전하여 코팅하는 방식이다. 동적 분사 방식은 웨이퍼가 약 500rpm의 저속으로 회전하는 상태에서 포토레지스트를 떨어뜨린 후 스핀 척을 약 7,000rpm까지 고속으로 회전하여 코팅하는 방식이다. 동적 분사 방식은 포토레지스트 사용량을 줄일 수 있는 장점이 있는 반면, 정적 분사 방식은 포토레지스트 코팅 막 두께를 보다 일정하게 유지할 수 있는 장점이 있다.

포토레지스트 코팅 공정에서 가장 중요한 것은 웨이퍼 표면에 고르게 일정한 두께의 포토레지스트를 바르는 것이다. 보통 포토레지스트 코팅 막은 0.5~1㎛ 정도의 매우 얇은 두께이며, 이 과정은 포토레지스트의 점도, 표면장력, 포토레지스트 건조 특성, 회전체의 회전속도, 가속도, 회전시간 등에 따라 영향을 받는다. 또한 웨이퍼의 온도와 주변 환경의 온습도도 영향을 미친다.

특히 포토레지스트 두께의 일정성은 포토레지스트의 점도와 스핀 척의 가속도에 민감하게 영향을 받는다. 포토레지스트의 점도가 낮을수록 동일한 회전속도와 회전시간에서 코팅 막의 두께가 얇아진다. 또한 점도가 일정할 경우 회전속도가 빠를수록 코팅 막의 두께가 얇아진다.

포토레지스트에 든 유기용제는 스핀 척이 회전하는 동안 빠르게 휘발하면서 포토레지스트의 점도를 바꾼다. 따라서 웨이퍼에 포토레지스트를 분사한 후 가능한 한 스핀 척의 가속도를 높여 원하는 회전속도에 빠르게 도달해야 포토레지스트 내 유기용제의 휘발에 따른 점도 변화의 영향을 줄일 수 있다. 포토레지스트 코팅 전에 웨이퍼 표면에 유기용제를 얇게 발라 포토레지스트의 접착력과 코팅 막 두께의 일정함을 높이는 경우도 있다.

포토레지스트 코팅 과정을 모식도로 나타내면 [그림 8-6]과 같다. [그림 8-6]의 포토레지스트 드로백(PR draw back) 장치는 포토레지스트 분사 후 유기용제가 휘발되고 건조된 포토레지스트 방울(droplet)이 노즐 끝에 맺히지 않도록 하는 장치이다. 이 장치가 없으면 건조된 PR 방울이 노즐 끝에 맺히면서 다음 웨이퍼의 포토레지스트 코팅에 불량을 발생시킬 수 있다.

스핀 코팅 장치를 좀 더 자세히 살펴보면 [그림 8-7]과 같다. 포토레지스트는 분사 노즐(dispense nozzle) 쪽으로 공급되는데, 포토레지스트의 온도는 점도에 영향을 주기 때문에 일정한 온도를 유지하기 위해 워터 슬리브(water sleeve)로 감싸서 열교환을 할 수 있도록 구성되어 있다. 스핀 척의 회전속도와 가속도는 매우 정밀하게 조절되며, 기류 온도와 유량도 포

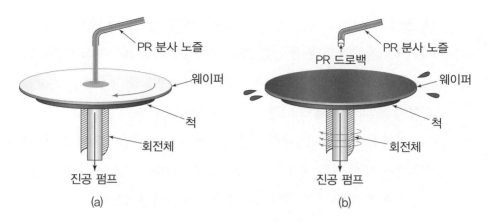

그림 8-6 (a) 포토레지스트 분사와 (b) 회전 코팅 모식도

출처: Xiao(2001).

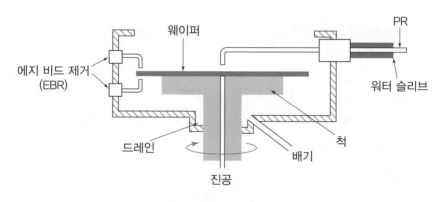

그림 8-7 스핀 코팅 장치의 구조

출처: Xiao(2001).

토레지스트 건조에 영향을 주기 때문에 정확히 조절되어야 한다. 웨이퍼를 올려놓는 스핀 척은 고속 회전 시 중앙 부위의 온도가 상승할 수 있어 질소나 물로 냉각하여 일정한 온도를 유지하도록 되어 있다.

포토레지스트 코팅 과정에서 웨이퍼를 고속으로 회전하면 중앙에서 가장자리(edge) 부분으로 포토레지스트가 퍼지면서 끝부분에는 포토레지스트가 좀 더 두껍게 코팅되는데, 이를 에지 비드(edge-bead)라고 한다. 후

속 공정인 식각과 이온 주입 공정에서 웨이퍼를 다룰 때 에지 비드가 깨지면서 입자상 오염 물질이 발생할 수 있기 때문에, 에지 비드 제거(edge-bead removal, EBR) 과정을 거쳐야 한다. 에지 비드를 제거하는 방법에는 화학적 방법(chemical EBR)과 광학적 방법(optical EBR)이 있다.

화학적 EBR은 유기용제를 이용하는 방법으로 [그림 8-7]의 스핀 코팅 장치에서 에지 비드 제거용 유기용제를 웨이퍼의 끝부분 상하부 양면에 주입하며, [그림 8-8]과 같이 에지 비드를 녹여서 제거한다.

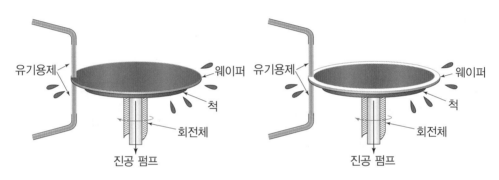

그림 8-8 유기용제를 이용한 화학적 에지 비드 제거(chemical EBR) 방법

출처: Xiao(2001).

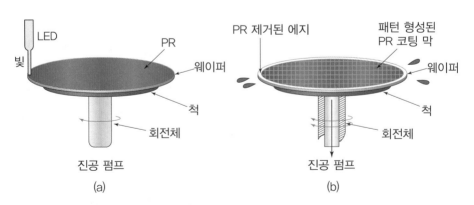

그림 8-9 광학적 에지 비드 제거(optical EBR) 방법(a)과 현상 후 모습(b)

출처: Xiao(2001).

광학적 EBR은 노광 과정 후에 웨이퍼를 현상기로 보내기 전에 특수하게 설계된 광학적 EBR 스테이션에서 웨이퍼를 회전시키면서 LED로 상부 가장자리에 빛을 쏘아 에지 비드를 제거한다(그림 8-9 참조).

라. 소프트 베이크

포토레지스트 코팅 후 코팅된 포토레지스트 내 액체 성분(대부분 유기용제)을 제거하고 고체 상태로 바꾸기 위해 낮은 온도에서 경화하는 과정을 소프트 베이크(soft bake)라고 한다. 소프트 베이크 후 포토레지스트 코팅막은 10~20% 정도 부피가 줄어들고, 유기용제 함유량은 5~20% 정도가 된다. 소프트 베이크를 통해 포토레지스트의 접착력이 증가하기 때문에 소프트 베이크를 노광 전 베이크(pre-exposure bake)라고도 한다.

소프트 베이크의 온도와 시간은 포토레지스트 종류와 공정 환경 조건에 따라 달라질 수 있는데, 덜 경화되거나 너무 많이 경화될 경우 노광 공정에서 정확한 패턴 형성이 어렵다.

만약 소프트 베이크 온도가 낮고 시간이 짧아 포토레지스트가 덜 경화되면 접착력이 낮아져 다음 공정에서 코팅된 포토레지스트가 벗겨질 수있다. 또한 유기용제가 너무 많이 남아 노광 공정에서 빛에 대한 민감도가 낮아져 패턴 형성에 영향을 주거나, 덜 경화된 코팅 막이 미세하게 움직이면서 마치 사진기가 흔들리며 사진을 찍은 것과 같이 노광 공정에서 정확한 패턴이 형성되지 못하는 문제를 발생시킬 수 있다.

반면 너무 많이 경화되면 포토레지스트가 너무 일찍 중합반응(polymerization)을 일으켜 노광 때 빛에 덜 반응하는 문제가 발생될 수 있다.

소프트 베이크를 할 때는 컨벡션 오븐(convection oven), 적외선 오븐(infrared oven), 마이크로웨이브 오븐(microwave oven), 핫 플레이트(hot

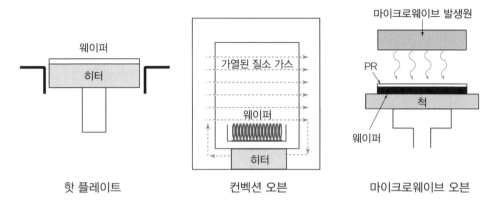

그림 8-10 소프트 베이크에 사용될 수 있는 다양한 경화 방법

출처: Xiao(2001).

plate) 등을 이용할 수 있다(그림 8-10 참조).

컨벡션 오븐을 이용할 경우에는 90~120℃에서 30분 정도 걸리고, 적외선 오븐을 이용할 경우에는 시간을 줄일 수 있으나 웨이퍼 바닥을 가열할 우려가 있다. 핫 플레이트의 경우 웨이퍼 바닥부터 가열하기 때문에 포토레지스트 코팅 막에 직접 열을 가하지 않아 코팅 막 표면이 딱딱한 껍질 형태로 경화되지 않도록 할 수 있고, 웨이퍼를 한 장씩 정확하게 경화할 수 있어 가장 많이 사용된다.

소프트 베이크 후에 웨이퍼는 상온에서 식힌다. 이후 마스크 정렬 및 노광 공정에서 웨이퍼의 온도를 일정하게 유지하는 것이 매우 중요한데, 200mm 웨이퍼의 경우 열팽창에 의해 1℃ 차이가 약 0.5μm 차이를 만든다(Xiao, 2001).

마. 정렬 및 노광

정렬 및 노광(alignment & exposure) 과정은 마스크나 레티클에 새겨진

회로 패턴을 웨이퍼에 전사하는 단계로, 집적회로 제조 과정 및 포토리소그래피 공정 중 가장 중요한 과정이라고 할 수 있다.

노광을 통한 패턴 전사(인쇄)를 위한 장치는 초기 밀착 프린터나 근접 프린터에서 투영 프린터 및 최근 노광기를 이용한 방법으로 발전해 왔다.

1) 노광 장치

가) 밀착 프린터

밀착 프린터(contact printer)는 반도체 산업 초기에 널리 이용했던 정렬 및 노광 장치이다. [그림 8-11(a)]와 같이 마스크 아래에 포토레지스트 코팅된 웨이퍼를 바로 접촉시켜 패턴을 인쇄하기 때문에 해상도가 매우 우수하다는 장점이 있다. 하지만 마스크와 웨이퍼 사이에 탈착을 반복하기 때문에 마스크나 웨이퍼 표면에 흠집이 생기면서 입자에 오염될 수 있다. 특히 마스크 표면에 입자 오염이 누적되면서 마스크의 수명이 짧아지고 웨이퍼의 패턴 형성에도 오차를 발생시킬 수 있다. 이러한 문제점을 해결하기 위해 개발된 것이 근접 프린터이다.

나) 근접 프린터

근접 프린터(proximity printer)는 밀착 프린터의 단점을 보완하고자 포토레지스트가 코팅된 웨이퍼에서 마스크를 $10 \sim 20 \mu m$ 정도로 가까이 두고 패턴을 전사하는 장치이다(그림 8-11(b) 참조). 마스크나 웨이퍼 표면에 흠집을 내지 않고 마스크의 수명이 좀 더 길어지지만, 광원의 회절이나 산란 등 근접 효과(proximity effect)가 발생하여 해상도가 떨어지는 단점이 있다.

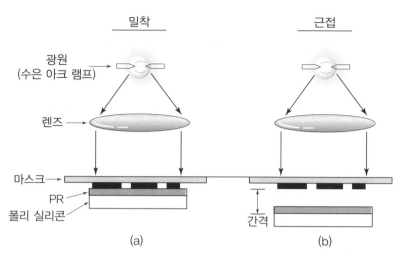

그림 8-11 밀착 프린터(a)와 근접 프린터(b)의 정렬과 노광 모식도

출처: Sze(2002).

다) 투영 프린터

투영 프린터(projection printer)는 밀착 프린터와 근접 프린터의 문제들을 해결하기 위해 마스크와 웨이퍼의 간격을 떨어뜨리고, 대신 렌즈와 거울을 활용하여 마스크의 패턴을 웨이퍼로 전사한다(그림 8-12 참조).

가장 많이 사용되는 투영 인쇄 시스템 중 하나가 스캐닝(scanning projection exposure system) 방법이다(그림 8-13 참조). 슬릿(slit)으로 빛의 일부를 차단하여 산란에 따른 간섭 영향을 최소화하고, 마스크 위아래에 렌즈를 둠으로써 초점을 두 번 맞추어 패턴을 인쇄한다. 이때 마스크와 웨이퍼를 동시에 움직일 수 있도록 스캐닝 하는 방법을 이용한다.

하지만 반도체 칩 제조 기술이 발전하고, 점점 더 미세한 회로가 만들어지면서 기존의 투영 프린터로는 더 이상 적합한 해상도를 맞추기 힘들어졌다. 기존의 투영 프린터는 마스크와 웨이퍼를 일대일로 정렬하여 노광하기 때문에 웨이퍼 하나에 노광이 1회 필요했다. 그러나 회로 패턴이 더욱 미세한 경우 웨이퍼에 전사해야 할 이미지 크기를 웨이퍼보다 5배

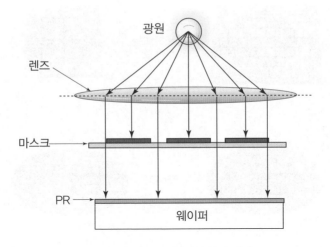

그림 8-12 투영 프린터의 인쇄 방식

출처: Xiao(2001).

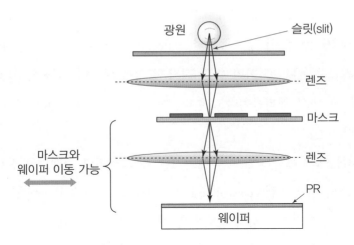

그림 8-13 스캐닝 인쇄 방식 모식도

출처: Xiao(2001).

혹은 10배 크게 하여 마스크를 만든 후, 여러 차례 부분 노광을 반복하여 웨이퍼에 투영함으로써 미세한 회로선 폭도 해상도를 높여 인쇄할 수 있다. 이렇게 여러 단계로 나누어 반복 노광하는 장치를 스텝퍼(stepper)

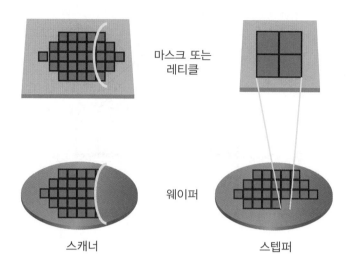

마스크 또는
레티클

웨이퍼

스캐너   스텝퍼

그림 8-14 스캐너와 스텝퍼의 노광 방식 비교 모식도

출처: http://www.lithoguru.com/scientist/lithobasics.html

라고 한다(그림 8-14 참조). 웨이퍼 크기보다 마스크의 크기가 5배 또는 10배 커져야 하기 때문에 기존 투영 프린터에서 사용되었던 마스크와는 달리 크롬 유리를 여러 개의 격자 형태로 나누어 만들며, 이를 기존의 마스크 대신 레티클이라고 한다. 현재는 마스크와 레티클을 구분 없이 쓴다.

최근에는 해상도를 더욱 높이기 위해 스텝퍼와 스캐너의 장점을 활용한 스텝 앤드 스캔(step-and-scan) 하이브리드 방식을 사용하기도 한다.

서브마이크론 수준의 반도체 칩 제조에 사용되는 대부분의 포토레지스트는 웨이퍼에 코팅된 후 소프트 베이크 후에 바로 노광 과정을 거쳐야 해상도에 영향을 받지 않는다. 따라서 포토리소그래피 공정에 사용되는 장비는 코팅기, 노광기(scanner or stepper), 현상기(developer)가 일체형으로 만들어진 트랙 시스템(track system)이다(그림 8-15 참조).

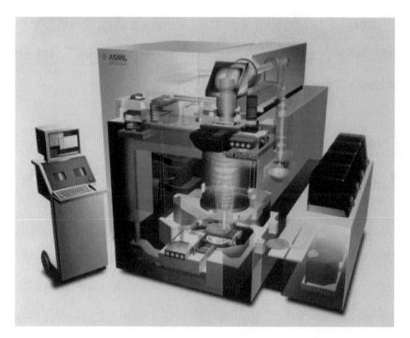

그림 8-15 ASML의 스텝 앤드 스캔 하이브리드 장치 예

출처: https://www.chiphistory.org/163-asml-pas-5500-400-step-scan-system

2) 해상도와 초점심도

노광 공정에서 가장 중요한 기술은 마스크의 회로 패턴을 웨이퍼에 얼마나 정확하게 전사할 수 있는가이다. 해상도(resolution)는 마스크 패턴을 노광했을 때 웨이퍼에 전사될 수 있는 최소 크기의 척도를 말한다.

마스크를 통과한 빛은 회절 현상에 의해 퍼지며, 이를 렌즈를 통해 초점을 맞추어 해상도를 높인다. 빛의 이러한 회절 특성에 따라 이론적으로 얻을 수 있는 해상도(R)는 식(1)과 같이 표현될 수 있다. 식(1)에서 k1은 노광 설비의 공정 상수이고, λ는 사용되는 광원의 파장이며, NA는 노광 설비에서 사용되는 렌즈의 개구 수(numerical aperture, NA)이다.

$$R = \frac{k1\lambda}{NA} \quad \text{.........} \quad \text{식(1)}$$

NA는 렌즈가 회절된 빛을 모을 수 있는 능력을 말하며, 식(2)와 같이 렌즈의 직경(2r)이 클수록, 렌즈와 마스크 또는 렌즈와 웨이퍼 사이의 거리(D)가 짧을수록 커진다.

$$NA = 2r/D \quad \text{······· 식(2)}$$

따라서 식(1)과 식(2)에 따라 해상도를 높이려면 렌즈 크기를 키우거나 파장이 짧은 빛을 이용해야 한다. 그러나 실제 패턴을 반도체 공정에서 구현하기 위해서는 해상도를 유지할 수 있도록 마스크와 광학계, 웨이퍼를 상대적으로 수직 정렬할 때 오차를 줄일 수 있는 공정 여유를 고려해야 한다. 이러한 수직 정렬 오차의 척도로 초점심도(depth of focus, DOF)를 이용한다.

식(3)과 같이 개구수를 키워 분해능을 높일 경우에는 반대로 초점심도가 줄어들어 공정 여유가 줄어든다(그림 8-16 참조).

$$DOF = k2 \frac{\lambda}{(NA)^2} \quad \text{······· 식(3)}$$

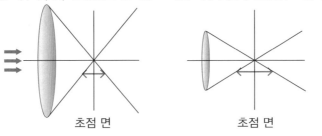

큰 개구수(NA): 초점심도 줄어듦   작은 개구수(NA): 초점심도 늘어남

초점 면   초점 면

그림 8-16 렌즈 크기와 초점심도의 비교

출처: 안진호, 이상설(2011).

3) 광원

포토리소그래피의 노광 공정은 사진기의 필름에 빛을 노출하는 것과 비슷하다. 일반적으로 강한 빛에 노출할수록 짧은 시간만 노출해도 좋은 해상도를 얻을 수 있다. 또한 앞서 설명했듯이 노광 기술에서 중요한 변수인 해상도를 높이기 위해서는 렌즈의 크기를 키우거나 빛의 파장을 줄일 필요가 있는데, 렌즈 크기는 노광 설비 내의 공간적인 제한과 정밀 제작의 한계가 있기 때문에 노광에 사용되는 빛의 파장을 줄이는 쪽으로 접근해 왔다.

노광 공정의 광원(source of light)으로는 주로 수은 램프(mercury lamp)와 엑시머 레이저(excimer laser)가 사용되어 왔다. 고압 수은 램프에서는 [그림 8-17]과 같이 파장에 따른 스펙트럼이 나타나는데, G선(G-line, 436nm)과 I선(I-line, 365nm)이 각각 회로선 폭 0.5μm와 0.35μm의 패턴에 널리 이용되어 왔다. 그러나 더 작은 회로선 폭으로 패턴을 만들기 위해서 수은 램프 대신 새로운 광원인 엑시머 레이저가 필요해졌다. KrF(kripton fluoride) 엑시머 레이저의 248nm 파장 빛을 이용하여 회로선 폭 0.13μm

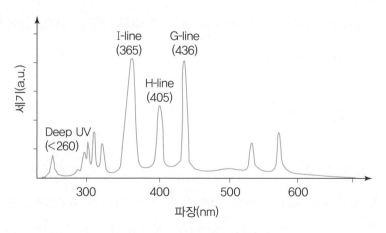

그림 8-17 수은 램프의 광 스펙트럼

출처: Xiao(2001).

표 8-1 노출광의 파장 감소에 따른 집적도 변화

연도	선폭(nm)	노출광의 파장(nm)	광원
1986	1,200	436	수은 램프(G-line)
1988	800	436/365	수은 램프(G-line/I-line)
1991	500	365	수은 램프(I-line)
1995	350	365/248	수은 램프(I-line)/KrF Laser
1997	250	248	KrF Laser
1999	180	248	KrF Laser
2001	130	248	KrF Laser
2003	90	248/193	KrF Laser/ArF Laser
2005	65	193	ArF Laser
2007	40	193	ArF Laser(Immersion)
2008	30	193	ArF Laser(Immersion)
2018	7	13.5	극자외선(EUV)

인 패턴을 만들 수 있게 되었고, ArF(argon fluoride) 엑시머 레이저의 193nm 파장 빛을 이용하여 회로선 폭이 90nm 이하인 패턴을 만들 수도 있게 되었다.

연도별 노출광의 파장 감소에 따른 집적도의 향상 정도를 요약해 보면 [표 8-1]과 같다.

바. 노광 후 경화

노광 후 현상하기 전에 경화 과정을 한 번 더 갖게 되는데, 이를 노광 후 경화(post exposure bake, PEB)라고 한다. PEB는 포토레지스트 확산을 통한 패턴 형성에 중요한 과정인데, 정상파 효과를 줄이기 위한 조치이다. 정상파 효과(standing wave effect)란 노광 시 입사광과 반사광이 서로

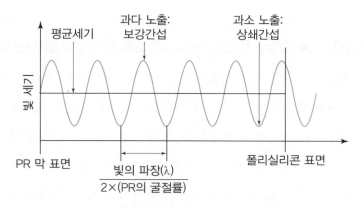

그림 8-18 정상파에 의한 빛의 세기 변화

출처: Xiao(2001).

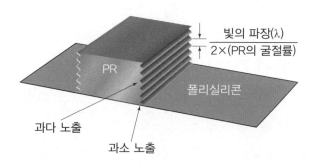

그림 8-19 정상파 효과에 의해 포토레지스트에 형성된 미세한 줄

출처: Xiao(2001).

결합하여 [그림 8-18]과 같이 정상파를 형성함으로써 노광 빛의 세기가 불균일해지고, 이로 인해 포토레지스트 막에 미세한 줄무늬가 생기는 것을 말한다(그림 8-19 참조).

정상파 효과를 줄이기 위해 PEB 말고도 포토레지스트에 염료(dye)를 추가하여 반사광을 줄이거나, 반사광을 줄일 수 있는 금속 막을 반사 방지 코팅(antireflection coating, ARC)으로 웨이퍼 표면에 추가하기도 한다.

PEB 공정은 보통 110~130℃로 1분 정도 진행되며, 보통 소프트 베이크 때보다는 높은 온도로 진행된다. 경화를 너무 적게 하면 정상파 효과를 완전히 제거하기 힘들고, 너무 과도하게 하면 포토레지스트가 중합체를 형성하여 패턴 형성에 실패하게 된다. 회로선 폭이 작은 미세 패턴일수록 PEB 과정이 중요하다. 특히 193nm 파장을 이용한 ArF 포토레지스트의 경우 화학 증폭형 감광제(chemical amplified resist, CAR)를 사용하는데, 이 경우 PEB 과정을 통해 화학 증폭 반응이 일어나므로 PEB 온도에 따른 포토레지스트 감도에 미치는 영향이 매우 크다. PEB 과정이 끝나면 상온으로 낮춘 후 현상 공정을 수행한다.

사. 현상

노광과 PEB가 끝난 웨이퍼는 일반적인 사진 현상과 같은 현상 공정으로 이동된다. 현상 과정은 다시 세부적으로는 현상-세척-건조의 과정을 거친다.

현상(development)은 원하는 패턴을 얻기 위해 불필요한 포토레지스트 코팅 부분을 제거하는 공정이다. 이때 포토레지스트의 특성에 따라 빛에 노광된 부분과 노광되지 않은 부분이 현상액에 의해 제거되는 특성이 다르게 된다. 빛에 노광된 부위가 현상액에 잘 녹는 경우를 포지티브형(positive PR), 그 반대를 네거티브형(negative PR)이라고 하며, 모식도로 나타내면 [그림 8-20]과 같다. 포토레지스트의 특성에 대한 설명은 별도의 장에서 다루기로 한다.

현상에 사용되는 현상액도 포토레지스트의 유형에 따라 달라진다. 일반적으로 많이 사용되는 포지티브형에 대한 현상액의 주원료는 수산화나트륨, 수산화칼륨 등의 수용성 알칼리 용액이다. 그러나 이 경우 나트륨과 칼륨 이온이 생성되어 장치에 손상을 줄 수 있다. 그래서 대부분 이온

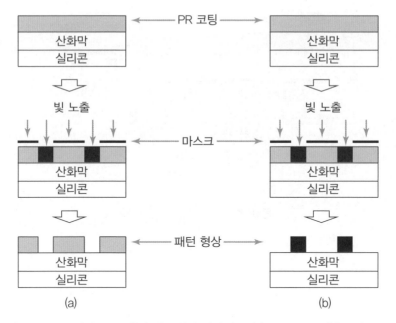

그림 8-20 포토레지스트 유형에 따른 현상 패턴 비교. (a) positive PR, (b) negative PR

이 형성되지 않는 알칼리 수용액인 TMAH(수산화테트라메틸암모늄, tetramethylammonium hydroxide)를 이용한다.

네거티브형의 경우 가장 많이 사용되는 현상액은 크실렌(xylene)이고, 세척용으로는 노멀 아세트산뷰틸(n-butylacetate) 또는 알코올과 트리클로로에틸렌(trichloroethylene, TCE)의 혼합액이 사용된다.

현상 방법을 보면, 실험실 수준에서는 배치(batch) 형태로 큰 통에 현상액을 담고 웨이퍼를 넣어서 흔들어 주는 담금 방식을 이용할 수 있지만, 양산 수준에서는 공정 조절 능력이 좋은 퍼들(puddle) 방식이 사용된다(안진호, 이상설, 2011). 퍼들 방식은 현상 초기에 느린 속도로 웨이퍼를 회전하며 약간의 현상액을 뿌려서 초기에 현상액에 의해 제거된 부위를 씻어낸 후, 정지 상태에서 웨이퍼 위에 현상액을 표면장력에 의해 머물게 하여 현상하는 방식이다. 현상액의 소모량이 작고 균일성이 우수한 특성

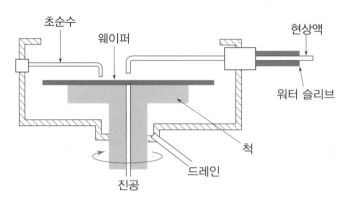

그림 8-21 퍼들 방식의 현상 시스템

출처: Xiao(2001).

이 있다. 퍼들 방식의 현상 시스템을 모식도로 나타내면 [그림 8-21]과
같다.

현상액 도포 후에는 초순수를 뿌려서 세척하고 척을 빠르게 회전하여
건조한다. 이를 도식화하면 [그림 8-22]와 같다.

현상 과정은 화학반응 과정이기 때문에 온도에 민감하다. 따라서 현상
과정 동안 일정한 온도를 유지하는 것이 중요하다. 온도가 너무 높으면
현상액과 포토레지스트 사이의 화학반응 속도가 빨라져 포토레지스트가
과도하게 제거될 수 있고, 온도가 낮으면 현상이 덜 이루어진다.

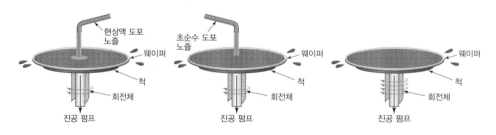

그림 8-22 현상액 도포 후 세척 및 건조 과정

출처: Xiao(2001).

아. 하드 베이크

현상 후 세척 및 건조 과정까지 끝나면 하드 베이크(hard bake) 과정을 거친다. 하드 베이크를 통해 포토레지스트 막의 강도를 높이고, 열 탈수(thermal dehydration) 반응을 통해 포토레지스트가 웨이퍼에 더 단단히 접착한다. 보통 100~150℃의 온도에서 1~2분 정도 한다. 온도 조건은 일반적으로 동일한 포토레지스트에 대해 소프트 베이크 때보다는 더 높은 온도로 설정된다.

3 | 포토레지스트

포토레지스트(PR)는 마스크나 레티클에 설계된 회로도를 웨이퍼에 옮기기 위해 웨이퍼 표면에 일시적으로 도포되는 감광 물질이다. 이는 플라스틱 필름에 광학 이미지를 옮기는 사진 필름과 유사한 역할을 하는데, 사진 필름은 가시광선에 민감하게 반응하는 반면 포토레지스트는 자외선에 민감하게 반응하는 차이가 있다. 특히 노란색 가시광선에 반응성이 낮아 포토리소그래피 공정에서는 노란색 광원을 조명으로 사용한다.

포토레지스트는 빛에 반응하는 특성에 따라 크게 두 가지 종류로 구분할 수 있는데, 빛이 노광된 부위가 현상액에 잘 녹는 경우를 포지티브형, 그 반대를 네거티브형이라고 한다(그림 8-20 참조). 이는 포토레지스트의 화학 물질과 노광된 빛과의 광화학반응에 의한 결과이다. 포지티브형은 노광되기 전에 다리결합 중합체(cross-linked polymer)로 되어 있다가 노광되면 빛과의 광화학반응에 의해 중합체 구조가 깨지면서 부드러운 구조가 된다.

이를 광가용화(photosolubilization)라고 하며, 이후 현상액에 용해되어 없어진다. 반대로 네거티브형은 빛에 노출된 부위가 다리결합 중합체로 변화되어 단단해져 이후 현상액에 용해되지 않고 남는다. 대부분의 반도체 제조 공정에서는 해상도가 높기 때문에 포지티브형을 많이 사용해 왔다.

가. 포토레지스트의 기본 구성

포토레지스트는 중합체, 증감제, 용매, 첨가제로 구성된다.

1) 중합체

중합체(polymer)는 웨이퍼 표면에 부착되는 유기 고체 물질로, 회로 패턴을 형성하며 식각 과정에서도 제거되지 않고 남는 부분이다. 중합체는 탄화수소로 이루어진 고리 구조의 유기화합물로 이루어져 있다. 포지티브형 중합체에는 주로 페놀포름알데히드(phenol-formaldehyde) 또는 노볼락 수지(novolac resin)가 사용되었고, 네거티브형 중합체에는 폴리이소프렌 고무(polyisoprene rubber)가 사용되었다.

반도체 제조 과정에서 많이 사용되어 온 포지티브형 노볼락 수지는 [그림 8-23]과 같이 크레졸과 포름알데히드의 반응을 통해 만들어진다. 따

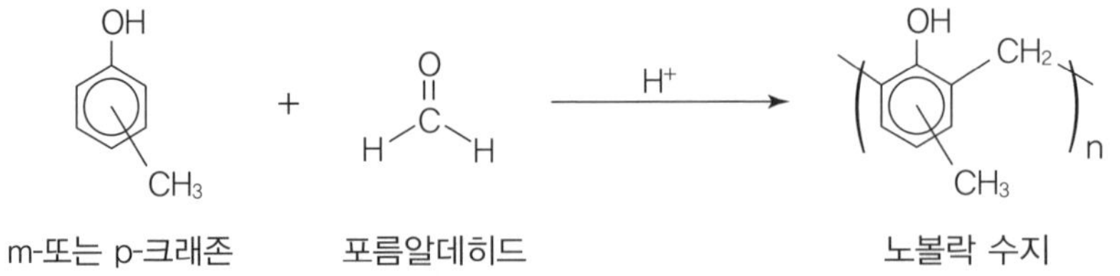

m-또는 p-크래존   포름알데히드   노볼락 수지

그림 8-23 노볼락 수지의 일반적인 제조 과정

출처: https://sites.google.com/site/hendersonresearchgroup/helpful-primers-introductions/
intro-to-dnq-novolac-resists

라서 포지티브형에 사용되어 온 중합체들은 모두 열분해될 경우 포름알데히드를 방출할 가능성이 있다.

2) 증감제

증감제(sensitizer)는 빛에 매우 민감한 유기화합물(photoactive compound, PAC)이며, 노광되는 동안 광화학반응의 속도를 조절하는 물질이다. 포지티브형의 경우 증감제는 용해를 억제하는 용해 억제제(dissolution inhibitor)로 작용하며 중합체 안에서 다리결합(cross-link)을 형성한다. 노볼락 수지와 함께 많이 사용되어 온 증감제는 DNQ(디아조나프토퀴논, diazonaphthoquinone)이다.

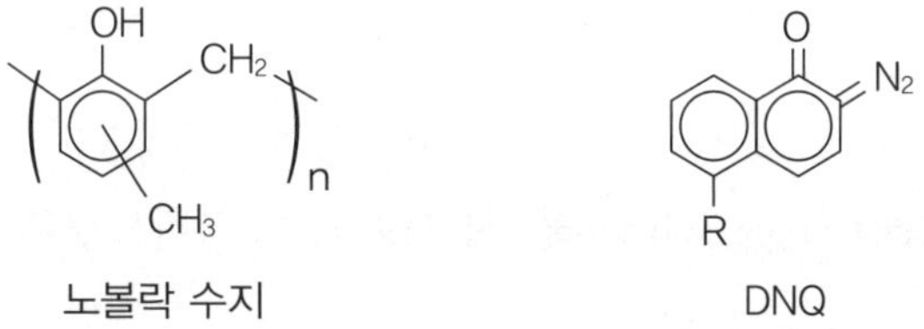

그림 8-24 노볼락 수지와 디아조나프토퀴논(DNQ)

출처: https://sites.google.com/site/hendersonresearchgroup/helpful-primers-introductions/intro-to-dnq-novolac-resists

노볼락 수지와 DNQ를 함유한 이성분계 포지티브형 포토레지스트는 G선(436nm)과 I선(365nm)의 광원에 사용되어 왔다. 원래 DNQ는 현상액인 알칼리 수용액에서 불용성인 PAC로서 용해 억제제로 작용하지만, 자외선에 노광되면 인덴케텐(indene ketene)을 형성하고, 생성된 인덴케텐은 물과 반응하여 알칼리 가용인 3-인덴칼본산(indene carboxylic acid)으로 변해 현상액인 알칼리 수용액에 잘 녹는 용해 촉진제로 작용하게 된다. 즉, DNQ를 15~25%의 중량 %로 넣은 노볼락 수지막을 노광함으로써 노광 영역의 용해성이 증가하고 포지티브 상이 남게 된다(김성훈, 김상태, 2009).

네거티브형 포토레지스트의 경우 증감제는 N_3 그룹을 포함하는 유기 분자 구조로 되어 있으며, 자외선에 노광될 경우 N_2 가스를 발생시키고 프리 라디칼을 형성하여 중합체인 고무 분자들의 다리결합을 촉진하게 된다. 이러한 연속적인 다리결합 반응에 의해 노광 부위가 중합체로 바뀌면서 결합력이 강해지고 화학적 저항성이 커진다.

3) 용매

포토레지스트를 구성하는 용매(solvent)는 중합체와 증감제를 액상인 포토레지스트 내에 잘 용해되어 균일하게 분포될 수 있도록 하는 역할을 하는 액체 물질이며, 포토레지스트가 웨이퍼 표면에 얇은 막을 형성하며 쉽게 도포될 수 있도록 한다. 포지티브형의 경우 주로 아세테이트 계열의 용매(acetate-type solvent)를 사용하고, 네거티브형의 경우 크실렌(xylene)을 주로 사용해 왔다.

4) 첨가제

첨가제(additive)는 최적화된 해상도를 얻기 위해 포토레지스트의 광화학반응을 조절하는 용도로 사용되며, 포지티브형과 네거티브형 모두 염료(dye)를 많이 사용해 왔는데 대부분 영업비밀 물질이다.

나. 고해상 회로선 폭의 변화에 따른 포토레지스트의 변화

미세한 회로선 폭의 회로도를 얻기 위해 노광 빛의 파장은 점점 짧아진다. 이에 대해서는 '광원' 부분에서 이미 설명한 바 있다. 파장이 248nm

혹은 193nm의 짧은 자외선(deep UV)을 광원으로 사용한 포토리소그래피 공정에서는 기존 수은 램프의 G선이나 I선을 광원으로 사용했던 것과는 다른 포토레지스트가 필요해졌다. 엑시머 레이저를 광원으로 이용할 경우 빛의 세기가 기존 수은 램프보다 약해지기 때문에 빛에 대한 감광 효과를 보다 증폭할 수 있는 포토레지스트가 필요해졌고, 이러한 포토레지스트를 화학 증폭형(chemically amplified) 포토레지스트라고 한다.

1) KrF 엑시머 레이저 포토레지스트

KrF(248nm) 엑시머 레이저를 광원으로 사용하는 포토리소그래피에 사용되는 고분자 화합물은 폴리하이드록시스티렌(polyhydroxy styrene, PHS)과 광산 발산제(photoacid generator, PAG)로 구성된다. PHS계 고분자 수지의 일부를 레이저 노광에 의해 t-BOC(tert-butyloxycarbonyl)와 같은 불안정 산(acid labile)에 도입함으로써, 치환비에 따라 현상액에 대한 용해도를 높여 패턴을 형성하게 된다. 작용 기작을 보면, 엑시머 레이저 노광에 의해 PAG로부터 발생된 산이 확산하며, 이후 이어지는 노광 후 경화(PEB) 과정에서 t-BOC가 분해되고 현상액에 대한 용해도가 높아져서 노광된 모양대로 패턴이 만들어진다.

2) ArF 엑시머 레이저 포토레지스트

ArF(193nm) 엑시머 레이저를 사용한 포토리소그래피에서는 기존에 사용된 PHS 고분자의 벤젠고리가 ArF(193nm) 영역에서 빛을 흡수해 사용할 수 없는 문제가 있다. 따라서 193nm 파장에 대한 흡광도가 낮은 포토레지스트가 필요해졌다. 주로 사용되는 고분자는 아크릴레이트계이며, 아크릴릭 화합물 중 아다만틴(adamantine)계 화합물을 사용한 고분자로 포토레지스트를 개발하는 것이 일반적이다. 그러나 고분자 합성이 어렵고, 가격이 높으며, 식각 내성이 약하다는 단점이 있다. 또 다른 형태의 고분자로는 COMA(cyclic olefin/maleic anhydride)가 있는데, 식각 내성이 좋지만 물에 오염 가능성이 있고, 광투과도가 떨어지는 등의 단점이 있어 이 두 가지 작용기의 장점을 취합한 혼성형(hybrid type)을 사용하기도 한다(김성훈, 김상태, 2009).

<h2>4   포토리소그래피 공정의 유해인자</h2>

포토리소그래피 공정은 세정, PR 코팅, 현상 과정에서 다양한 화학물질이 사용된다. 특히 유기화합물로 구성되는 다양한 종류의 PR을 작업자들이 직접 취급하기 때문에 반도체 제조 공정 중 가장 다양한 유기화합물에 노출될 수 있는 공정이기도 하다. 사용되는 화학물질과 현황에 대해서도 14장에서 자세히 설명하였다. 여기서는 국내에서 조사된 PR 제품의 물질안전보건자료 상에 나타난 성분과 유해성분 분석 결과, 공기 중 발생 가능한 물질과 공기 중 농도에 대해 정리하였다.

가. PR 제품의 물질안전보건자료 조사 및 성분분석 결과 확인된 유해물질 현황

Jang 등(2019)은 국내 반도체 사업장에 사용되는 PR 제품들이 MSDS 내에 영업비밀 항목이 많은 제한점을 고려하여 직접 제품의 성분을 분석하여 물질안전보건자료(MSDS) 정보와 비교했다. 국내에서 사용 중인 PR 제품 원액 51종과 그중 48개 제품에 대한 MSDS를 수집하여 분석하였다.

1) PR 제품 MSDS에 제시된 성분

MSDS가 제공된 48개 제품의 MSDS에서 나타난 성분 명칭을 빈도에 따라 정리하면 [표 8-2]와 같이 35종이 확인된다. 영업비밀로 구체적인 성분 명칭을 알 수 없는 경우가 총 238개 성분 중 116번(49%) 나타나고 있다. 영업비밀 성분의 구체적인 표시내용 중에는 수지(36), 감광제(21), 색소(16), 첨가제(13) 등이 빈번하게 나타나고 있다.

표 8-2 PR 제품 48개의 MSDS에 표기된 성분별 빈도 분포

순위	명칭	CAS No.	빈도
1	영업비밀 성분*	–	116
2	프로필렌 글리콜 메틸 에테르 아세테이트(PGMEA)	108-65-6	33
3	사이클로헥사논	108-94-1	11
4	프로필렌 글리콜 메틸 에테르(PGME)	107-98-2	7
5	메틸 n-아밀케톤	110-43-0	7
6	3-에톡시-프로피온산, 에틸 에스테르	763-69-9	7
7	젖산 에틸	97-64-3	5
8	뷰틸 아세테이트	123-86-4	4
9	3-메톡시프로판산 메틸 에스테르	3852-09-3	4
10	부톡실	4435-53-4	4
11	뷰틸로락톤	96-48-0	4
12	1-에톡시-2-(2-메톡시에톡시)에테인	1002-67-1	3
13	메틸레이티드 멜라민-포름알데하이드 수지	68002-20-0	3
14	락트산 에틸	687-47-8	3
15	페놀 수지(PHENOLIC RESIN)	9003-35-4	3
16	카본블랙	1333-86-4	2
17	포름알데하이드, (클로로메틸)옥시란과 2-메틸페놀과의 중합체	29690-82-2	2
18	디프로필렌 글리콜 메틸 에테르	34590-94-8	2
19	포름알데히드-다이메틸페놀-메틸페놀 중합체	9065-82-1	2
20	에틸벤젠	100-41-4	1

(표 계속)

순위	명칭	CAS No.	빈도
21	2,3,4,4"-테트라하이드록시엔조페논 1,2-나프토퀴논디아지드-5- 황산염	107761-81-9	1
22	피리딘	110-86-1	1
23	포름알데히드-다이메틸페놀-3-메틸페놀-4-메틸페놀 중합체	117520-84-0	1
24	p-다이옥세인	123-91-1	1
25	2-(2-뷰톡시에톡시)에탄올 아세테이트	124-17-4	1
26	크실렌	1330-20-7	1
27	구리 프탈로시아닌	147-14-8	1
28	2-메톡시프로판올	1589-47-5	1
29	디펜타에리스리톨 헥사아크릴레이트	29570-58-9	1
30	C.I. 염료 레드 177	4051-63-2	1
31	1(OR 2)-에톡시프로판올	52125-53-8	1
32	카브아졸 다이옥사진 바이올렛	6358-30-1	1
33	아크릴 수지	65697-21-4	1
34	2,3,4-트리하이드록시벤조페논 2,1,5-디아조나프토퀴논 설폰산	68510-93-0	1
35	2-부틸알코올	78-92-2	1
총계	238		

* 영업비밀 성분: 수지(resin, 36), 감광제(sensitizer, 21), 색소(pigment, 16), 첨가제(additive, 13), 모노머(monomer, 9), 유도체(derivatives, 6), 빛 반응 화합물(photoactive, 4), 폴리머(polymer, 3), 결합체(cross-linker), 영업비밀(trade secret, 2), 발생기(generator, 1), 기타(others, 1)
출처: Jang et al.(2019).

MSDS에 제시된 성분들 중 고용노동부 노출기준 고시, 국제암연구소(International Agency for Research on Cancer, IARC), 미국산업위생전문가협회(American Conference of Governmental Industrial Hygienists, ACGIH), 미국독성프로그램(National Toxicology Program, NTP), 유럽연합의 분류·표시에 관한 규칙(European Regulation on the Classification, Labelling and Packaging of substances and mixtures, EU CLP) 등에서 발암성 분류 표시를 하고 있는 물질은 [표 8-3]과 같이 4가지 물질(사이클로헥사논, 에틸벤젠,

표 8-3 PR 제품 48개의 MSDS에서 확인된 발암성 물질

물질명	CAS No.	제품 수	함유량 (%)	발암성 분류*				
				고용노동부 노출기준	국제암 연구소	미국산업위생 전문가협회	미국독성 프로그램	유럽연합의 분류, 표시에 관한 규칙
사이클로헥사논	108-94-1	11	3-40	발암성 2	Group 3	A3		
에틸벤젠	100-41-4	1	0.1-1.0	발암성 2	Group 2B	A3		
피리딘	110-86-1	1	0.1-1.0	발암성 2	Group 3	A3		
p-다이옥세인	123-91-1	4	<1.0	발암성 2	Group 2B	A3	R	Car.2

* 고용노동부 노출기준: 발암성 2는 사람이나 동물에서 제한된 증거가 있지만, 1등급으로 분류하기에는 증거가 충분하지 않은 물질
국제암연구소(International Agency for Research on Cancer, IARC): Group 2B-Possibly carcinogenic to humans, Group 3-Not classifiable as to its carcinogenicity to humans
미국산업위생전문가협회(American Conference of Governmental Industrial Hygienists, ACGIH): A3-Confirmed animal carcinogen with unknown relevance to humans
미국독성프로그램(National Toxicology Program, NTP): R-Reasonably anticipated to be human carcinogens
유럽연합의 분류·표시에 관한 규칙(European Regulation on the Classification, Labelling and Packaging of substances and mixtures, EU CLP): Car.2-Suspected of causing cancer
출처: Jang et al.(2019).

피리딘, p-다이옥세인)이다. 사이클로헥사논은 11개 제품의 MSDS에서 3-40% 함유되어 있는 것으로 나타났고, 사이클로헥사논이 함유된 제품은 모두 PGMEA와 아크릴 수지도 함유하고 있었다.

2) PR 제품의 정성/정량 분석 결과

Jang 등(2019)은 PR 제품 51개에 대해 용매(이황화탄소, 메탄올)로 희석하여 가스크로마토그래프(GC 7890A, Agilent Technology, USA) 질량분석기(MS 5975C series, Agilent Technology, USA)를 이용하여 정성분석하였고, 정성분석 결과 중 20가지 성분에 대해 가스크로마토그래프 불꽃이온화 검출기(FID)를 이용하여 정량분석하였다.

표 8-4 MSDS에 제시되지 않았지만 정성분석 결과 검출된 물질

물질명	CAS No.	산업안전보건법	화학물질관리법
에틸벤젠	100-41-4	관리대상 유해물질	
p-크레졸	106-44-5	관리대상 유해물질	유독물질
m-크실렌	108-38-3	관리대상 유해물질	유독물질
p-다이옥세인	123-91-1	관리대상 유해물질	
2,3-크실레놀	526-75-0		유독물질
크실레놀	95-65-8		유독물질
스티렌	100-42-5	관리대상 유해물질	
2-부톡시에탄올	111-76-2	관리대상 유해물질	
2-헵타논	110-43-0	관리대상 유해물질	

출처: Jang et al.(2019).

정성분석 결과 [표 8-4]와 같이 총 9가지 성분이 검출되었으나, MSDS 에는 정보가 제시되지 않았다. 이 9가지 물질은 산업안전보건법의 관리 대상유해물질 혹은 화학물질관리법에 따른 유독물질 등 유해화학물질이 어서 MSDS에 영업비밀 등의 이유로 정보가 누락되어서는 안 된다.

정량분석의 예로 PR 제품 4개에 대한 정량분석 결과와 MSDS에 제시 된 성분 정보를 비교하면 [표 8-5]와 같다. 제품 1의 2-헵타논, 락트산 에 틸과 같이 MSDS 정보와 정량분석결과가 유사한 경우도 있으나, 함유량 이 낮은 물질의 경우 MSDS에는 성분명 자체가 제시되지 않는 경우가 많 았다.

표 8-5 PR 제품 중 MSDS와 정량분석 결과 비교 예

제품	성분 명칭	CAS No.	MSDS 표시 함유량(%)	정량분석 결과(%)	
				이황화탄소로 희석	메탄올로 희석
1	2-헵타논	110-43-0	40-50	33.49	44.14
	락트산 에틸	687-47-8	10-20	10.48	12.74
	p-크레졸*	106-44-5	–	2.20	2.40
	p-다이옥세인*	123-91-1	–	0.25	0.27
2	3-메톡시부틸 아세테이트	4435-53-4	45-55	72.28	70.55
	프로필렌 글리콜 메틸 에테르 아세테이트(PGMEA)	108-65-6	10-20	12.90	13.47
	사이클로헥사논	108-94-1	10-20	11.95	14.12
	뷰틸 아세테이트	123-86-4	〈5	1.52	1.38
3	2-헵타논	110-43-0	77-83	65.66	64.54
	p-다이옥세인*	123-91-1	–	0.41	0.34
	p-크레졸*	106-44-5	–	1.11	0.80
	뷰틸로락톤*	96-48-0	–	3.01	2.86
4	프로필렌 글리콜 메틸 에테르 아세테이트(PGMEA)	108-65-6	60-70	55.84	59.01
	3-에톡시 프로피온산, 에틸 에스터	763-69-9	10-20	14.52	14.48
	프로필렌 글리콜 메틸 에테르 (PGME)	107-98-2	1-5	1.63	1.20
	2-부톡시에탄올*	111-76-2	–	0.70	0.53

* MSDS에 제시되지 않은 물질
출처: Jang et al.(2019).

나. 포토리소그래피 공정에서 공기 중 발생 가능한 물질

Park 등(2011b)은 2009년 국내 반도체 포토리소그래피 공정에서 사용되는 PR 제품에 대한 열분해 실험을 통해 발생 가능한 휘발성 유기화합물

성분을 분석하였다. 열분해 실험 대상 제품은 크레졸-포름알데히드 수지
(15-20%), 페놀 폴리머(1-10%), 3-메톡시프로판산 메틸 에스테르(용매),
빛 반응 화합물(1-10%, 성분명은 영업비밀) 등을 함유한 것으로 MSDS에
서 확인되었다. 실험 조건은 150℃로 가열된 핫 플레이트 위에 5ml의 PR
제품을 올려놓고 420℃까지 가열하였으며, 온도가 상승되는 구간과 최대
온도에 도달했을 때 각각 활성탄관을 이용하여 공기 중 발생된 물질을 20
분간 채취하여 가스크로마토그래프(GC 6890, Agilent Technology, USA)
질량분석기(MS 5973, Agilent Technology, USA)로 정성분석하였다.

분석 결과 [표 8-6]과 같이 벤젠을 포함한 톨루엔, 에틸벤젠, 크실렌,

표 8-6 PR 제품 열분해 실험에 의한 정성분석 결과

물질명	CAS No.	GC-MS* 피크 면적 (%)
아세톤	67-64-1	1.4
벤젠	71-43-2	2.1
톨루엔	108-88-3	1.8
에틸벤젠	100-41-4	0.5
크실렌	1330-20-7	3.6
큐멘 혹은 이성질체	98-82-8	4.1
페놀	108-95-2	5.1
1,2,3-트리메틸 벤젠 혹은 이성질체	526-73-8	1.2
벤조퓨란	271-89-6	0.3
o-시멘 혹은 이성질체	527-84-4	3.0
크레졸	1319-77-3	20.9
1,2-디에틸벤젠 혹은 이성질체	135-01-3	2.6
2,3-크실레놀 혹은 이성질체	526-75-0	26.1
2,4,6-트리메틸페놀 혹은 이성질체	527-60-6	11.0
기타		16.2

* GC-MS: 가스크로마토그래프 질량분석기
출처: Park et al.(2011b).

큐멘 등 방향족 탄화수소류 물질의 발생을 확인했다. [표 8-6]에 있는 각 물질별 피크 면적은 크로마토그램 상의 상대적인 면적 비율을 의미하는 것으로 정확한 발생 양을 의미하지는 않는다. Park 등(2011)의 분석 결과는 실험실에서 온도를 420℃까지 가열하면서 발생하는 물질을 분석한 것이기 때문에 포토리소그래피 공정에서 일상적으로 발생한다고 결론 내릴 수 없다. 그러나 PR 제품이 벤젠을 함유하고 있지 않지만 열분해에 의해 발암성 물질인 벤젠이 발생할 수 있음을 실험적으로 증명했다는 점에서 의미가 있다.

Jang 등(2019)은 좀 더 많은 PR 제품에 대해 정교한 방법으로 공기 중 발생 가능 물질을 조사하였다. 총 51개 PR 제품을 포토리소그래피의 PR 사용 조건과 유사한 110℃의 온도로 가열된 히팅 블락에 원액 100mg을 바이알에 담아 3분간 올려두고 고체상 미세추출법(solid-phase micro-extraction, SPME)으로 휘발 성분을 채취하여 가스크로마토그래프 질량분석기(GC-MS, Agilent, USA)를 이용하여 정성분석 하였다.

분석 결과 총 126종의 화학물질이 검출되었고, [표 8-7]과 같이 51개 제품 중 가장 검출빈도가 높은 물질은 톨루엔(56.9%), p-크레졸(45.1%), PGME(43.1%), 아세톤(35.3%) 순이었다. 검출 물질 중 백혈병 유발 물질인 벤젠을 포함하여 17종은 발암성(carcinogen), 생식세포변이원성(mutagen) 혹은 생식독성(reprotoxic) 물질들(CMR)이었다(표 8-7 참조). Jang 등(2019)의 분석결과는 포토리소그래피의 운전조건과 유사한 온도 조건에서도 벤젠을 포함한 CMR 물질들이 부산물로 발생 가능함을 확인했다는 점에서 의미가 있으며, 포토리소그래피 공정에서 작업하는 오퍼레이터나 정비 작업자들의 노출 가능성을 확인하였다.

표 8-7 PR 제품 51종에 대해 110℃ 조건에서 가열하여 발생한 휘발성 유기화합물 성분 중 7개 제품 이상에서 검출된 주요 물질 목록

순서	물질명	CAS No.	검출된 제품 수	검출율 (%)
1	톨루엔	108-88-3	29	56.9
2	p-크레졸	106-44-5	23	45.1
3	프로필렌 글리콜 모노메틸 에테르(PGME)	107-98-2	22	43.1
4	아세톤	67-64-1	18	35.3
5	초산	64-19-7	15	29.4
6	메타크릴산 벤젠	2495-37-6	14	27.5
7	메틸이소부틸케톤	108-10-1	13	25.5
8	p-다이옥세인	123-91-1	13	25.5
9	1,2,4-트라이메틸벤젠	95-63-6	12	23.5
10	3-에톡시-프로피온산, 에틸 에스터	763-69-9	12	23.5
11	1,2,3-트라이메틸벤젠	526-73-8	9	17.6
12	벤젠	71-43-2	9	17.6
13	메타크릴산	79-41-4	8	15.7
14	다이아이소부틸케톤	108-83-8	7	13.7
15	5-메틸헥산-2-온	110-12-3	7	13.7

출처: Jang et al.(2019).

표 8-8 PR 제품 51종에 대해 110℃ 조건에서 가열하여 발생한 휘발성 유기화합물 성분 중 발암성, 생식세포변이원성, 생식독성 물질

물질명	CAS No.	검출된 제품수 (%)	고용노동부 노출기준	
			TWA(STEL)[1], ppm	CMR 분류[2]
톨루엔	108-88-3	29 (56.9%)	50 (150)	생식독성2
메틸이소부틸케톤	108-10-1	13 (25.5%)	50 (75)	발암성2
p-다이옥세인	123-91-1	13 (25.5%)	20	발암성2
벤젠	71-43-2	9 (17.6%)	1 (5)	발암성1A, 생식세포변이원성1B

물질	CAS번호	빈도	TWA (STEL)	CMR
스티렌	100-42-5	5 (9.8%)	20 (40)	발암성2
클로로벤젠	108-90-7	4 (7.8%)	10 (20)	발암성2
에틸벤젠	100-41-4	3 (5.9%)	100 (125)	발암성2
사이클로헥사논	108-94-1	3 (5.9%)	25 (50)	발암성2
2-부톡시에탄올	111-76-2	3 (5.9%)	20	발암성2
클로로포름	67-66-3	3 (5.9%)	10	발암성2
2-부톡시에틸 아세테이트	112-07-2	2 (3.9%)	20	발암성2
나프탈렌	91-20-3	2 (3.9%)	10 (15)	발암성2
p-디클로로벤젠	106-46-7	1 (2.0%)	10 (20)	발암성2
페놀	108-95-2	1 (2.0%)	5	생식세포변이원성2
헥산	110-54-3	1 (2.0%)	50	생식독성2
디클로로메탄	75-09-2	1 (2.0%)	50	발암성2
큐멘	98-82-8	1 (2.0%)	50	발암성2

1) TWA: 시간가중평균노출기준, STEL: 단시간노출기준
2) CMR: 발암성(carcinogen), 생식세포변이원성(mutagen) 혹은 생식독성(reprotoxic) 물질들
• 발암성1A; 사람에게 충분한 발암성 증거가 있는 물질,
• 발암성2; 사람이나 동물에서 제한된 증거가 있지만, 구분1로 분류하기에는 증거가 충분하지 않은 물질,
• 생식세포변이원성2; 다음 어느 하나에 해당되어 생식세포에 유전성 돌연변이를 일으킬 가능성이 있는 물질 ① 포유류를 이용한 생체내(in vivo) 체세포 변이원성 시험에서 양성, ② 기타 시험동물을 이용한 생체내(in vivo) 체세포 유전독성 시험에서 양성이고, 시험관내(in vitro) 변이원성 시험에서 추가로 입증된 경우, ③ 포유류 세포를 이용한 변이원성시험에서 양성이며, 알려진 생식세포 변이원성 물질과 화학적 구조활성 관계를 가지는 경우,
• 생식독성2; 사람에게 성적기능, 생식능력이나 발육에 악영향을 주는 것으로 의심할 정도의 사람 또는 동물시험 증거가 있는 물질
출처: Jang et al.(2019).

Jang 등(2019)은 열분해에 의해 PR 제품에 함유되어 있는 수지에서 포름알데히드가 발생할 수 있는지에 대한 실험도 수행하였다. 국제암연구소(IARC)는 2012년 포름알데히드가 사람에게 비인두암 및 백혈병 발생과 충분한 증거가 있고, 비강 및 부비동암과는 양의 상관성이 있다고 발표했다(IARC, 2012).

48개 PR 제품의 MSDS 정보에 따르면 21개 제품이 노볼락 수지였고,

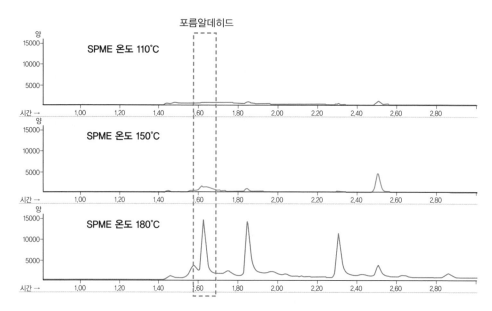

그림 8-25 노볼락 수지를 함유한 PR 제품에 대해 110℃, 150℃, 180℃ 조건에서 가열하여 발생한 포름알데히드에 대한 크로마토그램 예

출처: Jang et al.(2019).

14개 제품은 아크릴릭 수지, 2개 제품은 폴리스티렌 수지였다. 노볼락 수지를 함유한 21개 PR 제품에 대해 각각 110℃, 150℃, 180℃ 조건에서 포름알데히드 검출 여부를 실험한 결과 [그림 8-25]와 같이 110℃에서는 검출되지 않았으나, 150℃에서 피크가 나타나기 시작하여 180℃ 조건에서는 21개 제품 중 12개 제품(57.1%)에서 포름알데히드가 발생함이 확인되었다.

다. 포토리소그래피 공정에서 측정된 공기 중 유해물질 노출농도

Park 등(2011a)은 백혈병 환자가 발생했던 반도체 사업장의 포토리소그래피 공정을 포함한 생산라인에서 휘발성 유기화합물 농도를 측정하였다. 포토리소그래피 공정 내 세 곳의 작업공간에서 지역시료를 채취하였

표 8-9 포토리소그래피 공정에서 측정한 공기 중 유해물질 농도

장소	측정방법	물질	시료수	농도 범위(ppm)	노출기준*(ppm)
1	지역시료	2-헵타논	6	–	50
		뷰틸아세테이트	6	–	150
		벤젠(능동식 시료채취)	6	–	1
		이소프로필알코올	6	0.060-0.093	200
		PGMEA	6	0.071-0.087	100
		2-에톡시에틸 아세테이트	6	–	5
	개인시료	벤젠(수동식 시료채취)	2	–	1
2	지역시료	2-헵타논	6	–	50
		뷰틸아세테이트	6	–	150
		벤젠(능동식 시료채취)	6	–	1
		포스핀	6	ND-0.0059	0.3
		아르신	6	–	0.05
		이소프로필알코올	6	0.235-0.803	200
	개인시료	벤젠(수동식 시료채취)	4	–	1
3	지역시료	PGMEA	6	0.0680-0.1030	100
		2-에톡시에틸 아세테이트	6	–	5
		2-메톡시에탄올	6	–	5

* 노출기준: 고용노동부 노출기준(PGMEA는 미국산업위생학회 작업환경노출기준)
출처: Park et al.(2011a).

고, 벤젠은 수동식 시료채취기(3M 3500, USA)를 작업자들에게 부착하여 개인시료를 추가 채취하였다. 측정 결과를 요약하면 [표 8-9]와 같다. 벤젠을 포함하여 생식독성을 갖고 있는 2-에톡시에틸 아세테이트, 2-메톡시에탄올은 모두 검출되지 않았고, 이소프로필알코올, PGMEA, 포스핀 등이 검출되었으나 노출기준의 1% 미만의 낮은 수준이었다.

Park 등(2011b)은 포토리소그래피 공정과 공장 밖 외기의 휘발성 유기화합물의 농도를 측정하여 비교하였다. 시료 채취는 채취용 펌프(Gilian model, LFS-113DC, Sensidyne Inc., USA)를 0.1L/min 유량으로 설정하여

공정 내 오퍼레이터들이 작업하는 포토리소그래피 작업공간과 공장 밖 외기의 고정된 장소에 설치하여 6시간 이상 측정하였다. 채취된 시료는 가스크로마토그래프 질량분석기(GC-MS, Agilent model 6890N-5973N, Agilent technologies, USA)를 이용하여 분석하였다.

측정 결과를 요약하면 [표 8-10]과 같이 총 8가지 물질이 측정되었고, 포토리소그래피 공정에서 모두 검출된 물질은 이소프로필알코올이었다. 이소프로필알코올은 공정 내에서 세척액으로 사용된다. 모든 물질의 측정농도는 미국산업위생전문가협회의 직업적 노출기준의 1% 미만 수준으로 낮았으며, 공장 밖 외기의 측정농도와 비교할 때 공정 내에서 특이적으로 발생되었다고 할 수 있는 물질은 이소프로필알코올, PGME, 뷰틸아세테이트, 에틸벤젠이다.

표 8-10 포토리소그래피 공정과 외기에서 지역시료로 측정한 휘발성 유기화합물 농도 비교

측정 대상 물질				포토리소그래피				대조군(외기)		
물질명	TLV[1] (ppm)	시료 수	검출 시료 수[2]	측정농도(ppm)		시료 수	검출 시료 수	ppm		
				최소값	최대값			최소값	최대값	
이소프로필알코올	200	8	8	0.0086	0.6548	4	3	0.0074	0.01	
헥산	50	40	6	0.0002	0.0005	19	2	0.0004	0.0007	
벤젠	0.5	40	5	0.0002	0.0003	19	4	0.0002	0.0003	
PGME	100	40	24	0.0142	0.1145	19	0	–	–	
톨루엔	20	40	38	0.0014	0.0064	19	17	0.0016	0.0041	
뷰틸아세테이트	150	40	17	0.0046	0.0301	19	0	–	–	
에틸벤젠	100	40	26	0.0019	0.0204	19	8	0.0015	0.0033	
크실렌	100	40	27	0.0014	0.118	19	9	0.0023	0.0072	

1) TLV: 미국산업위생전문가협회(American Conference of Governmental Industrial Hygienists, ACGIH) 직업적 노출기준(Threshold Limit Value)
2) 검출 한계: 이소프로필알코올(0.0024ppm), 헥산(0.0001ppm), 벤젠(0.0001ppm), PGME(0.0066ppm), 톨루엔(0.0008ppm), 뷰틸아세테이트(0.0025ppm), 에틸벤젠(0.0007ppm), 크실렌(0.0007ppm)
출처: Park et al.(2011b).

Choi 등(2018)은 2015년 포토리소그래피 공정에서 예방정비(preventive maintenance) 및 사후정비(breakdown maintenance)[3] 작업 중 아세톤, 이소프로필 알코올 등의 세척액 사용에 따른 휘발성유기화합물 농도를 평가하였다.

포토리소그래피 공정의 장비들 중 특히 PR 코팅 장치가 있는 트랙(track) 장비의 경우 PR 공급 라인내 버블 생성 방지와 노즐 등의 막힘 현상을 예방하기 위해 예방정비를 주, 혹은 월 단위로 수행하게 된다. [그림 8-26(a)]은 예방정비 작업 중 아세톤을 이용한 세척 작업 중 실시간 총휘발성 유기화합물(TVOC) 측정기(ppbRAE 3000, USA)를 이용하여 측정한 공기 중 TVOC 농도 그래프이다. 세척액을 사용하기 전에는 0.1-0.2ppm 수준이지만, 아세톤 세척을 시작하면 40-50ppm 수준(최대 350ppm)으로 높아짐을 확인할 수 있다. 특히 세척에 사용된 와이퍼(wiper)를 폐기하는 폐기함이 개방된 상태로 사용되고 있었는데, 폐기함 주변 공기 중 TVOC 농도는 600-800ppm(최대 1,300ppm)까지 검출되어 공정 내 주요 발생원이었다.

[그림 8-26(b)]는 트랙 설비의 고장으로 수행된 사후정비 때 TVOC 측정결과이다. 정비 작업 중 평균 4-5ppm 수준으로 검출되었고, 개방된 아세톤 세척 후 와이퍼 폐기함 주변에서 400ppm이 넘는 농도로 측정되었다. 정비하기 위해 분해된 부품을 20L 아세톤에 담가 두었는데, 정비작업 때는 이동식 국소배기장치를 사용하고 있었다. 그러나 국소배기 덕트의 이음새가 누출된 경우가 있으며, 이렇게 누설되는 곳 주변 공기 중 TVOC 농도는 45ppm 수준이었다.

---

3 정비 작업은 설비의 고장 발생을 미연에 방지하기 위해 주기적으로 수행하는 예방정비(preventive maintenance)와 고장발생 후에 설비를 정상상태로 복구시키기 위해 수행되는 사후정비(breakdown maintenance)로 구분할 수 있다.

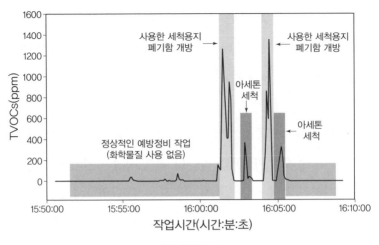

(a) 예방정비

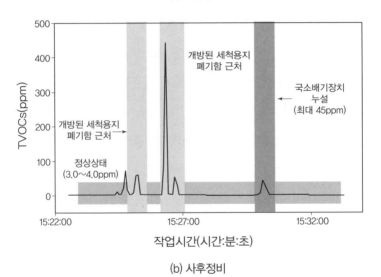

(b) 사후정비

그림 8-26 포토리소그래피 공정 내 정비 작업 중 휘발성 유기화합물 농도

출처: Choi et al.(2018).

포토리소그래피 공정은 다른 공정과 달리 공정 운전원들의 작업공간과 정비 작업이 이루어지는 공간(service area)이 분리될 수 없는 설비 특성을 갖고 있기 때문에 예방정비 혹은 사후정비 작업 동안 발생하는 TVOC에 정비 작업자뿐만 아니라 운전원들도 노출 가능한 특성이 있다. 특히 [그림 8-26]과 같이 세척 작업 동안에는 단시간 고농도의 유기용제 노출이 가능하기 때문에 세척 작업 부위는 이동식 국소배기장치를 활용하고 세척에 사용된 물품의 폐기함은 개방되지 않도록 하며 고정형 국소배기장치를 연결하여 공정 내 공기를 오염시키지 않도록 관리가 필요하다.

9장

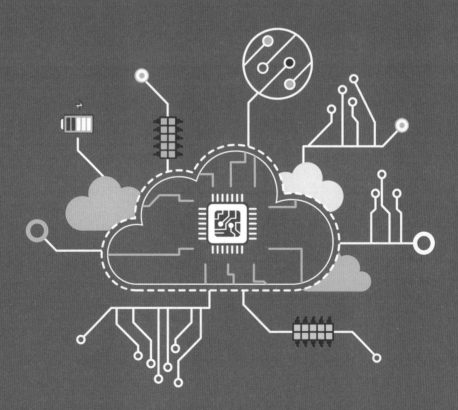

식각 공정과 유해인자

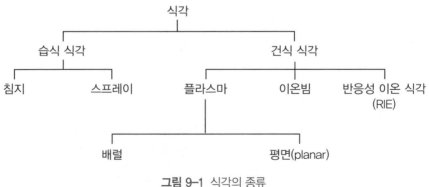

1 식각 공정의 개요

　웨이퍼 위에 패턴을 형성하는 과정에서 포토 공정이 끝나면 식각 공정으로 이어진다. 식각 공정에서는 포토리소그래피 공정에서 웨이퍼 위에 일시적으로 인쇄된 포토레지스트(PR) 패턴을 따라 PR 아래층을 영구적으로 제거하여 패턴 이미지가 물리적으로 전사되도록 한다. 패턴을 따라 물질을 제거하는 이유는 제거된 부분에 다른 물질을 주입하거나 증착하기 위하여 필요한 부분만 선택적으로 제거할 필요가 있기 때문이다. 식각의 최우선 목표는 마스크 이미지의 정확한 전사이다. 기타 목표로는 균질성(uniformity), 모서리 모양 관리(edge profile control), 선택성(selectivity), 청정도(cleanliness), 소유 비용(cost of ownership, COO)의 최소화 등을 들 수 있다(Zant, 2004). 식각의 대상은 실리콘 산화막뿐만 아니라 박막이나 증착된 금속도 포함되며, 한 층의 회로가 구현되는 동안 포토 공정과 함께 여러 차례 반복된다.

　식각 공정은 크게 습식과 건식으로 구분된다. 습식 식각은 식각 용액이 담긴 탱크(dip tank)에 웨이퍼를 담가 물질을 제거하는 방식이다. 건식 식

그림 9-1 식각의 종류

각은 플라스마 식각(plasma etching) 또는 반응성 이온 식각(reactive ion etching, RIE)이라고도 하며, 진공에서 플라스마 상태의 반응성 이온으로 웨이퍼의 표면 전체 또는 특정 부위를 제거하는 방식이다. 최근에는 대부분 플라스마를 이용하는 건식 식각 방식을 사용한다(박동욱 외, 2011).

다른 구분 방법으로는 식각되는 대상에 따라 절연체 식각(oxide etch 혹은 dielectric etch), 폴리실리콘 식각(polysilicon etch), 금속 배선 식각(metal etch 혹은 conductor etch) 등의 공정으로 세분되기도 한다. 절연체 식각은 서로 다른 부분을 실리콘 산화막으로 분리하여 절연시키기 위한 목적으로 수행한다. 폴리실리콘 식각은 트랜지스터에 게이트를 형성할 때 사용되며, 금속 배선 식각은 금속을 증착한 후 금속 배선을 형성하고 나머지 부분을 제거하기 위해서 수행한다.

식각이 끝나면 다음 공정으로 넘어가기 전에 PR을 제거한다. PR 박리 (PR stripping)는 제거하는 방식에 따라 습식과 건식으로 구분한다. 습식 박리는 박리 용액이 든 수조에 웨이퍼를 넣어 박리한다. 박리 용액으로는 유기산, 페놀, 염화탄화수소 화합물, 클로로벤젠 등의 혼합물을 사용한다 (Stewart and Elkington, 1985). 건식 박리는 건식 식각과 유사한 방식으로 수행한다. 산소를 주입하고 라디오파를 방출하면 산소 라디칼(radical)이 발생하고, 이 라디칼이 PR과 반응하여 PR을 제거한다. 박리 후에는 잔여물을 제거하기 위해 유기용제로 세척한다(Baldwin and King, 1988; Cox, 1984).

가. 습식 식각

1) 공정 개요

습식 식각은 식각의 고전적인 방법이며, 식각액(etchant)에 담가 처리하는 기술이다. 절차는 실리콘 웨이퍼를 산화하기 전에 거치는 과정인 세척-헹굼-건조 과정(preoxidation clean-rinse-dry process)과 유사하다. 식각액이 든 탱크에 웨이퍼를 정해진 시간 동안 담그고, 산 세정조(rinse station)와 최종 세정조를 거쳐 회전-건조 단계로 넘어간다. 습식 식각은 최소 회로선 폭이 3μm 이상인 제품에서만 사용된다. 그 이하의 크기에서는 건식 식각이 필요하다(Zant, 2004).

식각의 균질성과 공정 관리는 식각 탱크 내부에 가열기와 자석이나 초음파 등을 사용하는 교반기를 사용할 때 향상된다. 습식 식각 방식은 침지(immersion) 방식을 사용하는 습식 벤치법(wet bench method)에서 스프레이 방식(spray system)으로 변경되고 있다. 스프레이 방식은 패턴을 현상하는 공정에서 사용되는 방식과 유사하지만, 식각에서는 화학적 조성과 시간을 조절하는 것이 중요하다.

사용하는 물질의 오염 문제는 POU(point-of-use) 필터를 사용해서 해결한다. 이 필터는 자동 화학물질 분배 시스템(automatic chemical dispensing system)이 침지 탱크에 화학물질을 공급하기 직전 단계에서 여과 목적으로 사용되는 필터를 말한다. 이 위치에서 펌프, 배관, 화학물질에서 생기는 입자상 오염 물질을 제거할 수 있다.

2) 식각 대상에 따른 식각의 종류

가) 식각액의 조건

습식 식각액은 식각 대상층을 일정한 두께로 제거하지만 그 아래층은 손상시키지 않는 능력에 따라 선택되며, 이를 선택성이라고 한다. 식각 대상층이 아닌 층을 보호하는 것이 식각 단계에서 추구하는 중요한 목표이다. 이 하위층(underlying surface)이 부분적으로 식각되면 장치의 물리적인 모양이나 전기적인 성질이 그에 따라 변한다. 선택성은 식각 대상층과 비대상층의 식각 속도(etch rate)의 비로 표현된다. 산화실리콘층과 실리콘층에 대한 선택성은 사용되는 방법에 따라 20에서 40 사이의 값을 보인다. 선택성이 높다는 것은 하위층에 거의 또는 전혀 손상을 주지 않는다는 것을 의미한다. 선택성은 종횡비가 3:1 이상 되는 작은 식각 영역에서

표 9-1 식각 대상별 식각액과 공정 특성

대상	식각액	식각 온도 (℃)	식각 속도 ($Å^*/s$)	방법
SiO_2	HF 및 NH_4F (1:8)	실온	700	침윤제에 사전 침지
SiO_2	HF 및 NH_4F (1:8)	실온	700	침윤제에 사전 침지
SiO_2(Vapox)	CH_3COOH 및 NH_4F (2:1)	실온	1,000	침지
알루미늄(Al)	H_3PO_4: 16 HNO_3: 1 CH_3COOH: 1 습윤제	40~50	2000	a) 침지와 교반 b) 스프레이
질화규소(Si_3N_4)	H_3PO_4: 16	150~180	80	침지
폴리실리콘	HNO_3: 50 물: 20 HF: 3	실온	1,000	침지

* $Å = 10^{-9}$m

아주 중요하다. 또한 선택성에는 PR 제거 여부도 고려되어야 한다. 상층이 식각되는 동안 일부 PR은 같이 제거될 수 있다(Zant, 2004).

습식 식각에 사용되는 식각액과 공정 특성을 표로 정리하면 [표 9-1]과 같다.

나) 실리콘 식각

실리콘층과 폴리실리콘 필름에 대한 식각액은 전형적으로 질산과 불산을 물에 섞어서 사용한다. 두 물질의 비율이 식각 조절에 중요하다. 특정 비율에서는 실리콘과 발열반응을 일으켜 식각 작용을 촉진하고, 결과적으로 조절 불능 상태로 이끈다. 때로 아세트산을 다른 성분과 섞어서 이 발열반응을 조절한다. 장치에 따라서는 실리콘층을 통과하거나 질화규소 같은 식각 정지층(etch stop) 혹은 후면 마스크(backside mask)를 웨이퍼 뒷면이나 웨이퍼 중간에 만들어 두고 식각 깊이를 조절하기도 한다. 이 경우 웨이퍼 방향(orientation)에 따라 식각 속도를 조절하기 위해 식각액의 성분비를 조절해야 한다.

다) 실리카 식각

가장 빈번하게 식각되는 층은 열로 형성한(thermally grown) 실리카층이다. 기본적인 식각액은 불산이며, 이 물질의 장점은 실리콘층을 손상시키지 않고 실리카만 녹인다는 데 있다. 단점은 강산의 경우 실온에서 식각 속도가 $300 \text{Å}/s$으로, 공정에서 제어하기에는 너무 빠르다는 점이다. 현장에서는 물 혹은 물과 불화암모늄(ammonium fluoride, NH_4F)을 섞어서 49% 불산을 만들어 사용한다. 불화암모늄의 역할은 식각 속도를 빠르게 만드는 수소이온의 변화를 완충해 주는 것이다. 이 용액은 버퍼 산화 에칭(buffered oxide etch, BOE)라는 이름으로 알려져 있다. BOE는 다른 농도로 배합되어 실리카층의 두께에 따라 적절한 식각 속도를 내도록 만들어진다. 일부 BOE 용액은 식각면의 표면장력을 낮추는 트리톤(Triton X-100)이나 유사한 습윤제(wetting agent)를 포함하여 개구 면적이 작은 곳에도 동일하게 침투할 수 있도록 한다.

라) 알루미늄 필름 식각

알루미늄과 알루미늄 합금층에 대한 선택적 식각 용액은 인산에 기반을 두고 있다. 알루미늄과 인산이 반응하여 부산물로 수소 기포가 생긴다. 이 수소 기포가 웨이퍼 표면에 달라붙어 식각 작용을 방해한다. 그 결과 전기 단락(electrical short)의 원인이 되는 알루미늄 배선의 연결이나 눈덩이(snowball)라고 부르는 불필요한 알루미늄 덩어리를 남기게 된다. 이 문제를 해결하는 방법은 알루미늄 식각액의 조성에 인산, 질산, 아세트산, 물, 습윤제를 포함하는 것이다. 이들의 전형적인 배합비(습윤제 제외)는 16:1:1:2이다. 이런 특별한 배합액 사용 이외에도 알루미늄 식각 공정에서는 용액을 교반하거나 웨이퍼 보트를 위아래로 움직여서 지속적으로 웨이퍼를 흔든다. 때로는 초음파나 메가소닉파(ultrasonic or megasonic wave)를 이용하여 수소 기포를 붕괴시키거나 이동시킨다.

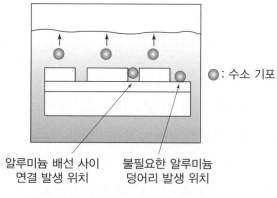

그림 9-2 수소 기포와 식각액의 차단

마) 실리카 보호막 식각

식각의 대상이 되는 최상층(final layer) 중에는 알루미늄 배선(aluminum metalization pattern) 위로 증착된 실리카 부동화 피막(silicon dioxide passivation film)도 포함된다. 이 피막은 vapox 또는 silox로 불린다. 화학적인 구조는 실리콘을 열로 산화시켜 만드는 실리카층과 동일하지만, 식각액은 다른 것이 필요하다. 이 층에 대한 식각액은 불화암모늄과 아세트산을 1:2의 비율로 섞은 용액이다.

바) 질화규소 식각

부동화 피막으로 선호되는 다른 화합물은 질화규소이다. 이 박막을 습식 식각하는 것은 다른 박막처럼 쉽지 않다. 식각에 사용되는 화학물질은 180℃의 인산이다. 이 온도에서 산은 빠르게 증발하기 때문에, 냉각 기능이 있는 뚜껑으로 증기를 액화할 수 있도록 폐쇄된 환류 용기(closed reflux container) 안에서 이루어져야 한다. 문제는 PR층이 이 온도와 식각 속도를 견딜 수 없다는 것이다. 결국 식각액의 침투를 막기 위해 실리카나 다른 물질로 된 박막이 필요해진다. 이 두 요소 때문에 질화규소는 건식으로 식각하는 것이 좋다.

사) 습식 스프레이 식각

침지 방식은 아니지만 여전히 습식 식각으로 분류될 수 있는 습식 스프레이 식각(wet spray etching)은 침지 식각보다 몇 가지 면에서 장점이 있다. 우선 스프레이의 기계적인 압력 때문에 더 섬세한 가공이 가능하다. 또한 식각액의 오염 물질에 노출되는 것이 최소화된다. 공정 제어의 관점에서 보면 제어가 손쉬운데, 식각액 대신 물 세척으로 전환하면 즉시 식각을 멈출 수 있기 때문이다. 매엽식 회전 척 스프레이 시스템(singlewafer spinning chuck spray system)에서는 공정의 흐름이 상당히 일정하다.

단점은 가격, 부식성 강한 식각액이 고압으로 분사되는 데서 오는 안전 문제, 기기를 보호하기 위해 식각액에 부식되지 않는 재질이 필요해진다는 점 등이다. 다른 측면으로 스프레이 시스템은 보통 밀폐식으로 구성되어 작업자 안전을 확보할 수 있는 장점도 있다.

아) 증기 식각

증기 식각(vapor etching)은 웨이퍼를 식각액 증기에 노출하는 것이다. 불산이 가장 흔하게 사용된다. 장점은 오염되지 않은 식각액 증기를 지속적으로 웨이퍼 표면에 공급할 수 있고 바로 중단할 수 있다는 것이다. 단점은 장치 안에 독성 증기가 차 있기 때문에 안전 문제가 일어날 수 있다는 것이다.

나. 건식 식각

1) 건식 식각의 종류

습식 식각을 사용할 수 있는 경우는 다음과 같은 이유로 명백한 한계가 있다.

- 습식 식각은 패턴 크기가 3µm로 제한된다.
- 습식 식각은 등방성이어서 옆면이 경사면(sloped sidewalls)이 된다.
- 개별 식각 공정에서 세척과 건조 단계가 필요하다.
- 식각액이 유해하거나 독성이 강하다.
- 오염 가능성이 있다.
- PR과 웨이퍼 사이에 결합이 약해지면 하면 부식이 발생한다.

이러한 사항 때문에 더 정교한 반도체의 작은 고집적 회로에서는 건식 식각이 사용되어 왔다. 건식 식각은 주된 식각 매체(primary etch medium)로 가스를 사용하며 액체 상태의 화학물질을 사용하지 않거나 세척 없이 웨이퍼를 식각하는 식각 기술을 지칭하는 일반적인 용어이다. 즉, 건식 식각에서는 웨이퍼가 건조된 상태로 시스템에 들어갔다 나온다. 건식 식각에는 플라스마(plasma), 이온빔(ion milling), 반응성 이온 식각(reactive ion etch, RIE)의 세 가지 종류가 있다.

2) 플라스마 식각

플라스마 식각(plasma etch)은 화학물질을 사용하는 공정이라는 점에서는 습식 식각과 유사하지만, 가스와 플라스마 에너지로 화학작용을 일으켜서 가공한다는 점에서 다르다. 실리카를 두 방법으로 식각하는 과정을 비교하면 그 차이를 잘 볼 수 있다. 실리카의 습식 식각에서는 BOE 식각액에 든 불소가 실리카를 녹여 수용성으로 바꾼다. 이 반응을 일으키는 에너지는 BOE 식각액 내부나 외부의 가열 장치에서 공급한다. 플라스마 식각 장치도 습식 식각과 마찬가지로 식각용 화학물질과 에너지원이라는 같은 요소들을 필요로 한다. 플라스마 식각 장치는 물리적으로 체임버, 진공 장치, 가스 공급 장치, 종말점 감지기(end-point detector), 전원 장치로 구성된다(그림 9-3 참조). 웨이퍼를 체임버에 넣은 다음, 진공 장치를 통해 내부 압력을 낮춘다. 진공상태가 되면 체임버를 반응성 가스로 채운다. 실리카를 식각하기 위해 사플루오르화탄소(CF_4) 가스를 산소와 섞어서 사용한다. 그다음 전원 장치를 가동하여 체임버 내 전극을 통해 라디오파(RF)를 발생시킨다. 이 라디오파는 가스 혼합물에 에너지를 공급하여 플라스마 상태로 만든다. 에너지가 공급된 상태에서 불소가 실리카를 침식하여 휘발성 성분으로 만들고, 이 성분들은 진공 장치

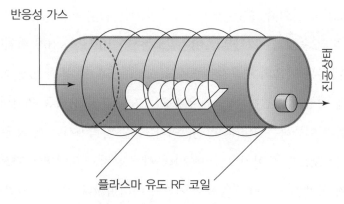

반응성 가스

진공상태

플라스마 유도 RF 코일

그림 9-3 배럴 플라스마 식각의 모식도

를 통해서 제거된다.

가) 식각 속도 및 반응성 가스

플라스마 시스템의 식각 속도는 여러 가지 변수에 따라 결정된다. 시스템 구성 및 화학물질이 그 변수들에 속한다(표 9-2 참조). 다른 변수들은 이온밀도(ion density, 이온 개수/cm^3)와 시스템 압력(system pressure)이다. 전원을 증가시키면 더 많은 이온이 발생하여 이온밀도가 높아지고 식각

표 9-2 박막의 종류에 따른 반응성 가스 및 배출 물질

박막	식각 성분	전형적인 가스 화합물
Al	Cl_2	BCl_3, CCl_4, Cl_2, $SiCl_4$
Mo	F	CF_4, SF_4, C_3F_8
중합체	O_2, CF_4, SF_4, SF_6	
Si	Cl_2, F, CF_4, SF_4, SF_6	BCl_3, CCl_4, Cl_2, $SiCl_4$
SiO_2	Cl_2, F	CF_4, CHF_3, C_2F_6, C_3F_8
Ta	F	CF_4, CHF_3, C_2F_6, C_3F_8
Ti	Cl_2, F	CF_4, CHF_3, C_2F_6, C_3F_8
W	F	CF_4, CHF_3, C_2F_6, C_3F_8

속도가 증가한다. 이온밀도 증가의 효과는 습식 식각에서 식각액의 농도를 늘리는 것과 유사하다. 이온밀도는 $3 \times 10^{10} \sim 3 \times 10^{12}$ 범위이다. 시스템 압력은 이온의 평균자유행로(mean free path)를 통해 식각 속도와 일률성에 영향을 미친다. 평균자유행로는 기체 분자가 다른 원자와 충돌하기 전까지 이동하는 거리의 평균값이다. 높은 압력에서는 더 많은 충돌로 평균자유행로가 짧아지고, 이에 따라 기체 분자가 다양한 방향으로 퍼짐으로써 식각층 모서리 모양을 제어하기 어려워진다. 따라서 낮은 압력이 선호되지만, 너무 낮은 압력 상태에서는 반응로 내부에서 플라스마 밀도가 균일하지 않게 되어 플라스마 내부에서 전류의 차가 발생하고, 이 전류의 차가 게이트 산화막을 투과하여 게이트 산화막을 손상시키거나 웨이퍼 표면에 아크를 일으켜 플라스마 손상을 일으킨다. 시스템 압력은 전형적으로 0.4~50mtorr이다. 식각 속도는 600~2000Å/min이다.

나) 배럴 플라스마 식각

초기의 플라스마 장치들은 원형 체임버로 설계되었고, 이를 배럴 식각 장치(barrel etcher)라고 불렀다. 이 설계에서 반응성 가스의 이온들은 방향성 없이 에너지를 공급받아 플라스마 상태가 되었다. 이 이온들이 모든 방향에서 웨이퍼 표층부를 등방성으로 식각했고, 표층부에 경사진 옆면(tapered sidewalls)이 생겼다. 장치 내 모든 웨이퍼에 일정한 양의 식각 이온을 공급하는 것은 두 가지 이유로 어렵다. 식각 이온들에 방향성이 없고 웨이퍼들이 밀집해 있기 때문이다. 배럴 플라스마 식각(barrel plasma etching)의 다른 고려 사항은 고에너지 플라스마에 의해서 생기는 방사선 손상(radiation damage)이다. 고에너지는 방사선을 발생시켜 웨이퍼 표면에 전하를 띠게 되고, 이 전하가 반도체 내의 실리콘과 실리콘 산화막 사이에 전자 정공을 만들어 회로의 전기적 작용을 방해한다. 따라서 웨이퍼

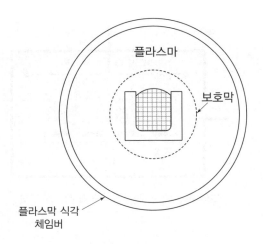

플라스마

보호막

플라스막 식각
체임버

그림 9-4 보호막이 장착된 배럴 플라스마 식각 장비의 모식도

를 방사선으로부터 보호하기 위해 구멍이 뚫린 금속 실린더 안에 넣는다
(그림 9-4 참조).

다) 평면 플라스마 식각

더 정확한 식각 가공을 위해 평면 플라스마 식각(planar plasma etching)
이 선호된다. 이 장치는 배럴 플라스마 식각과 같은 장치로 구성되지만,
웨이퍼가 접지된 팰릿(grounded pallet) 위에 놓이고 그 위에 RF 전극이 위
치한다(그림 9-5 참조). 이 방식은 플라스마 장(plasma field) 내에 놓인 웨
이퍼를 직접 식각하여 배럴 플라스마 식각에 비해 식각 이온이 방향성을
더 갖게 되어 이방성 식각이 두드러짐으로써, 수직에 가까운 옆면을 만들
수 있다. 식각의 일률성은 웨이퍼 팰릿을 회전하면 증가한다.

평면 플라스마 식각은 배치식과 매엽식으로 설계된다. 매엽식은 식각
일률성을 위해 변수들을 세밀하게 제어하는 능력 때문에 자주 이용된다.
또한 로드 록 체임버(load-lock chamber)를 사용하면 높은 생산성을 유지
할 수 있고 자동화하기 쉽다.

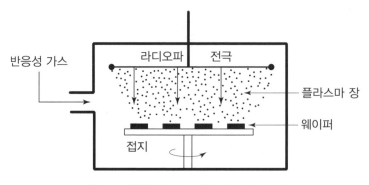

그림 9-5 평면 플라스마 식각 장비의 모식도

평행판 플라스마 발생 장치(parallel plate plasma sources)는 0.35μm 공정에서 새로운 장치로 대체되고 있다. 고려되고 있는 고밀도, 저압 플라스마 발생 방법으로는 전자 사이클로트론 공명 플라스마(electron cyclotron resonance plasma, ECR plasma), 고밀도 반사 전자 플라스마(high-density reflected electron plasma), 헬리콘 플라스마(helicon plasma), 유도결합 플라스마(inductively coupled plasma, ICP), 트랜스포머결합 플라스마(transformer-coupled plasma, TCP) 등이 있다.

3) 이온빔 식각

건식 식각의 두 번째 유형은 이온빔 식각(ion beam etching)이다(그림 9-6 참조). 스퍼터 에칭(sputter etching) 또는 이온 밀링(ion milling)이라고도 한다. 화학적인 플라스마 식각과 달리 이온빔 식각은 물리적인 식각이다. 진공 체임버 안의 음극으로 접지된 고정대(holder) 위에 웨이퍼를 두고, 알곤을 체임버 안으로 흘려보낸다. 알곤은 체임버에 들어오자마자 음극과 양극으로 구성된 전극 세트에서 나온 고에너지 전자의 흐름과 마주친다. 이 고에너지 전자는 알곤을 이온화해서 양전하를 가지는 고에너지 상태로 만든다. 웨이퍼는 전기적 성질에 의해 이온화된 알곤 원자를 끌어들

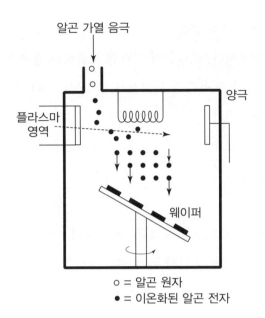

알곤 가열 음극

양극

플라스마
영역

웨이퍼

ㅇ = 알곤 원자
● = 이온화된 알곤 전자

그림 9-6 이온빔 식각

인다. 알곤 원자는 웨이퍼 고정대 방향으로 이동하면서 가속되어 에너지가 증가하고, 웨이퍼 표면의 상층과 충돌하면서 충돌 부위를 물리적으로 소량 제거한다. 이러한 물리적인 현상을 운동량 전이(momentum transfer)라고 한다. 알곤 원자와 웨이퍼 간에 화학적인 반응은 일어나지 않는다.

식각에 의한 물질의 제거는 고도의 이방성을 가지기 때문에 식각 부위가 좁아도 고해상도의 가공이 가능해진다. 다만 선택성이 없어서 PR층을 손상시킬 수 있다.

4) 반응성 이온 식각

반응성 이온 식각(reactive ion etching, RIE)은 플라스마 식각과 이온빔 식각의 원리를 결합한 것이다. 반응성 이온 식각의 구성은 플라스마 식각과 유사하지만, 이온빔 가공이 가능하다. 이 조합으로 화학적 플라스마의 선택성과 이온빔의 방향성이라는 두 공정의 장점을 결합할 수 있다. RIE

가 가장 효율적으로 활용될 수 있는 경우는 실리콘층 위에 있는 실리카를 식각하는 경우이다. 플라스마 식각만 이용하는 경우 10:1이던 선택성 비율이 이 조합을 이용하면 35:1으로 향상된다. RIE는 주로 최첨단 공정 라인에서 사용된다.

다. 식각 품질

식각 시간의 조절은 침지 탱크 내 온도와 세척조로 이동하는 동안에도 지속되는 식각 작용에 따라 달라진다. 일반적으로 이 과정은 일정한 식각 정도와 생산성을 유지하는 범위 내에서 가장 짧게 설정된다. 최대로 허용되는 시간은 PR이 웨이퍼 표면에 계속 붙어 있을 수 있는 시간이 될 것이다.

1) 불완전 식각

불완전 식각(incomplete etch)은 제거되어야 하는 층의 일부가 구멍이나 표면에 남아 있는 상태이다(그림 9-7 참조). 불완전 식각의 원인은 식각 시간이 짧았거나, 식각을 방해하는 박막이 있거나, 식각되는 층의 두께가 일정하지 않아서 두꺼운 층의 일부가 남았기 때문이다. 습식 식각의 경우 온도가 낮거나 식각액이 희석된 경우에 발생할 수도 있다. 건식 식각의 경우 가스 혼합에 문제가 있거나 조작을 잘못하면 같은 현상이 발생할 수 있다.

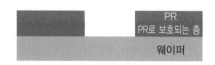

그림 9-7 불완전 식각

2) 과다 식각과 하면부식

불완전 식각의 반대의 경우가 과다 식각(over etch)이다(그림 9-8 참조). 모든 공정에서는 일부러 어느 정도의 과다 식각을 한다. 이렇게 하면 표면층 두께가 일정하지 않게 되어 식각액이 잘 부식되지 않는 층(slow-etching layers)까지 도달한다.

이상적인 식각은 수직 옆면(vertical sidewalls)을 만드는 것이다. 이렇게 된 상태를 이방성(anisotropic) 식각이라고 한다(그림 9-9 참조). 하지만 식각액은 모든 방향으로 부식할 수 있는데, 이것을 등방성(isotropic) 식각이라고 한다. 식각은 부식되는 층의 제일 위에서 일어나고, 아래까지 식각하는 데는 시간이 걸린다. 이 결과 경사면(sloped slide)이 생기고 이 경사면이 PR 아래층을 부식시키는데 이를 하면부식(undercutting)이라고 한다. 식각에서 지속적으로 추구하는 것 중에 하나가 하면부식을 용인 가능한

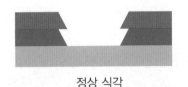

정상 식각

과다 식각

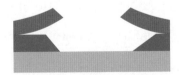

PR 들뜸으로 인한
하면부식

그림 9-8 과다 식각과 하면부식

이방성 식각

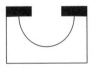

등방성 식각

그림 9-9 이방성 식각과 등방성 식각

수준에서 관리하는 것이다. 반도체 설계 단계에서부터 하면부식을 고려한다. 인접 회로 간에는 일정한 거리 이상 떨어져야 하면부식으로 인한 단락을 예방할 수 있다. 플라스마 식각은 이방성 식각이 가능하기 때문에 더 정교한 반도체 가공에서 선호된다. 하면부식이 줄어들면 밀집도가 더 높은 반도체를 만들 수 있다.

심각한 하면부식이나 과다 식각은 부식 시간이 초과하거나, 식각 온도가 너무 높거나, 식각액이 너무 강할 때 발생한다. 또한 하면부식은 PR과 웨이퍼 표면 간 접착력이 약할 때도 나타난다. 탈수(dehydration), 준비(prime), 소프트 베이크, 하드 베이크 등의 과정이 이 현상을 예방하기 위한 것이다. PR과 웨이퍼 표면 간 접착력이 아주 약해지면 PR이 웨이퍼와 분리되어 심각한 하면부식이 발생한다.

라. PR 박리

1) 종류

식각 후에 회로 패턴은 웨이퍼의 상층부에 그대로 남아 있게 된다. PR 층은 식각으로부터 회로 패턴을 보호하는 역할을 수행했으나 더 이상 필요 없기 때문에 표면에서 제거해야 한다. 전통적으로 PR층은 습식 화학 처리를 통해 제거되었다. 습식 화학 처리는 몇 가지 문제에도 불구하고 각 공정의 앞 단계에서 선호하는 방법이다. 각 공정의 앞 단계는 표면과 민감한 MOSFET 게이트가 노출되고 플라스마 손상에 민감한 공정이다. 민감한 장치들이 유전체(dielectric)와 금속으로 가려지는 각 공정의 뒤 단계에서는 플라스마-산소 박리의 사용이 증가하고 있다.

PR 박리(photoresist stripping)에는 다양한 화학물질이 사용된다. PR층 아래에 있는 웨이퍼 표층의 종류, 생산성, PR의 극성(polarity), PR의 상

표 9-3 PR 박리제 및 공정 특징

제거용 화학물질	제거 온도 (℃)	표면 산화물 (surface oxide)	금속화	PR 극성
산				
황산+산화제	125	X		+/-
유기산	90~110	X	X	+/-
크롬산/황산	20	X		+/-
용제				
NMP[1]/알카놀아민	95		X	+
DMSO[2]/모노에탄올아민	95		X	+
DMAC[3]/디에탄올아민	100		X	+
히드록실아민(HDA)	65		X	+

1) NMP: N-Methylpyrrolidone
2) DMSO: Dimethyl Sulfoxide
3) DMAC: Dimethylacetamide

태에 따라 화학물질을 선택한다(표 9-3 참조). 웨이퍼에서 PR을 박리하는 단계는 습식 식각, 건식 식각, 이온 주입 등의 다양한 공정 후에 일어난다. 직전 공정이 어떤 것이었느냐에 따라 박리의 난이도가 바뀐다. 박리를 하기 어려운 예로는 하드 베이크, 플라스마 식각 잔여물과 옆면 중합체(sidewall polymer), 이온 주입 껍질(crusting) 등을 들 수 있다.

일반적으로 박리제는 범용, 양극성 PR용, 음극성 PR용으로 나눌 수 있다. 박리제는 웨이퍼의 유형에 따라 금속용 혹은 비금속용으로도 구분된다.

습식 박리는 다음의 이유로 사용된다.

- 이 공정을 사용한 역사가 길다.
- 비용 대비 효율적이다.

- 금속이온을 제거하는 데 효과적이다.
- 낮은 온도에서 진행되는 공정이고, 유해한 방사선에 웨이퍼를 노출하지 않는다.

2) 습식 박리

습식 박리(wet chemical stripping)는 대상 표면에 금속의 유무에 따라 다시 둘로 구분된다. 비금속 표면(nonmetallic surface)은 실리카, 질화실리콘, 폴리실리콘을 말한다. 이 경우 황산과 더불어 과산화수소나 과황산암모늄(ammonium persulfate) 등의 산화제 용액을 사용한다. 이 용액은 양극성과 음극성 PR에 모두 사용할 수 있다. 이 화학물질들은 산화 과정에서 웨이퍼의 공정 투입 전 세척(pre-tube-cleaning)에 사용되는 것과 같은 용액과 공정이다. 질산이 가끔 황산의 추가적인 산화제로 사용되는 경우도 있는데, 질산과 황산의 혼합 비율은 10:1이 전형적이다. 유럽과 일본에서는 발연질산(fuming nitric acid)을 사용한다. 발연질산은 질산 84%, 사산화이질소 13%, 물 2%로 구성되며, 로켓 추진제의 저장성 산화제로 사용되는 물질이다.[4]

금속 표면에서 PR을 제거하는 것은 금속이 부식되거나 산화될 수 있기 때문에 더 어려운 작업이다. 이 경우에 쓰이는 화학물질은 유기 박리제(organic stripper), 용제 박리제(solvent stripper), 용제/아민 박리제(solvent/amine stripper), 전문 박리제(specialty stripper)의 네 가지 유형으로 분류할 수 있는데 그중 일부만 살펴보면 다음과 같다.

유기 박리제의 하나인 페놀 계열의 유기물질 그룹(phenolic organic

---

4 https://ko.wikipedia.org/wiki/%EC%A0%81%EC%97%B0%EC%A7%88%EC%82%B0

stripper)에는 술폰산(sulfonic acid)과 염소화 탄화수소 용제(chlorinated hydrocarbon solvents)의 조합이 포함된다. 이 배합에 세척성을 높이기 위해 페놀을 첨가한다. 1970년대에는 이 배합에 포함된 독성 성분 때문에 술폰산이 들어간 비페놀, 비염소화 탄화수소 계열의 박리제를 개발했다. PR을 제거할 때 용액의 온도를 90~120℃로 만들어야 한다. 세척은 두 단계로 이루어지는데, 용제로 먼저 세척하고 물로 세척한 후 건조한다. 용제/아민 박리제는 양극성 PR에 사용된다. 양극성 PR을 사용하는 장점 중 하나는 웨이퍼 표면에서 제거하기 쉽다는 것이다.

3) 건식 박리

식각과 마찬가지로 건식 플라스마 공정이 PR 박리에도 적용될 수 있다. 웨이퍼를 체임버에 넣고 산소를 공급하면 플라스마 장이 산소에 에너지를 공급하여 고에너지 상태로 만들고, 이것이 PR 성분을 가스 상태로 변화시켜 진공에 의해 제거한다.

$$C_xH_y(PR) + O_2(고에너지\ 플라스마) \rightarrow CO(기체) + CO_2(기체) + H_2O$$

건식 박리(dry stripping) 중 플라스마 회화(plasma ashing)는 유기물만 제거하는 플라스마 공정에 사용되며, 플라스마 박리는 유기물과 무기물을 모두 제거할 때 사용된다. 건식 박리에서 플라스마는 마이크로파, 라디오파, 자외선-오존 발생원에 의해 생성된다.

가. 취급 물질과 부산물

1) 습식 식각

습식 식각에 주로 사용되는 화학물질은 불산, 염산, 황산, 질산 등의 강산과 불화암모늄, 암모니아수 등의 염기물질, 그 외에 삼산화크롬(chromium trioxide, CrO_3), 과산화수소 등이 있다(박승현, 정은교, 2012, Hawkinson and Korpela, 1998). 식각 대상에 따라 아세트산이나 인산을 추가로 사용하기도 하며, 트리톤 같은 습윤제를 사용하기도 한다.

2) 건식 식각

플라스마 식각에서 사용되는 반응성 가스는 할로겐족 화합물로 염소, 불소, 사불화탄소, 사불화황(SF_4), 육불화황(SF_6), 산소 등이 있다(Cox, 1984; Steward and Elkington, 1985; Zant, 2004). 반응성 가스와 섞어서 사용하는 기체로는 브롬(bromine, Br_2), 염화수소, 삼염화붕소(boron trichloride, BCl_3), 삼불화메탄(trifluoromethane, CHF_3), 사염화탄소(carbon tetrachloride, CCl_4), 불화카르보닐(carbonyl fluoride, COF_2), 헥사플루오로-1,3-부타디엔(hexafluoro-1,3-butadiene), 황화카르보닐(carbonyl sulfide, COS) 등이 간헐적으로 사용된다(박승현, 정은교, 2012; Cox, 1984; Steward and Elkington, 1985). 이온빔 식각에서는 알곤이 사용된다.

사용되는 화학물질 이외에도 웨이퍼에 포함되어 있던 비소 같은 물질들이 식각되어 가스 형태로 발생될 수 있다. 반응성 가스와 반응하여 생성되는 대표적인 물질로는 삼염화붕소, 사염화탄소, 사염화규소, 사불화황, 과불화프로판(C_3F_8), 사불화탄소, 삼불화메탄, 육불화메탄(C_2F_6) 등을 들 수 있다(Zant, 2004). 가동 중인 공정에서는 밀폐되어 있어 사용되는 가스 및 분해 산물에 노출될 가능성이 낮지만, 정비 과정에서는 잔류하거나 표면에 축적된 물질에 노출될 수 있다.

3) PR 박리

습식 박리의 경우 유기산, 크롬산, 황산, 질산, 술폰산, 페놀, 염소화 탄화수소 화합물, 클로로벤젠, 에탄올아민 계열, 과산화수소, 과황산암모늄 등의 혼합물을 사용하기 때문에 이들에 노출될 수 있다(Stewart and Elkington 1985; Zant, 2004). 건식 박리에서는 산소 라디칼에 노출될 수 있다.

나. 물리적 유해인자

건식 식각 과정에서는 라디오파를 이용하여 가스나 증기에 에너지를 공급하기 때문에 라디오파 노출 가능성이 있다. 플라스마 식각 장비는 통상 13.56MHz에서 작동되며, 이 주파수에 대한 6분 노출 허용 농도(threshold limit value, TLV)는 4.9mW/cm^{2}이다. 식각 장비의 문이 닫힌 상태에서 밀폐되지 않는 경우에는 이 수준 이상의 라디오파 노출이 가능한지만, 문을 밀폐하면 바로 해결될 수 있다. 일부 식각 장비는 내부를 볼 수 있는 유리창이 있고, 이 유리창에 금속 스크린을 설치하지 않아 라디오파 노출이 발생할 수 있다. 이 경우 알루미늄 스크린 등을 설치하여 차폐할 수 있다.

증착 공정과 유해인자

반도체 칩은 부도체의 기판과 다양한 종류와 재료의 도체층(conducting layer)으로 구성되어 있다. 그 도체층은 각자의 역할을 수행하면서 전자의 이동을 통하여 반도체 칩의 역할을 하게 된다. 도체층의 각 도체는 절연막을 통하여 실리카와 질화규소 등의 절연 물질로 격리되어 있어야 하고, 다른 층과도 절연이 잘 되어야 한다. 증착 공정을 통해 에피택시(epitaxy) 막, 폴리실리콘 막, 비결정 실리콘 막 등의 반도체 막을 만들기도 하고, 알루미늄(Al), 알루미늄 합금(Al alloy), 구리(Cu) 등의 금속 도체 막을 만들기도 한다. 이처럼 금속과 같은 물체 표면에 매우 얇은 고체 막을 만드는 것이 증착 공정이다.

증착은 증기를 만드는 방식에 따라 화학기상증착법(chemical vapor deposition, CVD)과 물리기상증착법(physical vapor deposition, PVD)으로 나뉜다(그림 10-1, 표 10-1 참조). 증착에서 가장 중요한 세 가지는 전기적 특

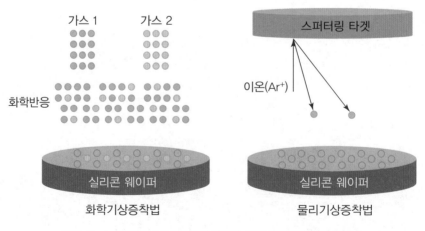

그림 10-1 증착에서 화학기상증착법과 물리기상증착법의 개념도

표 10-1 화학기상증착법(CVD)과 물리기상증착법(PVD)의 적용 공정 비교

구분	CVD	PVD
정의	반응 기체의 화학적 반응에 의해 웨이퍼에 증착하는 방법	물리적인 힘에 의해 대상 물질을 웨이퍼에 증착하는 방법
종류	Thermal CVD, PECVD,[1] LPCVD,[2] APCVD[3]	증발법, 스퍼터링
장점	단차 피복성이 좋음	막 조성 조절이 용이 접착성 좋음 증착 메커니즘 간단
단점	위험한 가스의 사용	단차 피복성이 좋지 않음
적용 공정	W, TiN, SiO_2, SiN 등	Ti, TiN, Co, W

1) PECVD: plasma nhanced CVD
2) LPCVD: low pressure CVD
3) APCVD: atmospheric pressure CVD

성(electrical property)을 잘 살리는 것, 두께의 균일성(thickness uniformity), 단차 피복성(step coverage)[5]을 양호하게 하는 것이다. 이러한 주요 요소의 품질을 좋게 하기 위하여 용도에 맞게 CVD와 PVD 중에서 선택하고, 그 안에서도 다양한 방식의 증착 방법이 개발·사용되고 있다.

가. 화학기상증착법

화학기상증착법(CVD)은 증착하고자 하는 물질을 가스로 만들고, 웨이퍼 위에서 화학적 반응(열분해, 환원, 산화, 다른 가스상 물질과의 반응 등)이 일어나도록 하여 얇은 박막을 형성함으로써 웨이퍼에 증착하는 방법이다. 기체 상태의 원재료와 그에 반응을 하는 가스에 열을 가하거나 플라스마로 발생된 이온과 반응시켜 반응성이 높은 라디칼을 형성함으로써

---

5 단차 피복성: 높이 차이가 나는 부분들을 균일하게 증착하는 특성.

높은 온도의 웨이퍼에서 화학반응을 일으켜 박막을 형성한다(이수경, 2014). 화학기상증착법은 공정 압력, 주입원의 상태, 에너지원에 따라 여러 종류로 나뉜다.

이 방법의 장점은 가스의 화학적 반응을 이용하다 보니 단차 피복성이 좋아 모서리 부분까지 균일하게 증착할 수 있다는 점이다. 또한 다양한 CVD 종류가 있고, CVD를 통하여 균일한 박막의 두께를 형성함으로써 일정한 수준의 저항을 만들 수 있다. 재료로 양질의 다결정 실리콘, 실리콘 질화막, 실리콘 산화막을 적용함으로써 적은 비용으로도 대량생산을 할 수 있다. 또한 보호막인 산화막이나 질화막을 낮은 온도에서 증착할 수 있고, 박막의 화학량론적 구성(stoichiometric composition)을 쉽게 조절할 수 있다. 텅스텐(W) 등의 금속 막도 CVD를 이용할 수 있다. 단점은 위험한 가스를 사용한다는 점이다.

CVD를 공정 압력에 따라 분류하면 상압 화학기상증착(atmospheric pressure CVD, APCVD), 저압 화학기상증착(low pressure CVD, LPCVD) 등으로 나뉜다(최우영 외, 2011). 반응 에너지원으로 분류하면 플라스마 화학기상증착(plasma enhanced CVD, PECVD), 저온 화학기상증착(low temperature CVD), 광 화학기상증착(photo CVD) 등으로 나뉘며, 원료 물질에 따라 분류하면 유기 금속 화학기상증착(metal organic CVD)이 있다.

CVD는 주로 가스로 되어 있는 화합물을 분해하여 사용한다. 금속 중에는 텅스텐이 주로 육플루오르화텅스텐(tungsten hexafluoride, WF_6)의 가스 상태로 사용된다. 가스를 분해하는 데는 열, 플라스마, 레이저, 자외선 등이 사용된다. 이러한 에너지에 의해 웨이퍼가 가열되어 분해된 원자나 분자들의 반응이 촉진되거나 물리 화학적 특성이 변하면서 원하는 특성을 얻을 수 있다. 그 과정을 보면, 운반 가스에 의해 희석된 반응 가스(전구체 가스, precursor gas)가 상압(대기압, AP-CVD), 준-대기압(sub

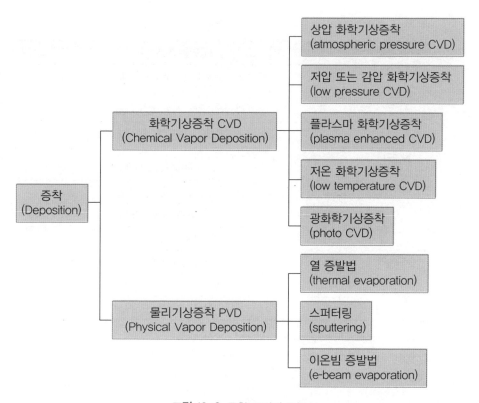

그림 10-2 증착 공정의 종류

atmospheric[0.7 atm]-CVD), 저압(LP-CVD)의 반응 체임버에 운반된다. 그리고 600~1,100℃의 반응로에서 가열된 웨이퍼 위를 통과하거나 접촉하게 되면 반응 가스가 고체상으로 변하여 웨이퍼에 침착된다. 플라스마 화학기상증착 공정에서는 반응로의 온도가 400℃이다.

일반적인 열 화학기상증착(thermal CVD)은 원료가 되는 가스를 열로 분해하여 박막을 증착하는 방법으로, 고온에서 막을 생성하기 때문에 치밀하고 고순도인 양질의 막을 만들 수 있다. 또한 다양한 종류의 성분을 합금하여 박막을 형성할 수도 있다. 공정 장치가 간단하고 양산성도 우수하다. 열 화학기상증착의 종류에는 상압 화학기상증착과 저압 화학기상증착이 있다. 상압 화학기상증착은 웨이퍼를 가스의 흐름과 수직으로 배열

표 10-2 화학기상증착 공정에서 사용되는 가스의 종류

박막 종류		사용되는 가스
절연막	SiO_2	SiH_4, $SiHCl_3$, SiH_2Cl_2, SiH_3Cl, $SiCl_4$, $SiBr_4$, $Si(OC_2H_4)_4$ + O_2, NO, NO_2, N_2O, CO, CO_2 + H_2, H_2O
	Si_3N_4	SiH_4, $SiHCl_3$, SiH_2Cl_2, SiH_3Cl, $SiCl_4$, $SiBr_4$ + NH_3, N_2H_4, N_2, H_2
	PSG[1]	SiO_2 원료 + PH_3
	BSG[2]	SiO_2 원료 + B_2H_6
	ASG	SiO_2 원료 + As_2H_3
반도체막	Si	SiH_4, $SiHCl_3$, SiH_2Cl_2, $SiCl_4$ + Ar, H_2
금속막	Al	$AlCl_3$, $Al(CH_3)_3$, $Al(C_2H_5)_3$ + H_2
	$MoSi_2$	MoF_6, $MoCl_5$ + SiH_4 + H_2

1) PSG: phosphosilicate(phosphorus doped silicon glass)

2) BSG: boronsilicate(boron doped silicon glass)

출처: 김학동(2013).

하여 증착하는 방식이다. 가스의 반응 속도에 비해 가스의 수송 속도가 느리기 때문에 균일한 두께의 막을 증착하기 어렵다. 저압 화학기상증착은 진공 장비로 구성되어 있어서 복잡하지만, 막 두께가 균일하며, 저온에서 증착할 수 있다.

이 밖에도 구리 등을 증착할 때 사용하는 전기화학적 증착(electrochemical deposition, ECD)과 스핀 온(spin-on) 또는 스프레이 온(spary-on) 방법 등이 있다. 이때 CVD 공정에서 실리카 박막 형성에는 실란(SiH_4), 디클로로실란(SiH_2Cl_2), 사염화규소($SiCl_4$), 산소, 아산화질소(N_2O) 등이 사용되고, 질화규소 박막 형성에는 실란, 디클로로실란, 암모니아(NH_3) 등이 사용된다(김학동, 2013).

열 화학기상증착의 기본 형태는 다음과 같다.

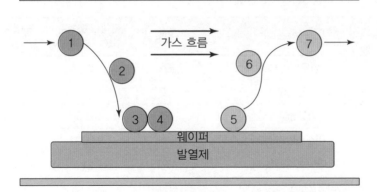

그림 10-3 화학기상증착 공정의 개념도

① 반응 가스의 유입: 반응 물질이 침착될 지역으로 이동. 예를 들어 저 압 화학기상증착에서 저압 상태 반응로의 튜브 안으로 반응 가스 유입

② 웨이퍼 표면으로 반응물 전달: 반응 가스가 유입되는 주된 흐름에서 벗어나 웨이퍼 표면의 경계층으로 이동. 예를 들어 저압 화학기상증 착에서는 저압 상태여서 반응 가스가 자유로이 웨이퍼 표면으로 이동

③ 웨이퍼 표면에 반응물 흡착: 반응물이 웨이퍼 표면에 흡착

④ 웨이퍼 표면에서 화학반응: 열에너지를 받은 반응 가스가 표면에서 화학반응/분해되어 반응물질 생성됨. 반응생성물이 표면에 축적되 어 박막 형성

⑤ 표면에서 생성된 불필요한 가스(부산물) 탈착: 반응생성물인 폴리실 리콘, 질화규소, 실리콘 산화물이 만들어지고 나면 나머지 가스들이 표면에서 탈착됨

⑥ 반응 부산물이 경계층으로 이동: 표면에서 탈착된 반응 부산물이 경 계층으로 이동

⑦ 침착 부위에서 반응 부산물 이탈

표 10-3 화학기상증착 공정에서 사용되는 가스상 물질의 종류와 노출기준

가스	위험	국내 노출기준 TWA[1](mg/m³)	국내 노출기준 STEL[2](mg/m³)
암모니아(NH_3)	FTC	18	27
알곤(Ar)	I		
아르신(AsH_3)	FT	0.016	
이산화탄소(CO_2)	I	9,000	
다이보레인(B_2H_6)	FPT	0.1	
디클로로실란(SiH_2Cl_2)	F(T)C		
디메틸아연($(CH_3)_2Zn$)	FT		
디실란(Si_2H_6)	F		
수소(H_2)	F		
게르마늄 테트라 하이드라이드(GeH_4)	FT	0.6	
질소(N_2)	I		
아산화질소(N_2O)	Oxidant		
포스겐($CoCl_2$)	FT	0.4	
포스핀(PH_3)	FPT	0.4	1
실란(SiH_4)	FP	7	
육플루오르화텅스텐 (WF_6)	(T)C	1 (As soluble compounds)	3

F—Flammable, P—Pyrophoric, T—Toxic, (T)—Toxic byproducts, C—Corrosive, I—Inert

1) TWA: Time Weighted Average
2) STEL: Short Term Exposure Limit

나. 물리기상증착법

물리기상증착법(PVD)은 물리적 힘에 의해 증착하고자 하는 물질을 웨이퍼에 증착하는 방법이다. 증착하고자 하는 물질에 가해진 에너지를 운동에너지로 변환시킴으로써 물질이 웨이퍼로 이동하여 쌓이게 되면서 박

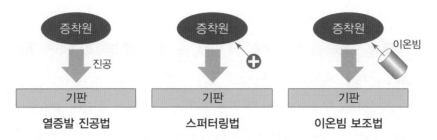

그림 10-4 물리기상증착법 모식도

출처: 이수경(2014).

막을 형성한다(이수경, 2014).

PVD의 장점은 증착 막의 조절이 가능하고, 접착성이 좋으며, 증착 메커니즘이 CVD에 비해 간단하다는 점이다. 하지만 단차 피복성이 CVD에 비하여 좋지 않아 모서리 부분이 균일하게 증착되지 않음으로써 전기적 단락을 일으킨다든지, 얇게 증가되어 저항이 커지는 문제가 발생할 수 있다. CVD와 PVD는 상호 보완적으로 사용하면서 증착 공정에 필수적인 요소로 자리 잡고 있다. PVD는 알루미늄, 질화티탄(TiN) 등의 금속 또는 전도성 막의 증착에 주로 사용된다.

증발법(evaporation)은 진공상태에서 증착하려고 하는 물질에 열을 가해 증발, 승화하여 입자로 만듦으로써 웨이퍼에 붙이는 방법이다. 증발법에는 열 증발법과 전자빔 증발법이 있다. 열 증발법(thermal evaporation)은 가장 오래된 방법이고 기본적인 증착 방법이다. 증기압이 낮은 몰리브데넘(Mo), 탄탈럼(Ta), 텅스텐(W)과 같이 녹는점이 높은 금속으로 만들어진 필라멘트 형태의 히터에 알루미늄과 같은 박막 재료의 원료를 놓고 서서히 가열하여 증발시켜 진공 중에 승화함으로써 증착한다. 전자빔 증발법(e-beam evaporation)은 에너지가 10keV 이상의 전자빔을 증착 물질에만 집속 가열하여 증발시키는 방법으로, 백금(Pt), 크롬, 몰리브데넘 등과 같이 끓는점이 매우 높은 금속 증착에 많이 활용된다. 열 증발법은 필라멘트 히터로 사용되는 물질의 녹는점이 증발시키려는 물질의 끓는점보다 낮으면 사용하지 못하기 때문에 이때 전자빔 증발법을 사용하게 된다. 이 방법은 증착 속도가 빠르다는 장점이 있다.

스퍼터링(sputtering)은 이온화된 원자가 가속되어 물질에 충돌할 때 물질 표면의 결합에너지보다 충돌에너지가 더 크면 타겟 표면에서 금속 원자가 튀어나오는 현상을 이용한다. 진공상태에서 이온화된 입자를 금속원에 충돌시켜 튀어나온 금속 원자를 웨이퍼에 증착하는 방법이다(이수경, 2014). 스퍼터링에 사용되는 금속원으로는 알루미늄, 구리, 티타늄(Ti), 텅스텐 등의 금속과 금속 간 화합물을 포함하는 광범위한 재료가 사용된다(김학동, 2013). 이온빔 스퍼터링(ion beam sputtering)은 이온원(ion source)에 의해 이온빔을 만들고, 이 이온빔을 고진공에서 웨이퍼 쪽으로 보내 박막을 증착하는 방식이다. 이온원이 여러 개로 구성되어 있어 다양한 형태의 원소 증착이 가능하다. 박막 형성, 결정 성장 등의 기초 과정을 증착 입자 자체로 제어할 수 있고, 저온에서 질 좋은 박막 형성이 가능하다. 마그네트론 스퍼터링(magnetron sputtering)은 전극 간의 전기장에 대해서 직교하는 자기장을 가하는 방식으로, 마그네트론 방전에 의해 다량의 이온을 만들어 빠른 증착을 할 수 있다.

2 | 증착 공정의 유해인자

가. 유해인자 노출 위험

CVD 공정에서 다양한 유해인자에 노출될 수 있다. 화학물질, 가연성 가스, 부식성 가스, 배기가스, 뜨거운 표면, 기계적 위험, 전기적 위험 등이 이에 해당한다.

나. 화학물질

CVD에서 실리콘을 증착하려면 사염화규소와 디클로로실란 가스가 주로 사용된다. 가연성 액체(알코올, 아세톤), 강산(황산, 질산, 불산, 염산), 강산화제(과산화수소), 강염기(수산화나트륨, 수산화칼륨, 암모니아수) 등의 물질을 사용하기 때문에 주의해야 한다. 가스의 경우 아르신, 포스핀, 다이보레인 등 인체에 매우 유해한 가스를 사용한다. 아르신의 경우 IDLH 값(미국 NIOSH에서 제안한 Immediately Dangerous To Life or Health)이 3ppm, 포스핀은 50ppm, 다이보레인은 1ppm이다. 또한 CVD 공정은 높은 압력에서 진행되기 때문에 가연성, 폭발성 등을 주의해야 한다. 공정 중에서 실리콘과 염화수소가 발생하기는 하나, 밀폐된 시스템에서 운영되기 때문에 일반적인 운영 중에는 노출될 가능성이 적다. 하지만 CVD의 스크러버(scrubber, 반도체 제조 공정 중 발생하는 가스를 정화하여 배출하는 장비)를 세척하는 등의 정비 작업을 할 때 노출될 수 있다(Ministry of Manpower, 1998).

증착 공정에서는 독성이 강한 물질을 소량 사용하기는 하나, 적절한 환기 대책을 마련하는 것이 필요하다. 암모니아의 경우 부식성과 가연성이 있고 자극성이 매우 큰 물질이다. 따라서 환기가 되는 가스 캐비닛에 보관해야 하고, 용기 뚜껑은 항상 닫혀 있어야 한다. 실란 역시 보관상 주의가 필요한 물질이다. 갈륨비소 IC를 만드는 공정은 CVD 공정 중 하나이다. 이때 갈륨비소 웨이퍼에 갈륨인 또는 갈륨비소 막을 증착하는 과정을 진행한다. 따라서 이들 공정의 반응로나 스크러버 안에는 높은 농도의 아르신 또는 포스핀이 남을 수 있어, 안전 조치 없이 장비를 열면 아르신과 포스핀에 노출될 가능성이 있다. 따라서 배기가 되는 격리된 공간이나 송기 마스크를 쓰고 세척 작업을 해야 한다(Ministry of Manpower, 1998).

이온 주입과 유해인자

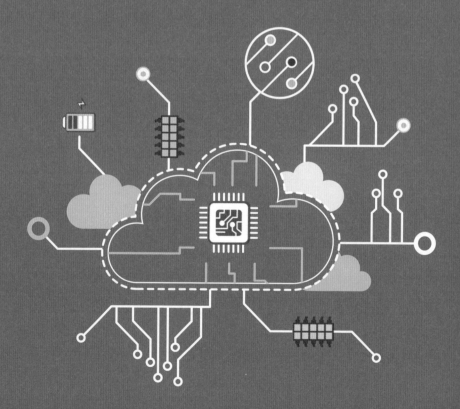

가. 공정 개요

패턴 공정을 거친 웨이퍼는 아직 전류가 흐르지 않는 진성 반도체이다. 회로 접합 형성(junction formation)은 전기적 특성이 없는 부도체인 진성 반도체에 특정 불순물을 넣어서 전류가 흐르도록 만드는 것을 말한다. 가장 많이 사용하는 불순물은 3족이나 5족 원소이다. 실리콘과 같은 4족 원소는 전기적으로 활성이 되지 않는 안정한 상태에서 부도체 상태이지만, 불순물이 주입되면 전기가 통하는 반도체가 된다. 주입한 불순물의 종류에 따라 불순물 반도체는 n형 반도체와 p형 반도체로 구분된다. 실리콘과 같은 4족 원소에 5족 원소를 주입하면 전자가 1개 많은 상태로 사이사이에 들어간 5족 원소로 인해 남는 전자로 인해 전류가 흐른다. 이를 n형반도체라고 한다. 반면 4족 원소에 3족 원소를 주입하면 전자가 1개 부족한 3족 원소로 인해 정공이 생기고, 이 정공이 전류를 흐르게 한다. 이를 p형 반도체라고 한다. 따라서 불순물을 많이 주입할수록 전기전도도가 높아진다(2장 참조).

나. 유해인자

불순물은 3족이나 5족 원소가 들어 있는 화학물질이다. 대표적으로 사용되는 불순물은 다음과 같다.

• 아르신(기체), 비소(고체)

- 포스핀(기체), 삼염화인(phosphorustrichloride), P옥시염화인(phosphorusoxychloride)(액체)
- 삼염화붕소(boron trichloride)/or trifluoride(기체), 디보레인(기체), 삼산화안티몬(고체), 삼염화안티몬(액체) 등이다.

불순물을 실리콘 웨이퍼에 주입하는 방법은 확산(7장 참조)과 이온 주입으로, 진공상태에서 불순물을 이온화한 후 적절한 양을 원하는 깊이만큼 웨이퍼에 넣는 공정이다. 사용되는 불순물과 불순물 주입 방법에 따라 노출되는 유해인자는 달라진다. 두 가지 불순물 주입 공정별로 사용되는 불순물을 포함한 화학물질을 정리했다(표 11-1 참조). 공정 종류, 사용하는 불순물 등은 사업장마다 다를 수 있다. 불순물을 주입하는 방법과 효율 등도 공정마다 달라진다. 웨이퍼 집적도가 높아짐에 따라 최근에는 이온 주입 공정이 많아지고 있다. 확산 공정에서는 극저주파와 비소, 이온 주입 공정에서는 비소 등이 일부 보고되었을 뿐이고 노출수준은 낮았다. 그러나 이 결과들은 시기별로 공정과 직무 노출을 추정할 수 있는 대표성을 갖기에는 한계가 있다. 특히 정비 작업자가 화학물질, 극저주파, 엑스선 등의 유해인자에 노출되는 수준을 보고한 문헌은 매우 부족하다. 여기서는 웨이퍼에 전기적인 특성을 부여하는 이온 형성 공정의 원리와 노출 가능한 유해인자를 고찰했다. 유해인자는 화학물질과 물리적 인자만을 설명했다.

가. 공정 개요

이온 주입법은 이온 주입 장치(ion implanter)에서 만든 불순물(3, 5족)의 이온을 고속으로 가속하여 웨이퍼 속으로 주입하는 방법이다. 이온 주입 장치의 주요 장치는 진공 펌프, 이온 소스, 가속 튜브(acceleration tube), 빔 라인 등이다. 불순물 이온이 고전압(200~400kv)의 전자기장으로 들어가 가속하면 빔 라인을 따라 목표물인 웨이퍼에 강하게 충돌하고, 그 관성으로 웨이퍼 표면 아래로 주입된다(그림 11-1 참조). 당구공을 모래사장 위에 강하게 충돌시키면 모래 아래에 박히는 원리로 측면 확산의 불순물 주입 효과가 발생한다.

이온 주입법은 확산에 비해 원하는 부분에 원하는 양의 불순물을 빔으

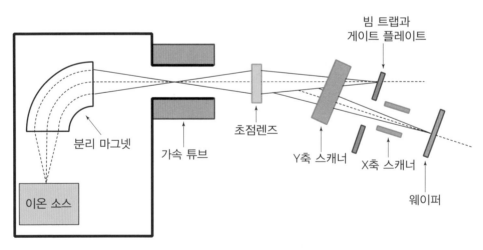

그림 11-1 이온 주입 장치에서 불순물 이온을 웨이퍼에 주입하는 과정을 나타낸 모식도
출처: Cox(1984).

로 쏘아서 주입할 수 있다. 이와 같은 원리를 활용하여 불순물을 주입하는 깊이와 양을 조정할 수 있다. 주입된 불순물 이온은 웨이퍼 표면 아래로 내려가며 웨이퍼 원소 격자와 충돌하고, 그 과정에서 에너지를 잃어 격자에 붙잡힘으로써 자리를 잡는다. 그 농도 분포는 정규분포를 이룬다. 이온 주입 시 전자기장에 의해 가속되는 이온의 에너지와 빔을 쏘는 각도를 조절하여 주입되는 깊이를 조절할 수 있다.

나. 유해인자

1) 화학물질

이온 주입 공정에서 노출될 수 있는 화학물질은 3족과 5족 화합물이다. 이 중 발생이나 노출수준이 보고된 화학물질은 비소화합물이다. 노출 위험 가능성과 발암성 때문이다. 불순물 화합물은 체임버 내에서 이온화되고 자동으로 주입되기 때문에 정상적인 공정 운전에서는 노출 위험이 낮다. 그러나 정비 시 이온 주입 체임버에 든 이온 소스 등을 정비하고 교체하는 과정에서 비소화합물에 노출되는 것으로 알려져 있다.

이온 주입 공정에서 비소 발생 및 노출수준은 다른 유해인자에 비해 상대적으로 많이 보고되었다. Park 등(2010)은 2010년까지 반도체 웨이퍼 가공 공정에서 보고된 공기와 벌크 중의 농도를 시기별, 공정별로 정리하고 고찰했다. 본문에서는 이 문헌에서 시기별, 공정별로 비소 노출 수준만을 추출해서 인용했다. 총 423개 측정치와 40개 요약 통계치를 종합하면, 이온 주입 공정의 운전자가 노출된 비소 수준은 $1.6\mu g/m^3(n=77)$, 정비 작업자는 $7.7\mu g/m^3(n=181)$였다. 가장 높은 노출 농도$(218.6\mu g/m^3)$는 이온 주입 장치를 정비하는 작업자에게서 측정되었다. 저자들은 2010년까지 보고된 비소 노출수준을 시료 수와 산술평균으로 환산한 후(weighted average mean, WAM), 시기별(1980년대, 1990년대, 2000년대), 시료 채취 방법별(개인 시료, 지역 시료), 이온 주입 장비 등 채취 위치(운전, 정비 등) 등으로 분류하여 비소 발생 및 노출 특성을 고찰했다. 그 결과, 과거 1980년대와 1990년대는 비소 발생과 노출수준이 매우 높은 것을 알 수 있다.

표 11-1 이온 주입 공정에서 조사된 비소 발생 및 노출수준 가중 평균 결과(WAMs) 요약

분류		평균 (ug/m³)	표준편차 (ug/m³)	시료 수 (n)	요약 통계 수	분산분석
문헌	1986	324.4	2194.1	44	7	NS[1]
	1988	14.0	22.1	83	10	
	1996	1.8	4.0	9	6	
	2000	40.1	71.7	58	8	
	2002	21.2	14.1	13	6	
	2007	0.5	0.9	216	3	
연대	1980s	121.5	1241.9	127	17	NS
	1990s	35.0	66.2	67	14	
	2000s	1.7	6.2	229	9	
시료 추출 유형	개인 시료(운전)	1.6	0.2	77	2	NS
	개인 시료(정비)	7.8	16.8	181	19	
	개인 시료(관리)	0.0	NA[2]	72	1	
	지역 시료(내부) 이온 주입	218.6	1609.9	76	14	
	지역 시료(외부) 이온 주입	1.6	2.0	17	4	
시료 추출 장소	개인 시료(관리)	0.0	0.0	72	1	NS
	개인 시료(정비)	7.8	16.8	181	19	
	개인 시료 운전)	1.6	0.2	77	2	
	빔 라인	2729.1	7717.3	5	2	
	End station	0.5	0.0	19	2	

	이온 소스	21.8	38.1	31	6	
	이온 소스 배기 라인	108.8	82.4	21	4	
	영역 (외부) 이온 주입	1.6	2.0	17	4	
운전 유형	관리 지역	0.0	0.0	72	1	
	CVD[3]	1.8	0.0	1	1	
	이온 주입	95.4	1004.9	189	32	NS
	지역(외부) 이온 주입	1.6	2.0	17	4	
	NI[4]	0.8	1.1	144	2	
클리닝 방법	건식	56.4	28.2	12	3	
	습식	0.6	0.1	35	2	NS
	NA	0.8	1.0	149	3	
	NI	76.4	917.8	227	32	
합계		43.0	671.2	423	40	

1) NS: non-significant(유의하지 않음)
2) NA: not applicable. Data from operator and administrative area(해당 없음)
3) CVD: chemical volatilization deposition(화학 증착)
4) NI: no information(정보 없음)
출처: Park et al.(2010).

최근 Ham 등(2016)이 중전류(medium current) 이온 주입 장치 정비 근로자 9명을 대상으로 측정한 평균 비소 노출 농도는 $0.64\mu g/m^3$(표준편차 ± $0.92\mu g/m^3$)였으며, 가장 높은 노출 농도는 $2.39\mu g/m^3$였다. 이는 노출 기준($10\mu g/m^3$)을 초과하지 않은 수치이다.

2000년대 이후 이온 주입 공정 등 웨이퍼 가공 공정에서 보고된 비소 노출 연구는 거의 없다. 그러나 이온 주입 공정에서 노출 위험은 항상 있다. 특히 정비 과정에서 정비 작업장의 순간 비소 노출은 더 높을 수 있다. 검증된 자료는 없지만 이온 주입 장치의 종류(고전압/고전류/중전압)에 따라 정비 시 비소 노출 수치는 다를 수도 있다. 이는 기기 종류에 따라 정비 범위, 방법, 부착된 반응물을 제거하는 방법 등에 따른 차이로 볼 수 있다.

2) 엑스선

반도체 웨이퍼 가공 공정에서는 이온 주입 공정만이 엑스선 노출 위험이 있다. 세 종류의 이온 주입 장치(고전압/고전류/중전압) 중 고전압 에너지 주입 장치가 엑스선을 발생시키는 것으로 보고된다. 이온빔의 하전된 입자를 가속하는 과정에서 엑스선이 발생한다. 엑스선 발생을 근원적으로 차단하기 위해서는 이온 주입 장치의 체임버 전체를 납으로 차폐하는 것이 일반적이다. 지금은 근원적으로 체임버의 사방에 납이 차폐되어 있어 정상적인 운전이나 정비 작업에서 노출수준은 거의 없을 것으로 판단된다. 그러나 체임버 정비 등의 과정에서 장비 틈으로 엑스선이 새어 나올 수 있다는 연구 결과들이 보고되었다.

박동욱 등(2015)은 이온 주입 장치 종류별로 전자파와 엑스선 발생 수준이 다르다고 보고했다. 일부 웨이퍼 가공 이온 주입 공정에서 사용한 장비의 종류는 다음과 같다.

- 고전압 에너지 이온 주입 장치 (9만V 이상)
- 중전류 에너지 이온 주입 장치
- 고전류 에너지 이온 주입 장치

고전압 에너지 이온 주입 장치에서는 주로 엑스선이 누출된다. 고전압 에너지 이온 주입 장치 내부는 고전압 에너지 발생 장치, 이온 발생 장치, 빔 라인으로 나눌 수 있다. 각 부분에서 외부 표면 약 10cm에서 피크치를 측정한 결과, 표면 선량 엑스선 발생 특성은 다른 것으로 나타났다.

고전압 에너지 발생 장치에서는 엑스선이 모두 감지되었다. 최신 장비도 고전압 에너지 발생 장치 주변 메인 플라스틱 판넬(도어 문) 표면에서 감지되었다. 메인 플라스틱 판넬 내부는 전선과 보드 등의 공간이 있어

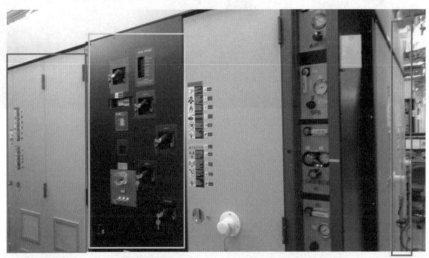

빔 라인 고전압에너지 이온 소스
    메인 플라스틱 판넬 박스

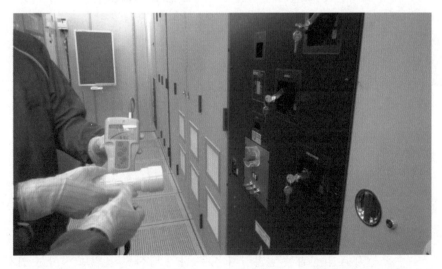

그림 11-2 메인 플라스틱 판넬에서 약 30cm 떨어진 곳에서 모니터링. 유의미한 누출을 감지
할 수 있음.

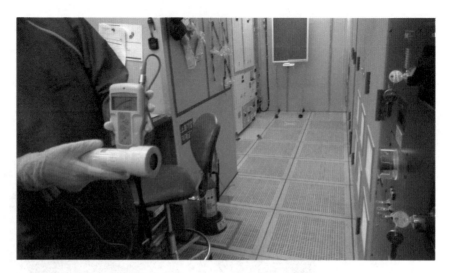

그림 11-3 메인 플라스틱 판넬에서 약 1m 떨어진 작업대 근처에서 모니터링

납으로 차폐되지 않을 수 있다. 심한 경우 3개 부분의 표면 모두에서 검지되는 장치도 있을 수 있다(그림 11-2, 11-3 참조).

정은교 등(2015)에 따르면 이온 주입 장치에서 50~100cm 떨어진 곳에서 측정한 엑스선의 선량은 $1.07 \pm 2.53 \mu SV/h$였다. 따라서 가동된 고전압 에너지 이온 주입 장치 옆의 장비를 정비하는 경우에는 정비 시간 동안 엑스선에 노출될 수 있다.

예를 들어, $1\mu Sv/h$를 발생하는 고전압 에너지 이온 주입 장치 근처에서 하루 평균 4시간 동안 정비 작업을 하는 근로자의 연간 누적 엑스선 피폭선량을 추정하면 다음과 같다.

시간/일 × $1\mu Sv$/시간 × 5일/주 × 50주/년 = $1,000 \ \mu Sv/yr = 1mSv/yr$

원자력 안전법상 일반인의 경우 자연 방사선과 의료 방사선 선량을 제외하고 연간 내부와 외부 피폭의 합계가 1mSv 이상을 초과하지 않도록 하고 있다. 반면 작업 종사자의 방사선량 노출 한도는 연간 50mSv를 넘지 않는 범위에서 5년간 100mSv이다. 이는 매년 20mSv를 의미한다. 수시 출입자의 노출 한도는 연간 12mSv이다. 미국 ACGIH는 5년간 평균 20mSv까지 허용 권고기준으로 하고 있다. 이 측정 결과를 적용할 경우 대부분 노출 한도는 넘지 않는다.

하지만 비록 저선량이라고 할지라도 작업 근로자에게 직접 피폭되는 일이 없도록 주기적인 측정을 통해 방사선에 대한 노출을 관리하는 것이 필요하다. 아직도 선량과 영향 관계에서 방사선에 의한 어떤 효과가 선량에 비례하는 선형관계가 나타나고, 아무리 적은 선량일지라도 그 선량에 대한 영향(효과)이 나타난다고 미국 BEIR(Biological Effects of Ionizing Radiation) 보고서에서 밝히고 있기 때문이다.

모든 고전압 에너지 발생 장치를 대상으로 납 차폐 여부를 조사하고 엑스선 발생 특성을 조사한 후 엑스선 누출을 줄이는 조치가 필요하다. 특히 고전압 에너지 이온 주입 장치 주변 1m 이내에는 작업대 설치를 피하는 것이 바람직하고, 정비 작업자는 이온 주입 장치 정비 작업을 하는 경우 근처의 엑스선을 발생시키는 영역을 표시하고 이 근처의 작업 공간이 들어가지 않도록 '방사선 관리 구역'으로 설정하고 관계자 외 출입을 금하는 조치가 필요하다.

3) 극저주파

확산과 이온 주입법은 전기에너지를 사용하기 때문에 극저주파가 발생한다.

최근에 우리나라에서 보고된 웨이퍼 가공 공정별 평균 개인 노출수준을 비교하면, 운전자의 경우 이온 주입($1.74\mu T$)과 확산($1.69\mu T$) 공정이 다른 공정에 비해서 극저주파 노출수준이 높은 것으로 나타났다(Choi,

2018b). 장비 정비 작업자의 경우 확산(1.75μT) 공정이 타 공정에 비해 높게 나타났다.

웨이퍼 가공 공정의 전자파 노출수준을 종합하면, 확산, 이온 주입, 박막 공정 운전자의 노출수준은 국내 웨이퍼 가공 공정에서 보고된 결과와는 비슷하고, 해외에서 보고된 다른 전기를 취급하는 주요 직무자 평균 노출수준[전기 엔지니어: 0.275μT, 전기 기술자: 0.66μT, 전기 활선 작업자: 3.607μT, 전기공: 0.366μT, 전화선: 0.199μT, 0.49μT, TV수리: 0.394μT, 0.270μT, 전기 발전소(power station): 1.433μT, 0.615μT, 전기 설비자(fitter): 0.298μT, 1.555μT]보다는 높은 것으로 나타났다(Bowman et al., 2007). 웨이퍼 가공 공정에서 높은 전자파 노출 근원은 높은 전기에너지가 사용되는 확산 공정의 히터(heater)와 이온 주입 공정의 고전류 이온 주입 장치 때문으로 판단된다.

물리 화학적 연마와
유해인자

물리 화학적 연마(chemical mechanical polishing 또는 planarization, CMP)
는 웨이퍼 위에 집적한 재료를 화학적 침식과 기계적 마찰을 이용하여 연
마하는 과정으로, 주 목적은 다음 공정을 진행하기 위한 웨이퍼 표면의
광역 평탄화(planarization)이다. 평탄화를 거치면 증착 등을 통해 웨이퍼
표면 전체에 걸쳐 일정 두께로 추가된 막을 트렌치 안으로만 남길 수도
있고(상감 기법, damascene process), 절연체로 층을 구분하여 그 위에 새로
운 회로층을 집적할 수도 있어 다층 배선 구조의 소자를 만들 수 있다(그

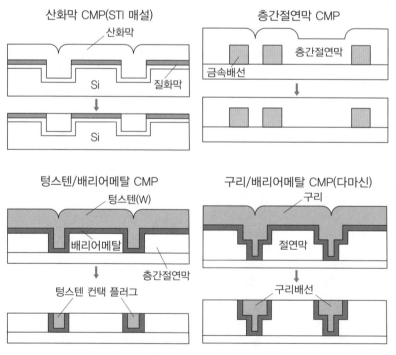

그림 12-1 물리 화학적 연마(CMP) 공정 전후 비교

출처: 김학동 외(2012).

림 12-1 참조). 다른 목적은 표면의 경면 연마(mirror surface polishing)이며, 이는 가공 전의 순수한 실리콘 웨이퍼를 제작할 때 사용된다. 이러한 CMP의 제거 기능은 식각의 제거 기능과는 다른 특징이 있다. 이 공정을 활용하면 다층 배선 반도체 소자 제작이나 구리처럼 식각이 어려운 물질을 평탄화할 수 있다. 원래는 최종 단계에서 표면의 평균 거칠기를 1nm 이내로 가공하기 위해서 개발되었으나, 1980년대 말 미국의 IBM에서 다층 금속 배선 공정에서의 평탄화 문제를 해결하기 위해 도입되었다(이종명, 2004; 최우영 외, 2011). CMP 이외의 전통적인 평탄화 방법으로는 에치백(etchback), 유리 환류(glass reflow), 스핀-온 필름(spin-on films)을 들 수 있다. 에치백은 희생막을 도포하고 식각을 이용하는 국부적 평탄화 방법이다. 유리 환류는 화학기상증착(CVD)으로 물질을 증착한 후 가열하여 물질이 흘러내림에 따라 표면이 부드럽게 되는 것이다. 스핀-온 필름은 웨이퍼를 회전시키는 상태에서 액체 물질을 도포하여 낮은 부위에 물질이 채워지도록 하는 방법이다(최성재, 2006).

CMP 장치의 구성은 웨이퍼를 연마 패드 위에 고정하고 웨이퍼를 회전시키는 회전 테이블과 일정한 압력으로 누르면서 회전하여 물리적인 연마를 하는 연마 헤드(polishing head), 웨이퍼 위에 슬러리를 공급하는 노즐로 구성된다(그림 12-2 참조). 연마를 덜 하면 불필요한 박막이 남고, 너무 많이 하면 필요한 막층이 얇아지는 현상(thinning)이 발생한다. 웨이퍼가 커지면서 웨이퍼 전체를 일정 두께로 연마하는 기술의 난이도가 높아졌다. 부분적으로 연마가 불균등하게 이루어져 생기는 두께 차이를 디싱(dishing)이라고 한다. 디싱은 회전 테이블의 회전으로 슬러리가 웨이퍼 가장자리에 더 많이 분포하게 되면서 발생한다.

슬러리는 연마 대상(산화막, 층간 절연막, 구리, 텅스텐)과 연마 입자의 종류에 따라 구성이 달라진다. 슬러리의 기능은 화학적 연마제를 공급하고,

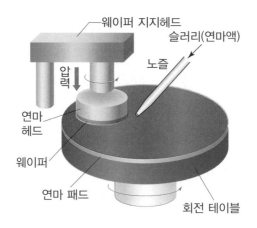

웨이퍼 지지헤드

슬러리(연마액)

노즐

압력

연마
헤드

웨이퍼

연마 패드

회전 테이블

그림 12-2 CMP 장치의 구성

출처: 김학동 외(2012).

웨이퍼와 연마 입자 사이에 윤활 기능을 하며, 연마 과정에서 떨어져 나온 웨이퍼의 물질을 제거하는 것이다.

2 슬러리

슬러리(slurry)는 화학반응을 위한 산 또는 염기가 초순수에 섞여 있으며, 기계적 연마를 위한 미세 입자(nano powder particulate)가 균일하게 분산되어 콜로이드 형태를 띤다.

슬러리는 다음과 같은 특성이 있어야 한다(이종명, 2004).

- 슬러리 내 금속이온의 농도가 매우 낮아야 한다.
- 슬러리 내 연마 입자의 크기가 균일해야 한다.
- 연마 속도가 높고 연마 선택도가 균일해야 한다.

- 연마 입자에 의한 표면 흠집(scratch) 발생률이 매우 낮아야 한다.
- 슬러리 내 연마 입자의 분산 안정성 및 장시간 보관 안정성이 있어야 한다.

슬러리의 종류는 평탄화 대상 물질의 종류에 따라 크게 산화막(oxide) 슬러리와 금속막(metal) 슬러리로 구분된다. 더 세분하면 산화막 슬러리를 산화막 CMP용 슬러리와 STI(shallow trench isolation) CMP용 슬러리로 구분할 수 있고, 금속막 슬러리를 텅스텐 및 알루미늄 CMP용 슬러리, 구리 CMP용 슬러리로 나눌 수 있다(이종명, 2004).

가. 산화막 슬러리

산화막 CMP용 슬러리의 대표적인 구성으로는 흄드 실리카(fumed silica)를 초순수에 분산시킨 콜로이드 실리카(colloidal silica)를 들 수 있다. 산화막 CMP는 보통 염기성 상태에서 공정을 수행한다. 염기성 용액을 만들기 위해서는 수산화칼륨이나 암모니아수를 첨가한다.

산화막 CMP용 슬러리의 화학적 작동 원리는 첨가한 염기성 용액에서 발현된다(그림 12-3 참조). 먼저 염기성 용액에서 나온 수산화기(hydroxyl: -OH)가 산화막과 흄드 실리카 표면과 결합한다. 그다음에는 수소결합에 의해 산화막과 흄드 실리카가 연결되고, 연마 헤드에 가해지는 압력과 마찰열 등에 의해 흄드 실리카와 산화막이 직접 화학적 결합을 한다. 그리고 지속적으로 가해지는 압력과 마찰에 의해 흄드 실리카 입자와 산화막의 일부가 떨어져 나가 물리 화학적 연마가 완성된다. 여기서 표면의 수산화 반응이 중요한 작용 기전의 일부이며, 수산화 반응이 pH10 이상의 염기성 용액에서 효과적으로 발생하기 때문에 슬러리의 pH를 조절 및 유

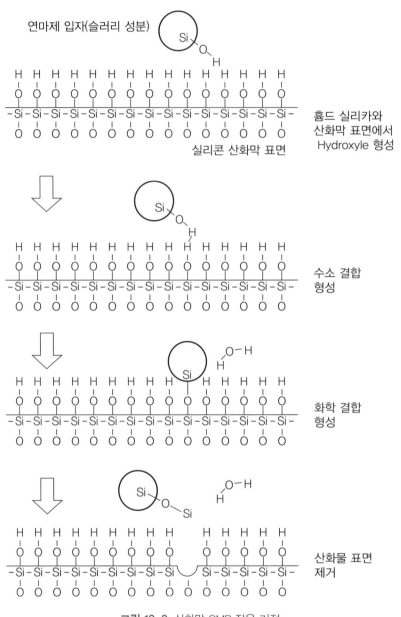

연마제 입자(슬러리 성분)

흄드 실리카와
산화막 표면에서
Hydroxyle 형성

실리콘 산화막 표면

수소 결합
형성

화학 결합
형성

산화물 표면
제거

그림 12–3 산화막 CMP 작용 기전

출처: 이종명(2004).

지하는 것이 중요하다.

STI CMP 공정에서는 주로 세리아(CeO_2) 입자를 연마 입자로 사용한다. 이 물질은 산화 절연막과 질화물(nitride) 막 사이의 연마 선택비가 크다는 특성이 있고, 이 선택비를 높이기 위해 화학적 첨가제를 추가하기도 한다.

나. 금속막 슬러리

배선용 금속막에는 알루미늄, 텅스텐, 구리 등이 있다. DRAM 메모리의 워드선(word line)에는 알루미늄이, 비트선(bit line)에는 텅스텐이 사용된다(이형옥, 2005).

텅스텐과 알루미늄 금속막 CMP에서는 주로 알루미나 입자를 산성 용

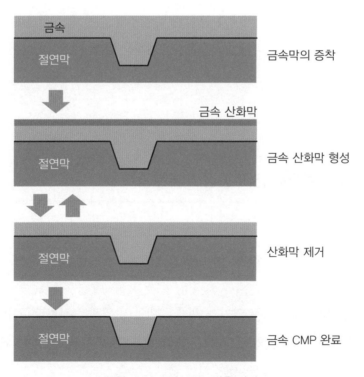

금속막의 증착

금속 산화막 형성

산화막 제거

금속 CMP 완료

그림 12-4 금속 CMP 작용 기전

출처: 이종명(2004).

액에 혼합한 슬러리가 사용된다. 산화막보다는 금속막이 더 단단하기 때문에 연마율을 높이려는 것이다. 또한 금속막 슬러리에서는 산화제(oxidizing agent)의 역할이 큰데, 이 산화제가 금속 표면을 산화하여 마찰력을 높임으로써 기계 연마가 잘 이루어지도록 하기 때문이다. 산화된 금속막이 순수한 금속보다 덜 단단해서 상대적으로 쉽게 연마되는 성질을 이용하는 것이다(그림 12-4 참조). 이러한 산화제로는 질산제이철[ferric nitrate, $Fe(NO_3)_3$], 과산화수소, 질산칼륨(KNO_3), 질산 등을 들 수 있다. 산화 반응 촉진을 위해 보통 pH7 이하를 유지한다.

구리는 산성 용액이나 산화제에 의해 부식이 잘 일어나고, 상감 기법 과정에서 디싱이나 절연막의 침식(erosion) 문제가 심각하게 발생하기 때문에 주의가 필요하다. 구리 CMP는 2단계로 이루어진다. 첫째 단계에서 알루미나 입자와 산화제가 포함된 슬러리를 이용해 장벽층(barrier layer)이 나올 때까지 연마하고, 둘째 단계에서는 콜로이드 실리카를 이용해서 마무리한다.

3 | 물리 화학적 연마 공정의 유해인자

가. 취급 물질과 부산물

산화막 슬러리에는 염기성 용액을 만들기 위해 수산화칼륨이나 암모니아수가 첨가된다. 흄드 실리카 슬러리에는 실리카가 포함되어 있지만, 공기 중으로 노출될 가능성은 거의 없다.

금속막 슬러리에는 질산제이철, 과산화수소, 질산칼륨, 질산 등이 산화제로 포함된다. 슬러리 중의 작은 입자가 나노 크기라서 정비 과정 중에 이들 나노 입자에 노출될 수 있다.

나. 물리적 유해인자

210쪽 [그림 12-2]에는 없지만 CMP 연마 패드의 마모와 오염을 줄이고 공정 관리를 위해서 물리적인 힘을 가해 패드의 상태를 복원하는 패드 컨디셔닝(pad conditioning) 작업이 CMP 작업과 동시에 이루어진다. 패드 컨디셔닝의 한 방법으로 초음파를 이용한 방법이 있다. 약 20kHz의 초음파를 패드에 가하면 미세한 기포들이 생성되고 붕괴되는데, 이 원리를 이용하여 원활하게 연마 잔류물의 배출을 유도하고 패드의 마모와 오염 문제를 해결하려는 시도가 있다.

CMP 공정이 완료되었다는 것을 인지하기 위한 방법 중 하나로 레이저 반사를 이용한 광학적 측정법을 사용한다. 이때 광원이 테이블 밑에 존재하기 때문에 작업자에게 노출될 가능성은 거의 없다.

칩 조립 및 검사 공정과
유해인자

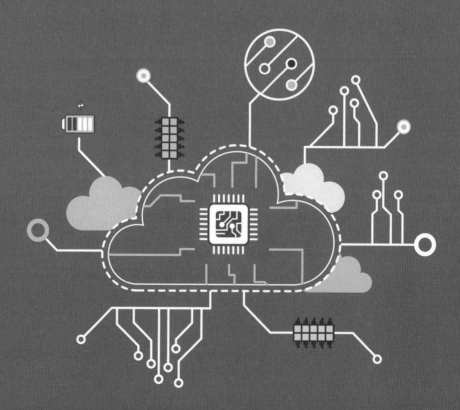

1 │ 칩 조립 공정의 개요

반도체를 제조하는 공정은 웨이퍼 제조 공정, 웨이퍼 가공 공정과 이러한 소자를 PCB 기판 등에 끼워 패키지를 만드는 공정인 칩 조립 및 검사 공정(package process)이라는 후 공정으로 구분된다. 패키지는 반도체 칩의 입출력 및 전원 단자들을 외부와 전기적으로 연결할 뿐만 아니라, 고집적 및 고속의 회로를 습기나 먼지 등으로부터 보호한다. 또한 온도나 충격 등에 대해서도 회로를 보호하고, 칩 동작 시 발생하는 내부 열을 외부로 방출하여 내부 회로를 보호하기도 한다.

패키지의 기본 구조는 반도체 소자, 즉 칩을 회로 기판 등에 접속하기 위한 리드(lead), 리드프레임(lead frame)과 칩의 본딩 패드를 연결하는 접속선, 칩을 장착하기 위한 패들(paddle), 봉합 물질(package material)로 구성되어 있다. 외부에 실장(mounting)할 때 접촉 지점 역할을 하는 리드프레임은 패키지의 종류에 따라 다른 형태(예: 솔더 볼)로 바뀌기도 한다.

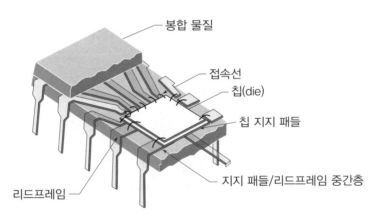

그림 13-1 리드프레임과 칩이 봉합된 플라스틱 패키지
출처: 황호정(2014).

최근 들어 리드프레임 대신 솔더 볼 부착방식이 선호되고 있다. [그림 13-1]은 리드프레임으로 연결된 칩이 봉합된 플라스틱 패키지의 전형을 보여 준다.

리드프레임의 소재는 주로 철-니켈 합금이나 구리 합금이다. 리드프레임을 만드는 방식에는 프레스를 이용하여 리드프레임을 소재를 일정한 형태로 가공하는 물리적인 방식인 스탬프(stamp) 방식과 리드프레임 소재를 부식시켜 원하는 형태로 만드는 식각 방식이 있다.

스탬프 방식의 리드프레임 제조 과정을 좀 더 자세히 설명하면, 리드프레임의 원재료를 프레스를 이용하여 연속적으로 늘리고 잘라 리드프레임 형태로 만드는 스탬핑 공정을 거친다. 스탬핑 공정이 끝난 재료는 어닐링 공정을 거치는데, 이는 스탬핑 공정에서 발생한 재료의 잔류응력을 제거하여 재료를 스탬핑 공정 전의 연한 상태로 만들기 위한 과정이다. 어닐링 공정이 완료되면 도금(은도금) 공정을 거치는데, 이는 반도체 칩과 리드프레임을 전기적으로 연결하는 와이어 본딩의 신뢰성을 높이기 위함이다. 은도금의 일반적인 순서는 '클리닝 → 활성화(activation) → 화학적 연마(chemical polishing) → 구리 때림(Cu strike) → 안티-이머전(anti-immersion) → 은도금 → 박리 → 헹굼 → 건조'이다. 이 공정 중 구리 때림이란 은도금을 할 때 은이 리드프레임에 잘 도금되게 하기 위해 0.1~0.15μm의 두께로 리드프레임 표면에 구리를 붙이는 것을 말한다. 안티-이머전이란 은도금이 되지 않아야 하는 부위를 미리 안티-이머전 용액으로 전처리하여 은도금이 되지 않도록 하는 과정을 말한다.

식각 방식의 리드프레임 제조 과정은 반도체에서 포토레지스트를 사용하여 패턴을 만드는 공정과 비슷하다. 우선 리드프레임이 될 원재료의 양면에 포토레지스트를 바른 후, 그 위에 리드프레임 패턴이 완성된 도판을 붙인다. 도판은 4.5~5mm 정도 두께의 유리판 위에 2~3μm 두께의 크롬

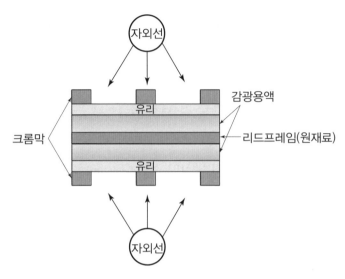

그림 13-2 리드프레임 패턴을 위한 노광 모식도

막을 입힌 다음 레이저로 크롬을 제거하여 리드프레임 패턴을 만든 것이
다. 도판을 붙인 후 [그림 13-2]와 같이 양쪽에서 자외선을 쪼이면 빛에
노출된 포토레지스트가 경화된다.

　노광 후에는 리드프레임의 패턴을 완성하기 위해 현상 공정을 거치는
데, 이 과정에서 자외선에 노출되지 않아 경화되지 않았던 포토레지스트
가 제거된다. 그다음 포토레지스트가 제거된 부위에 염화제일철($FeCl_2$)과
같은 식각 용액을 분사하여 해당 부위를 부식시키는 식각 공정을 거친다.
식각 공정이 끝난 리드프레임은 모두 경화된 포토레지스트로 덮여 있는
데, 이 경화된 포토레지스트를 제거하는 과정이 박리 공정이다. 박리 공
정에 주로 사용되는 물질은 수산화나트륨이다. 이후 헹굼과 건조 공정을
거쳐 리드프레임이 완성된다.

　　패키지의 종류는 봉합 물질 또는 실장 방식에 따라 분류할 수 있다. 봉합 물질에 따라서는 플라스틱과 세라믹 패키지로 구분되고, 실장 방식에 따라서는 다음과 같이 구분된다(고광덕, 2016; wikipedia, 2017).

가. 삽입 실장형 패키지

　　삽입 실장형 패키지(through-hole mount package)란 PCB의 뚫린 구멍에 삽입할 수 있는 리드를 갖고 있는 패키지로, 삽입된 리드는 납땜 등을 하여 접점을 붙인다. 삽입 실장형 패키지는 가장 먼저 개발되었으며 가장 오랫동안 사용된 전형적인 패키지 형태이다. 리드의 배열과 형태에 따라 DIP(dual in-line package), SIP(single in-line package), ZIP(zigzag in-line package)로 구분된다. DIP는 양쪽에 리드들이 배열된 구조의 패키지로, 다른 패키지에 비래 핀(pin) 수 대비 패키지가 큰 편이다. SIP은 한쪽에만 리드들이 배열된 구조의 패키지이다. ZIP의 경우는 한쪽에만 리드들이 있다는 점에서는 SIP과 같지만, 리드들이 지그재그로 배열된 점에서 차이가 있다.

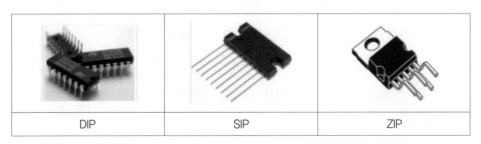

| DIP | SIP | ZIP |

그림 13-3 삽입 실장형 패키지 종류

나. 표면 실장형 패키지

표면 실장형 패키지(surface mount package)는 PCB 등에 접속되는 리드(또는 솔더 볼)가 회로 기판을 관통하는 것이 아니라 표면에 부착된다. 칩의 크기가 같을 경우 삽입 실장형 패키지보다 더 작게 만들 수 있어 실장 면적을 줄일 수 있으며, 두께가 얇고 가볍게 제작할 수 있다. PCB 등에 구멍을 뚫을 필요가 없고 고밀도 배선이 가능해 입출력 단자가 많이 필요한 대부분의 칩은 표면 실장형 패키지를 적용한다.

표면 실장형 패키지는 리드의 배열 형태 등에 따라 SOP(small out-line package), QFP(quad flat package), QFN(quad flat no-lead), BGA(ball grid array) 등으로 구분된다.

SOP는 삽입 실장형 패키지의 DIP처럼 패키지의 바깥쪽 양면에 리드가 있는 형태로, 회로의 규모가 그다지 크지 않은 패키지에 사용되는 방식이다. 패키지의 봉합 물질로는 플라스틱과 세라믹이 사용되는데, 세라믹은 군사, 항공 등 특수한 경우에 사용된다. 핀 간격은 0.8~0.5mm, 핀의 수는 48~86개가 일반적으로 사용된다.

QFP는 표면 실장에 사용되는 부품의 핀이 사면으로 모두 돌출된 패키지이다. 핀 간격이 0.4~1.0mm, 핀의 수는 32~304핀까지 다양한 종류가 있다.

QFN은 패키지의 밑면 네 변에 리드가 없는 전극 패드가 나열되어 있는 패키지이다. QFP에 비해 실장 면적이 작고 고밀도화가 가능하다.

BGA는 패키지 밑면에 구형의 볼을 일정한 간격으로 나열하여 단자화한 것이다. 패키지 속의 칩과 단자는 와이어 연결이나 플립 칩 접속으로 연결하고 수지로 몰딩한다.

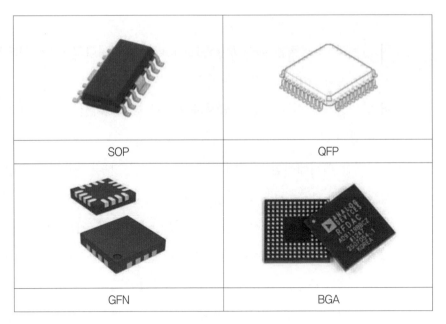

SOP	QFP
GFN	BGA

그림 13-4 표면 실장형 패키지 종류

3	칩 조립 공정의 유해인자

가. 칩 준비 공정

1) 래미네이션 공정

가) 공정 내용

웨이퍼 가공 공정에서 만들어진 반도체 칩은 육안 검사와 현미경 검사를 통해 품질 상태를 확인하고, 일정 수율 이상의 품질이 확인되면 반도체 제품 생산을 위한 후면 연삭(back grinding) 공정을 한다. 웨이퍼의 뒷면을 절단해 내는 후면 연삭 공정에서 반도체 패턴, 즉 칩이 있는 전면에 물리 화학적인 손상과 오염을 방지하기 위해 보호 테이프를 붙이는 공정이 있는데 이 공정을 래미네이션(lamination) 공정이라고 한다. 반도체 패키지가 점점 작아지고 칩의 두께가 얇아지면서 후면 연삭 가공 중에 웨이퍼가 깨지거나 휘는 현상을 방지하기 위해 래미네이션 공정도 계속 진화하고 있다.

이러한 래미네이션 공정에 사용되는 테이프가 갖추어야 할 기본적인 특징은 다음과 같다. 후면 가공 시 미세 입자가 있어도 웨이퍼가 깨지지 않도록 어느 정도 완충작용을 해야 하고, 후면 가공 완료 후 웨이퍼에서 쉽게 떨어져야 한다. 또한 후면 가공 시 발생하는 실리카 분진이 웨이퍼 전면의 패턴 내부로 유입되지 않도록 부착력이 높아야 한다. 아울러 테이프 탈착 시 테이프의 접착 성분이 웨이퍼 표면에 남아 칩의 성능에 문제를 일으켜서는 안 되고, 웨이퍼 두께 편차가 발생하지 않도록 두께가 일정해야 한다. 후면 가공이 끝나면 보호 테이프는 제거된다.

래미네이션 테이프는 보호 필름 층(protective film), 접착제 층(adhesive film), 기재 필름 층(base film) 등 3개 층으로 이루어져 있다. 웨이퍼의 뒷면에 래미네이션 테이프를 붙일 때 보호 필름 층이 제거되면서 접착제 층이 웨이퍼에 붙는다. 이 접착제 층은 웨이퍼 표면과 래미네이션 테이프를 붙이는 역할을 하며, 웨이퍼의 후면 연삭이 완료된 후에는 원활하게 웨이퍼에서 제거되어야 한다. 주로 아크릴계 수지가 사용되며, 테이프를 제거할 때 접착력을 약화하기 위해 자외선을 쪼여야 하는 래미네이션 테이프도 있다. 자외선을 쪼이면 접착력이 약화되는 접착제 종류는 자외선에 의해 접착제 성분이 경화 반응을 일으켜 접착력이 감소한다.

나) 유해인자

산업보건학적인 특별한 유해요인은 없으나, 자외선을 쪼여야 하는 래미네이션 테이프를 사용하는 경우 자외선에 노출될 가능성이 있다.

2) 후면 연삭 공정

가) 공정 내용

웨이퍼 가공 공정에서 완성된 웨이퍼의 칩은 패키지의 종류에 따라 그 두께가 달라져야 한다. 그러므로 웨이퍼 연마용 다이아몬드 휠을 사용하여 웨이퍼(두께는 약 $720\mu m$)의 뒷면을 연삭하여 패키지의 종류별로 적합한 두께(약 $30\sim280\mu m$)로 갈아 내는데, 이 공정을 후면 연삭 공정(back grinding)이라고 한다.

후면 연삭 공정에 사용되는 장비는 장비 구조에 따라 두 가지로 분류된다. 스탠드 얼론 타입 백 그라인더(stand alone type back grinder)와 인라인 타입 백 그라인더(in-line type back grinder)이다. 전자는 웨이퍼의 후면 가공을 완료한 후 래미네이션 테이프를 제거하는 작업, 다이싱 테이프(dicing tape)를 웨이퍼 뒷면에 다시 붙이는 웨이퍼 마운팅(wafer mounting) 작업이 각각 독립적인 장비에서 이루어지는 장비 구조를 말한다. 후자는 후면 가공과 래미네이션 테이프 제거 및 웨이퍼 마운팅 작업이 한 장비에서 동시에 이루어지는 장비 구조를 말한다. 인라인 타입의 경우 모든 세부 공정이 진공상태로 진행되어 웨이퍼가 휘는 등의 문제를 해결할 수 있기 때문에, 웨이퍼의 크기가 커질수록 인라인 타입의 사용이 증가하는 추세이다.

연삭 작업은 한 번에 이루어지지 않고 여러 번에 걸쳐 이루어진다. 실제 현장 사례를 보면 연삭 전 칩의 두께가 $760\sim780\mu m$이며, 1차 후면 연삭 작업을 통해 가장 많이 갈아 내고(약 $200\sim300\mu m$), 2차 연삭 작업에서는 좀 더 작은 두께로 갈아 낸 다음, 마지막으로 갈아 낸 표면을 매끄럽게 하기 위한 연마 과정을 거쳐 최종 원하는 두께를 만들고 있다.

웨이퍼의 연삭 방식에는 휠(wheel, 숫돌)이 회전하면서 위에서 웨이퍼가 위치한 아래로 내려오는 동안 웨이퍼도 같은 방향을 회전하면서 깎아 내는 방식(in-feed grinding method)과 회전하는 휠 내부로 웨이퍼가 서서히 밀려 들어가면서 깎아 내는 방식(creep-feed grinding method)이 있다. 높은 가공 품질 때문에 전자가 주로 사용된다.

나) 유해인자

후면 연삭 공정에 사용되는 물질은 연마제 종류에 따라 구성 성분 및 함량이 다를 수 있다. 일반적으로 사용되는 연마제는 물이 70~90% 정도 차지하고, 나머지는 비결정실리카, 수산화테트라메틸암모늄(tetramethyl ammonium hydroxide, TMAH) 등이 포함되어 있을 수 있다. 경우에 따라서는 초순수만을 사용하기도 한다. 이 공정에서는 연마제를 회전체에 계속 분사하면서 연마 작업이 이루어지기 때문에 연마제 성분이 미스트 형태로 공기 중으로 분사되지만, 이러한 연삭 작업이 밀폐된 기계 내에서 이루어지기 때문에 작업자에게 노출될 가능성은 낮다. 다만 연삭 장비의 문을 열고 작업하거나 연마제를 보충하는 과정에서 흩어지는 연마제 미스트에 노출될 가능성이 있다. 또한 부품 교체, 세척 등을 위한 PM 작업

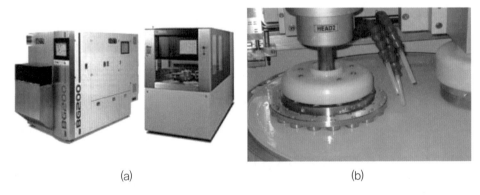

(a)   (b)

그림 13-5 후면 연삭 장비(a)와 내부 모습(b)

출처: https://eesemi.com/backgrind.htm(a); https://www.levitronix.com/kr/cmp-slurry.html(b)

시 장비 내에 잔류한 연마제에 접촉할 수 있고, 연마제가 순환되는 배관의 연결 부위 점검 시에도 노출될 가능성이 있다. 따라서 연삭 장비를 PM 작업하는 경우에는 장비 내의 잔여물을 완전히 배출하고 물로 충분히 세척한 후에 작업하도록 해야 한다.

3) 웨이퍼 절단 공정

가) 공정 내용

웨이퍼 절단(wafer sawing) 공정이란 원형 다이아몬드 칼날을 이용하여 웨이퍼 전면에 있는 절단(sawing) 선을 따라서 절단하여 개별 칩으로 분리하는 공정이다.

웨이퍼를 절단하기 전에 이루어져야 하는 작업은 웨이퍼 마운팅 과정이다. 우선 마운팅 장비에 중앙이 빈 원형 띠 모양의 웨이퍼 프레임을 놓고, 프레임 중앙 부분에 웨이퍼를 놓는다. 이때 웨이퍼는 연삭 가공된 후면이 위로 향하게 위치된다. 그다음 웨이퍼 프레임과 웨이퍼 위에 다이싱 테이프를 붙인다.

웨이퍼 프레임의 재질은 금속이나 플라스틱이 사용되는데, 휘거나 구부러짐, 오염이나 열에 견딜 수 있는 재질이어야 한다. 다이싱 테이프는 웨이퍼 프레임과 웨이퍼가 부착되는 면에만 접착제가 도포되어 있다. 다이싱 테이프의 두께는 약 0.076mm이며, 유연성이 있고 질기다. 다이싱 테이프에는 PVC 테이프와 UV 테이프가 있는데, UV 테이프를 사용하는 경우 웨이퍼를 칩으로 절단한 후 자외선을 쪼이는 공정이 추가된다. 이 테이프에 자외선을 쪼이면 접착력이 약화되어 칩 접착 공정에서 칩의 분리가 쉽기 때문이다.

웨이퍼 마운팅이 끝나면 웨이퍼 절단 장비로 이송되어 고속으로 회전하는 원형 다이아몬드 칼날을 사용하여 절단 선을 따라 웨이퍼를 자른다.

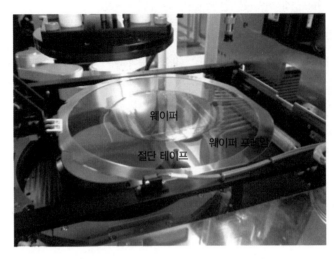

그림 13-6 웨이퍼 프레임과 웨이퍼가 절단 테이프에 부착된 모습

출처: http://www.genesem.com/?view=product&lang=en&mode=getProductList&group_no=6&category_no=6

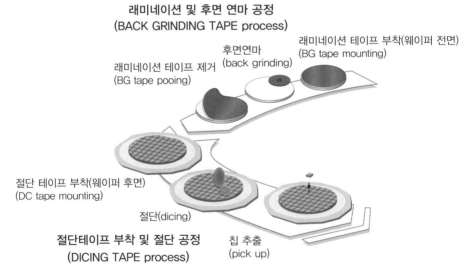

그림 13-7 래미네이션 테이프 부착부터 웨이퍼 절단까지 주요 과정 모식도

출처: http://skymart-technologies.com/our-product/qfnmlp-package-sawing-tape/

이 과정에서 고압의 초순수를 절단 부위에 뿌리면서 절단 시 나오는 잔여물을 제거한다. 이때 사용되는 초순수는 이산화탄소가 녹아 있는 초순수를 사용하는데, 절단 시 정전기가 발생하면 제품에 영향을 주기 때문에 이를 방지하기 위함이다. 초순수 외에 다른 종류의 절삭액이 사용될 수도 있다.

웨이퍼를 톱질 선을 따라 자르면 사각형 조각이 되는데, 이를 칩이라고 한다. 칩은 일반적으로 0.5~35mm 크기의 정사각형 또는 직사각형의 형태를 띤다. [그림 13-7]은 래미네이션 테이프 부착에서부터 웨이퍼 절단까지 주요 과정을 도식화한 것이다.

나) 유해인자

초순수 이외에 웨이퍼 절단 시 금속 가공유로 계면활성제가 사용될 수 있으며, 이러한 계면활성제는 제품의 종류마다 다르지만 주로 물과 폴리에틸렌글리콜, 폴리에틸렌프로필렌글리콜이 주성분이고, 기타 습윤제와 보존제(preservative) 등이 첨가되어 있다. 웨이퍼를 절단하는 과정에서 회전하는 다이아몬드 칼날과 웨이퍼에 이 금속 가공유를 계속 분사하면서 작업하기 때문에 금속 가공유가 미스트 형태로 분산되지만, 밀폐된 기계 내부에서 발생하기 때문에 정상적인 작업에서 작업자에게 노출되기 어렵다. 다만 부품 교체나 세척 등을 위한 PM 작업 또는 비정상적인 기계 작동에 대응하기 위한 해당 장비의 응급조치 작업 시 노출될 가능성이 있다.

4) 자외선 조사 공정

가) 공정 내용

웨이퍼 마운팅 시 UV 테이프를 다이싱 테이프로 사용한 경우, 이 다이싱 테이프와 웨이퍼 사이의 접착력을 없애 칩 접착 공정에서 칩을 다이싱 테이프에서 쉽게 떼어 내기 위해 자외선을 쪼인다. 자외선 발생원으로는 주로 고압 수은 램프가 사용된다. 이 램프에서 350~400nm의 파장이 발생하는데, 평균적으로 360nm의 자외선이 사용된다.

일반적인 경우 자외선을 쪼이기 전후의 접착력 변화를 보면 120g/mm²에서 22g/mm² 이하로 감소한다. UV 테이프의 접착 성분은 주로 아크릴계 수지인데, 이 수지는 고분자의 사슬 구조가 다리결합(cross linking)으로 연결되어 접착력이 유지된다. 그런데 자외선을 쪼이면 서로 연결된 고리가 끊어져 접착력이 감소한다.

장비에 따라 다르기는 하지만 자외선 조사 장비 내에서 어떤 과정을 거쳐 공정이 진행되는지를 살펴보면 주로 다음과 같이 5개 과정으로 구분할 수 있다.

① 절단이 완료되고 웨이퍼가 부착된 웨이퍼 프레임이 수납된 카세트 로딩: 카세트 내에 웨이퍼가 놓인 상태에서 자동 검색 후 낱개의 웨

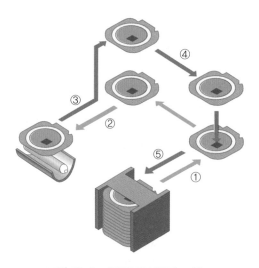

그림 13-8 자외선 조사공정 모식도

출처: Adwill(2017).

이퍼를 카세트에서 꺼내 얼라인먼트 유닛으로 이송한다.

② 자외선 조사 준비: 얼라인먼트 유닛으로 이송된 웨이퍼는 이송 암의 하부 경로를 거쳐 자외선 조사가 이루어질 체임버 내부로 이송되며, 이때 체임버 내부는 질소 가스로 충전된다.

③ 자외선 조사: 체임버 내의 웨이퍼는 자외선램프 위로 이동되면서 자외선을 균일하게 쪼인다.

④ 카세트 수납 준비: 자외선 조사가 완료된 웨이퍼는 이송 암에 의해 체임버 상부의 이동 경로를 따라 이송된 후 상부 얼라인먼트 위치에서 대기한다.

⑤ 웨이퍼의 카세트 수납: 다음 장의 웨이퍼가 카세트에서 빠져나가고 나면 상부에서 대기하던 자외선 조사가 완료된 웨이퍼가 카세트 내부로 수납된다.

나) 유해인자

자외선 발생원으로 사용하는 고압 수은 램프는 약 1,000시간 정도 사용하면 교체한다. 이 장비의 PM 작업자는 램프 교체 작업뿐만 아니라 주기적으로 램프에서 나오는 자외선 양이 적절한지를 알아보기 위해 장비 모니터에 나타난 광량을 점검한다. 하지만 경우에 따라서는 램프가 설치된 곳의 하우징을 열고 직접 자외선 양을 측정하여 점검하는 경우도 있다. 따라서 이러한 작업 과정에서 노출될 수 있는 자외선에 주의해야 한다. 특히 242mm 미만의 자외선이 일반 공기에 노출되면 공기 중 산소가 오존으로 바뀌는데, 자외선을 쪼이는 체임버는 질소 가스로 채워진 상태에서 자외선이 나오기 때문에 오존 발생 가능성은 낮다.

나. 칩 접착 공정

1) 공정 내용

칩 접착(chip attaching) 공정은 웨이퍼 절단 공정에서 낱개로 분리된 칩을 한 개씩 웨이퍼에서 떼어 내 외부와의 전기적 연결 단자 역할을 하는 기판에 접착제를 이용하여 붙이는 공정이다. 기판 위에 칩을 붙이는 방법은 기판 위에 접착제를 도포하여 붙이는 방법, 양면테이프를 이용하여 붙이는 방법, 공융 합금 물질을 사용하여 접착하는 공융 칩 접착(eutectic chip attach) 방법이 있다.

칩과 기판을 붙이는 데 사용되는 접착제는 에폭시(epoxy)계 수지나 아크릴(acryl)계 수지 또는 규소수지계 접착제이다. 에폭시 계열의 접착제는 충전제(filler)의 종류에 따라 전도성과 비전도성으로 구분되는데, 전도성인 경우 금속(은)이 함유된 충전제를 쓰고, 비전도성인 경우 고분자 화합물을 충전제로 쓴다.

접착제를 기판에 도포하는 방식은 스크린 인쇄(screen print) 방식과 디스펜스(dispense) 방식으로 구분할 수 있다. 스크린 인쇄 방식은 실크 스크린 인쇄와 같이 기판의 일정 부분 위에만 접착제가 도포될 수 있도록 미리 설계된 스텐실(stencil) 아래에 기판을 놓고 스텐실 위에 접착제를 부어 붓질하듯이 밀면 칩이 붙어야 할 일정한 부분의 기판에만 접착제가 도포되는 방식이다. 디스펜스 방식은 칩이 붙어야 할 기판 위 일정 부분에 접

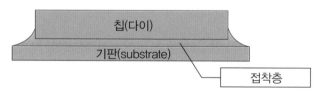

그림 13-9 기판 위에 칩이 부착된 모습

착제를 직접 떨어뜨려 접착제가 도포되는 방식이다.

접착제를 도포하여 칩을 붙이는 세부 공정은 크게 4단계로 구분된다. 우선, 칩의 접착성을 높이기 위해 접착제를 반경화(curing) 상태로 만들어 주는 과정이 필요하다. 이를 위해 접착제가 도포된 기판을 오븐에 넣어 반경화 상태를 만든다. 이후 기판을 오븐에서 꺼내 그 위에 칩을 붙이고, 칩을 다시 오븐에 넣어 열을 가해 접착제를 완전 경화한다. 경화 온도 및 시간은 접착제의 종류 및 제품에 따라 다른데, 보통 175℃에서 1시간 정도 이루어진다.

양면테이프를 이용하여 붙이는 방법에서는 열경화성수지인 폴리이미드(polyimide) 재질의 테이프를 이용한다. 칩을 적층하여 기판 위에 붙이는 칩 적층 접착(stack die attaching) 공정에서는 WBL 테이프(wafer back-side lamination tape)와 스페이서 테이프(spacer tape)를 사용한다. 기판 위에 양면테이프인 WBL 테이프를 붙이고 그 위에 칩을 붙인 후 그 위에 스페이서 테이프를 붙이고, 다시 그 위에 WBL 테이프를 붙이고 그 위에 칩을 붙이는 방식이다. 적층으로 쌓이는 칩과 칩 사이에 스페이서 테이프를 붙이는 이유는 첫 번째 칩의 금선이 첫 번째 칩 위에 놓인 두 번째 칩의 금선과 닿아 전기적 합선(단락)이 일어나는 것을 방지하기 위함이다.

WBL 테이프는 종류에 따라 자외선을 쪼이기도 하는데, 이는 테이프의 접착력이 지나치게 높아 접착력을 완화할 필요가 있기 때문이다. 접착이

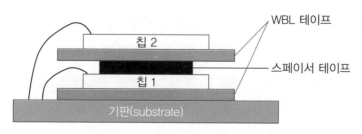

그림 13-10 접착테이프를 이용한 칩 적층

완료된 WBL 테이프는 접착력 향상 및 테이프의 기포 제거를 위해 열을 가해 경화한다. 경화 시간 및 온도는 제품에 따라 다르지만, 보통 125℃에서 90분 정도 진행한다.

공융 칩 접착 방식은 비교적 낮은 온도에서 녹는 금속 물질을 이용하여 칩을 기판에 붙이는 방식이다. 주로 은, 금, 또는 금(80%)+주석(Sn, 20%)의 합금(용융점: 280℃)이 사용된다. 공융 칩 접착 방식은 내습성이 강하고 불순물이 없다는 장점이 있다. 하지만 자동화하기가 어렵고, 비록 다른 금속에 비해 상대적으로 낮은 온도에서 녹는 물질이 사용되기는 하지만 고온이 필요하기 때문에 큰 기계적 응력이 발생하는 문제가 있다. 최근에는 양면테이프를 이용한 칩 접착 방식이 점점 늘어나는 추세이다.

2) 유해인자

접착제의 주요성분은 수지류(에폭시, 아크릴계 등), 은, 실리카(주로 비결정형), 경화제(페놀계, 아민계 등), 희석제(유기용제류) 등이다. 따라서 접착 과정에서 휘발성 유기화합물이 발생할 수 있다. 이러한 휘발성 유기화합물은 경화 과정에서도 발생할 수 있다. 특히 경화 과정에서 발생한 유기화합물이 충분히 빠져나가지 않은 상태에서 오븐의 문을 열면 순간적으로 고농도의 휘발성 유기화합물에 노출될 수 있다. 따라서 경화가 완료된 후 오븐 내에서 충분히 냉각과 배기를 한 후 제품을 꺼내야 한다.

스텐실을 이용한 스크린 인쇄 방식으로 접착제를 도포하는 경우 스텐실은 일정 횟수(보통 100회 정도) 이상 사용하면 폐기하는데, 폐기 전에 스텐실에 오류가 발생한 경우 스텐실을 세정하여 사용하는 경우가 있다. 이런 경우 세정액으로 사용하는 유기용제류(아세톤, 메탄올 등)에 노출될 수 있다. 또한 스텐실 이외에 다른 부품도 세정하여 사용하는 경우 유기용제류를 쓸 때가 있는데, 이러한 작업은 반드시 국소배기 장치가 설치된 작업대에서 실시해야 한다.

공융 칩 접착 방식을 사용하는 경우 합금에 사용된 금속이 용융 과정에서 금속 흄으로 발생할 수 있다. 자외선 노출이 필요한 접착테이프를 사용하는 경우 칩 접착 과정에서 자외선을 쪼이는 설비가 사용되는데, 이 설비 운용자는 자외선에 노출되지 않도록 주의해야 한다.

다. 와이어 본딩 공정

1) 공정 내용

와이어 본딩(wire bonding) 공정은 칩의 전극(pad)과 기판의 리드 부위의 전극을 전기가 통하도록 매우 미세한 와이어로 연결하는 것을 말한다(그림 13-11 참조).

와이어로 사용되는 물질은 일반적으로 금, 구리, 알루미늄, 은이다. 반도체 칩의 종류에 따라서 와이어의 직경은 15μm에서 수백 μm에 이른다. 금이 가장 많이 사용되었으나, 비용과 상대적 안정성 등의 이유로 금 대신 구리를 점점 더 많이 쓰는 추세이다. 구리를 이용한 와이어는 비록 금 와이어에 비해 부식의 위험성은 있지만, 더 작은 사이즈의 볼 본딩(ball bonding)이 가능하고 금 와이어와 거의 동일한 성능을 내기 때문에 요즘 모든 와이어의 1/3 정도가 구리 와이어이다.

대표적인 본딩 방법으로는 볼 본딩과 웨지 본딩(wedge bonding)이 있다. 볼 본딩에는 금과 구리가 사용되며, 본딩 시 열이 필요하다. 볼 본딩은 압력, 초음파 에너지, 그리고 경우에 따라서 열을 이용하여 와이어 끝부분을 공 모양으로 만들어 기판에 연결하는 방법이다. 만약 열과 초음파 에너지만이 사용된다면 열 초음파 본딩(thermosonic bonding)이라고 한다. [그림 13-12]는 모세관(capillary tube)을 활용한 볼 본딩의 구체적인 작업

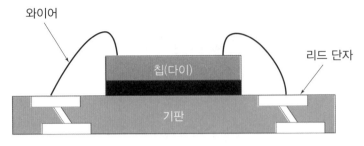

그림 13-11 와이어 연결 모습

진행 순서 예이다.

① 와이어가 주입되는 가는 바늘 모양의 모세관이 본딩할 단자 위치로
　이동한 다음, 와이어를 잡고 있던 클램프(clamp)가 열린다.

② 와이어가 모세관 속으로 주입된다.

③ 모세관 끝부분에서 스파크를 일으킨다.

④ 와이어가 녹으면서 공 모양이 된다.

⑤ 모세관이 내려오면서 공 모양의 와이어가 칩의 단자 표면에 접촉
　한다.

⑥ 초음파를 가해 와이어와 칩의 단자를 잘 붙인다.

⑦ 모세관이 와이어를 끊어 낼 위치까지 이동한 다음, 초음파로 기판
　단자 위에 와이어를 접합하고 끊어 낸다.

⑧ 클램프가 닫히고 모세관이 다음 본딩 위치로 이동한다.

　웨지 본딩은 웨지 툴(wedge tool)을 사용하는데, 이 웨지 툴에 와이어가
30~60° 기울기로 공급된다. 웨지 본딩은 알루미늄이나 금 와이어 모두에
사용할 수 있는데, 알루미늄 와이어를 사용하는 경우 실온에서 초음파만
을 가해 본딩이 이루어지는 반면, 금 와이어를 사용하는 경우 150℃ 이상

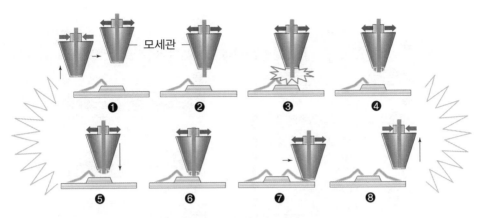

그림 13-12 볼 본딩 과정

출처: https://electroiq.com/2006/07/wire-bonding- considerations/

의 열과 초음파를 동시에 사용하는 열 초음파 본딩(thermosonic bonding)을
한다.

2) 유해인자

사용되는 와이어가 접합될 때 와이어에 가해지는 초음파나 열에 의해
와이어가 용해되면서 증발될 가능성은 있으나, 그 양은 극히 미미할 것으
로 판단된다.

라. 몰딩 공정

1) 공정 내용

몰딩(molding) 공정은 와이어 본딩이 완료된 반도체 칩을 습기, 열, 물
리적 충격 등 외부 환경으로부터 보호하기 위하여 열경화성수지인
EMC(epoxy molding compound)로 칩이 실장된 기판을 감싸는 공정을 말한
다. EMC는 에폭시 수지, 실리카, 페놀 수지 등의 여러 원료가 들어간 소

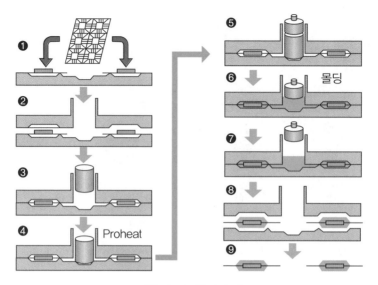

그림 13-13 몰딩 공정

출처: https://www.mdpi.com/2411-5134/1/2/11/html

재이다. 초기에 열을 받으면 점도가 낮아지다가 고분자 물질 간 교차결합 (cross link)이 늘어나면서 점도가 급격히 상승하여 형태가 경화되고 안정화되는데, 보통 경화에 필요한 온도는 180℃ 정도이다.

몰딩의 전 단계로 플라스마를 이용한 클리닝 공정이 있다. 주로 알곤 가스 등을 이용한다. 진공상태에서 에너지(라디오파)를 가하면 알곤 플라스마가 형성되고, 이 플라스마로 칩이 붙은 기판 표면을 때린다. 이 공정으로 기판 표면의 이물질이 제거되기도 하지만 기판 표면이 거칠어져서 클리닝 이후 수행할 몰딩 작업 시 EMC와 기판이 단단히 부착되는 효과가 있다.

몰딩 방법에는 트랜스퍼 몰드(transfer mold), 진공 몰드(vacuum mold), 압축 몰드(compression mold)가 있는데, 이 중 가장 많이 사용되는 방식이 트랜스퍼 몰드이다. EMC(보통 태블릿 형태)를 예열 과정을 거쳐 플런저 (plunger)로 금형 속에 밀어 넣으면, 가열되면서 녹는점(약 180℃)에 달하여 액체 상태가 된다. 이후 플런저에 힘을 더 가하여 액체 상태의 EMC를 탕도(runner)를 통해 금형 속으로 밀어 넣는다. 탕도는 액체 상태의 EMC가 칩을 전부 감싸도록 이동하는 통로이다.

몰딩된 EMC를 오븐에서 180℃ 내외의 온도로 1~5시간 정도 추가로 경화하는데, 이를 몰드 후 경화(post mold cure, PMC)라고 한다.

몰딩 기계는 주기적으로 세척해야 하는데, 세정 시 사용되는 재료는 멜라민, 플라스콘, 왁스 콤파운드 등이다.

EMC의 주요성분, 기능, 함량 구성비는 제품의 종류에 따라 달라질 수 있는데, 그중 한 예는 [표 13-1]과 같다(고광덕, 2016).

EMC에 주로 사용되는 에폭시 수지는 비페닐(biphenyl)계 수지, OCN(ortho-cresol novolac) 수지, 다기능(multi-functional) 수지, 다중 방향계(multi-aromatic) 수지가 있다. 경화제로 사용되는 물질 역시 수지 종류로 페놀 노볼락(phenol novolac) 수지, 다기능 수지, 다중 방향계 수지 등이 있다.

표 13-1 에폭시 몰딩 콤파운드의 주요성분과 그 기능, 함량 구성비의 예

성분	기능	함량비(%)
에폭시 수지	몰딩 화합물의 기본 수지	5~20
경화제	수지 고분자 사슬 간 교차결합 형성	5~20
촉매	수지와 경화제 간의 반응 촉진	<1
충전제	몰딩 화합물의 열팽창계수, 열전도율, 기계적 강도 등을 조절	60~93
연결재	유기물과 무기물의 결합력 향상	<1
저응력제	내부응력 저감	<5
이형제	금형으로부터 이형성 부여	<1
유기난연제	난연성 부여	<2
무기난연제	난연성 부여	0.5~3.0
착색제	색깔 부여	<1

충전제로 사용되는 대표적인 물질은 실리카이다. 실리카는 석영이나 규사를 고온에서 완전히 녹여 비결정 실리카로 만들어서 사용하거나, 비결정의 합성 실리카를 만들어서 사용하기도 한다. EMC에 사용되는 대부분의 실리카는 비결정 실리카이지만, 높은 열 방출이 필요한 제품의 경우에는 열전도율이 높은 결정 실리카를 사용하기도 한다.

이형제로 주로 사용되는 물질은 왁스(wax)이다. 왁스는 EMC에 포함되어 있다가 금형 내에서 EMC가 몰딩되면서 패키지 외부로 방출되고, 방출된 왁스는 몰딩된 패키지와 금형 틀이 잘 떨어지도록 윤활 작용을 하게 된다.

2) 유해인자

몰딩 공정에서 사용되는 EMC에는 에폭시 수지 또는 페놀 수지 같은 열경화성수지와 실리카 화합물, 카본블랙 등이 포함되어 있다. EMC의 몰딩 과정에서 열이 가해지므로, 수지에 포함된 휘발성 유기화합물뿐만 아니라 수지류의 열분해 산물(벤젠, 포름알데히드), 카본블랙, 실리카, 삼산화안티몬도 공기 중으로 나올 수 있다. 따라서 몰딩 공정 중 발생하는 이러한 오염 물질을 제거하기 위해 설치된 국소배기 장치가 정상적으로 작동되는 상태에서 작업이 이루어져야 한다. 몰드 후 경화 작업에서도 휘발성 유기화합물이 발생할 수 있으므로 작업할 때 작업장 내로 확산되지 않도록 제거해야 한다.

몰딩 시 사용되는 금형은 일정 시간(보통 4시간 정도) 작업 후 세정하는데, 이러한 세정 작업 시 사용되는 실리카, 에탄올아민 등의 세정제 성분에 노출될 수 있다. 특히 금형이 충분히 냉각되지 않은 상태에서 세정하는 경우 세정제의 열분해 산물인 포름알데히드를 포함한 휘발성 유기화합물에도 노출될 수 있다(산업안전보건연구원, 2012).

마. 마킹 공정

1) 공정 내용

마킹(marking) 또는 인쇄 공정은 몰딩이 완료된 칩의 표면에 표식을 새기는 공정이다. 고유(일련)번호나 명칭, 제조 연월일, 제품의 특성, 핀의 위치, 제조사 로고 등 필요 정보를 고객의 요구에 맞게 마킹한다.

마킹 방법으로는 위치에 따라 제품 앞면이나 뒷면에 표시하는 방법이 있다. 마킹 재질에 따라서는 잉크(inc) 마킹과 레이저(laser) 마킹으로 분류하며, 최근에는 대부분 레이저 마킹을 한다. 레이저 마킹 시 글자의 크기는 제조사마다 다르나 보통 0.2mm 크기로 마킹을 하며, 줄 간격은 30~160μm에서 선택할 수 있다. 일반적으로 마킹 속도는 초당 1,000자 정도이며 투과 깊이는 25μm 이하이다.

가) 레이저의 특성 및 분류

많은 수의 전자를 높은 에너지 상태에서 비교적 오랜 시간 머무를 수 있는 준안정상태의 에너지준위로 올린 후, 특정한 진동수를 가진 광자를 이 체계에 입사시키면 광자와 전자가 상호작용을 하여 입사한 광자와 동일한 진동수를 가진 빛을 다량으로 방출하는데 이를 레이저(laser, light amplification by simulated emission of radiation)라고 한다. 즉, 레이저란 [그림 13-14]와 같이 빛이 증폭기 안에서 유도방출을 반복 반사하면서 증폭되어 나온 빛을 말한다.

레이저는 단일한 파장의 빛을 내는 단색성(monochromaticity), 빛의 퍼짐 정도가 매우 적은 지향성(directivity), 렌즈를 이용하여 매우 작은 크기로 집속할 수 있는 집속도(focusability)와 함께 매우 높은 에너지 강도(intensity)를 얻을 수 있다는 특성이 있다. 이러한 점을 활용하여 레이저는

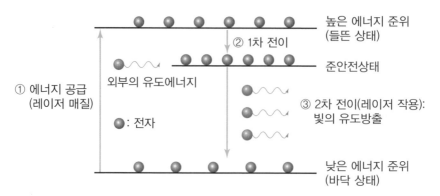

그림 13-14 레이저 빛의 발생 원리

반도체 제조 공정 등에서 정밀가공뿐만 아니라 레이저 광통신, 핵융합, 홀로그래피(holography), 정밀 계측, 보건 의료 등의 분야에서 폭넓게 활용되고 있다.

소재 표면에 쪼이는 레이저 빔은 소재의 반사율에 따라 일부가 반사되고, 나머지는 에너지의 세기가 표면에서부터 지수적으로(exponentially) 감소하면서 소재에 흡수된다. 소재에 흡수된 빛에너지는 열에너지로 변환되면서 소재의 온도를 높이고 소재에 열영향부를 형성한다. 대부분의 경우 레이저 빔의 강도가 단위면적당 1메가와트(10^6W/cm^2) 이상이므로, 레이저 빔을 쪼이는 점(spot)에 가까운 영역에서는 급속한 온도 상승과 함께 소재의 용융과 증발 등이 일어나 절단, 천공, 용접, 마킹 등의 가공이 가능한데 높은 에너지를 주기 위해 렌즈를 이용해 레이저 빔을 모은다.

레이저는 매질에 따라서 기체 레이저, 액체 레이저, 고체 레이저, 반도체 레이저 등으로 구분한다. 기체 레이저는 중성원자, 이온, 엑시머를 포함하는 분자를 사용하고, 액체 레이저는 로다민 6G 등의 색소 분자를 유기용제에 녹여서 사용하며, 고체 레이저와 반도체 레이저는 천이 원소(transition element)와 희토류(rare earth element) 이온을 사용한다. 단속성에 따라서는 펄스 레이저(pulse laser), 연속파 레이저(continuous wave laser)로

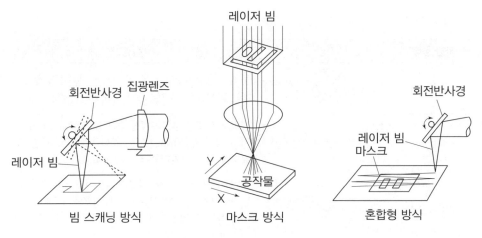

그림 13-15 레이저 빔 마킹 방식

출처: http://imulti.kr/383design/product4/06_laser/06info/images/0605_01.gif

구분한다. 펄스 레이저에는 엑시머, 이산화탄소, 야그(YAG) 레이저가 있으며, 연속파 레이저에는 이산화탄소, 야그, 헬륨 네온, 반도체 레이저 등이 포함된다. 레이저 빔의 파장 범위는 0.1μm∼1mm에 이르는 것으로 알려져 있으나, 실제로 사용하는 파장의 범위는 0.2∼500μm이며, 반도체 제조 공정에서는 주로 적외선 영역인 1,064nm의 파장을 사용한다.

나) 레이저 마킹

레이저 마킹 방식은 [그림 13-15]와 같이 크게 빔 스캐닝(beam scanning) 방식, 마스크 방식, 혼합형 방식으로 구분할 수 있다. 반도체 패키지에 마킹하는 방법은 주로 빔 스캐닝 방식으로, 빠른 작업과 비접촉 공정으로 인해 소모되는 재료가 없다는 장점이 있다.

레이저 마킹의 형태는 [표 13-2]와 같이 부풀림(foaming), 각인(engraving), 각인 및 변색(color change), 변색 및 표백(bleaching) 등 네 가지로 구분할 수 있다.

반도체 칩의 식별 및 기능 등을 표시하기 위해 대부분의 패키지 표면은

표 13-2 레이저 마킹의 네 가지 형태와 특징

마킹 형태	그림	특징
부풀림		물체의 용융점보다 낮은 온도에서 재료가 부풀도록 하는 방식으로, 아크릴 등의 재질에 사용된다.
각인		레이저를 쪼인 부분이 증발되어 그루터기(burr)가 생기지 않고 깨끗이 제거되는 방식으로, 주로 야간 사용 스위치, 플라스틱 마킹 등에 사용된다.
각인 및 변색		레이저를 쪼인 부분에 약간의 그루터기가 남으며, 각인과 동시에 색상이 변화되는 방식으로 구리나 알루미늄 등을 제외한 대부분의 금속 및 플라스틱 마킹 시 이런 효과가 나타난다.
변색 및 표백		마킹 면을 각인시키지 않고 순간적인 화학변화를 일으켜 색상만 변하도록 하는 방식으로, 키보드와 같은 플라스틱 마킹이나 금속 표면을 높은 주파수의 빛으로 변색 마킹하는 방식 등이 여기에 속한다.

검은색으로 되어 있다. 마킹한 표식은 EMC의 재질이나 빔의 특성에 따라 흰색이나 엷은 노란색을 띠는데, 이는 패키지의 표면 색깔과 대비되어 잘 보이게 된다.

경화된 EMC가 레이저에 의해 태워지면서 글자가 새겨지면 이 과정에서 연기(smoke)가 발생한다. 하지만 반도체 제조 공정과 같은 레이저 마킹 시스템에서는 근로자 노출 및 제품 품질을 위해 장비가 밀폐되어 있으며 국소배기장치가 설치되어 있다.

2) 유해인자

가) 레이저에 의한 부산물

레이저를 이용하여 반도체 칩에 마킹을 하는 경우, 열을 받는 과정에서 경화된 EMC가 깨지거나 타면서 구성 성분인 카본블랙, 삼산화안티몬, 유기화합물 등이 연기나 냄새가 나는 휘발성유기화합물 등 열분해 부산물로 발생할 수 있다. 이렇게 발생한 물질은 장비에 설치된 배기 장치를 통해 제거되므로, 정상적인 상황에서는 장비 자체가 밀폐되어 있어 작업장으로 나오지 않기 때문에 근로자가 노출되지 않는다. 그러나 예방정비, 장비 고장, 제품 불량 발생 시 점검하는 과정 등 비정상적 상황에서 스크린을 열게 되면 장비 밖으로 유해인자가 배출되어 근로자가 이에 노출될 수 있다.

나) 잉크 마킹 유해인자

레이저 마킹이 일반화되기 전인 과거에 사용되었던 잉크 마킹에서는 잉크에 함유된 유기용제나 희석제 성분(솔벤트나프타, 크실렌, 사이클로헥사논, 아세톤, 초산에틸, 톨루엔 등)에 근로자가 노출될 수 있었다.

다) 물리적 유해인자

물리적 유해인자로는 레이저 마킹 시 사용되는 1,064nm 파장(적외선 영역)을 들 수 있다. 정상적인 상황에서는 노출 위험이 없으나, 정비나 점검 등 공정의 비상시적인 상황에서 근로자가 직접 고에너지의 레이저 빔에 노출될 수 있다. 또한 마킹 공정에는 다양하고 많은 장비가 한 곳에 모여 있어서, 장비를 가동하면 소음, 전자파 등 물리적 유해인자가 발생하여 장비 근처에서 작업하는 근로자가 이에 노출될 수 있다.

바. 솔더 볼 부착 공정

1) 공정 내용

솔더 볼 부착 공정(solder ball mount, SBM)은 기판과 메인 PCB를 전기적으로 연결하기 위해서 몰딩 공정이 완료된 후에 솔더 볼(solder ball)[6]을

---

6 솔더 볼(solder ball): 반도체 칩과 기판 또는 보드(board) 간 접합을 통해 전기적 신호를 전

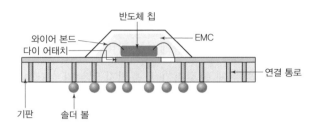

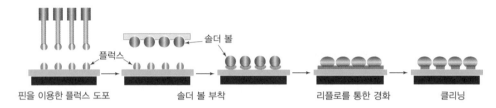

그림 13-16 반도체 칩과 솔더 볼 부착 과정

PCB에 접합하여 외부에 실장 시 접촉 지점 역할을 하도록 한다. 솔더 볼 이전에는 리드프레임이 주로 사용되었으며, 현재는 두 가지가 모두 사용되고 있으나 점차 솔더 볼 부착이 많이 사용되고 있다.

솔더 볼 부착 공정은 [그림 13-16]과 같이 기판에 플럭스(flux)를 바르고 솔더 볼을 임시로 붙인 다음, 리플로(reflow)를 통해 솔더 볼과 반도체 기판의 합금(inter-metallic compound, Cu_6Sn_5, Ni_3Sn_4 등)을 만들어 경화시

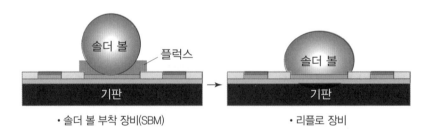

그림 13-17 솔더 볼 부착 장비와 리플로 장비를 통한 솔더 볼 부착

달해 주는 매개 금속으로 주성분은 주석이며 저저항, 내부식성, 방열, 기계적 강도 등의 요구 조건을 충족하는 재료로 만들어진다.

킨 후 잔여물을 제거하는 공정이다.

솔더 볼 부착 공정에 쓰이는 장비는 [그림 13-17]과 같이 솔더 볼 부착 장비(Solder ball mounter, SBM), 리플로 장비(Reflow furnace), 플럭스 제거 장비(flux off loader) 등 세 가지로 구성된다.

가) 솔더링

솔더링(soldering)은 SBM 장비를 활용하여 플럭스를 기판에 바르고 솔더 볼을 붙인 후 확인하는 공정이다. 이 공정을 통해 솔더 볼과 기판 사이에 합금이 이루어지게 된다.

(1) 무연 솔더 볼

납이 들어가지 않은 무연 솔더 볼(lead free solder ball)[7]은 [그림 13-18]

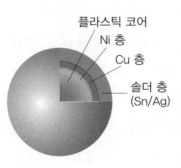

플라스틱 코어
Ni 층
Cu 층
솔더 층
(Sn/Ag)

그림 13-18 솔더 볼의 구조

과 같은 보통 플라스틱 코어, Cu 층, Ni 층, 솔더 층의 구조로 되어 있다. 표면은 거친 부위(rough area)와 부드러운 부위(soft area)로 구분된다. 거친 부위는 미공융 상태의 Sn과 공융 상태인 $Sn-Ag_3Sn-Cu_6Sn_5$의 혼합물로 구성되며, 부드러운 표면 부위는 핵 형성부이다.

(2) 플럭스 도포 위치(flux dotting position)

솔더 볼 부착 전 플럭스 도포는 공정 진행에서 매우 중요한 과정이다. 솔더 볼을 붙일 기판 부위에 [그림 13-19]와 같이 적당량의 플럭스를 도포

---

7 무연 솔더 볼은 구성 성분 중 납(Pb)이 0.1 중량% 이하인 것을 말한다.

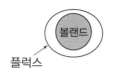
볼랜드

플럭스

플럭스의
최적 조건은 볼랜드의 120%
범위 100∼150% 플럭스 도포

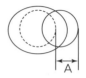
A가 볼랜드 직경의 40% 이하
솔더 볼 부착 위치

그림 13-19 플럭스 도포 및 솔더 볼 부착 위치

한다. 플럭스는 볼랜드(솔더 볼이 붙는 위치)의 최소 100%에서 최대 150%를 도포해야 한다. 또한 솔더 볼이 부착되는 부위(ball attach position)는 볼랜드 가장자리 선에서 솔더 볼 가장자리 선까지의 길이인 A가 볼랜드 직경의 40% 이하가 되도록 한다.

나) 리플로

리플로(reflow)는 반도체 기판에 솔더 볼을 붙인 다음, 리플로 로 (furnace)에서 높은 온도를 가하여(최고 270℃까지 온도 설정) 기판의 솔더 볼이 접합되어 경화되도록 하는 과정이다. SBM 공정에서 가장 중요한 공정으로, 구성 성분의 녹는점[8]을 고려한 리플로 온도 분포(reflow temperature profile)를 잘 활용해야 한다. 리플로 온도 분포의 첫째 구간은 예열 구간(preheating time, pre dwell)이다. 기판 전체의 온도 차이를 최소화하고, 플럭스 성분 중 유기용제 성분을 휘발시켜 플럭스의 충분한 활성을 유도하게 된다. 온도가 너무 낮거나 시간이 짧으면 최고 온도 구간과의 온도 차이로 냉 솔더링(cold soldering)이 일어날 수 있다. 둘째 구간은 유지 또는 드웰 구간(reflow 또는 dwell)이다. 온도를 솔더 볼의 용융점 이

---

8 솔더 볼 구성 성분의 녹는점: $Sn_4Ag_{0.5}Cu$ – 218℃, $Sn_3Ag_{0.5}Cu$ – 220℃, $Sn_1Ag_{0.5}Cu$ – 232℃

하로 유지해야 한다. 이 구간이 짧으면 접합이 안 되어 솔더링 불량이 일어날 수 있다. 셋째 구간은 최고 온도 구간(peak temperature)으로, 솔더 볼이 용융되어 기판에 접합된다. 이 과정에서 전체적인 솔더링 품질이 결정되며, 온도가 너무 낮으면 냉 솔더링이 일어날 수 있다. 넷째 구간은 솔더 볼 표면의 품질을 결정하는 온도 하강 구간(cool down)이다. 온도 하강 속도가 적절하지 않으면 불량률이 높아질 수 있다. 예열 구간에서 최고 온도 구간 사이의 온도 상승 기울기를 램프 업(ramp-up)이라고 하며, 최고 온도에서 상온까지의 온도 하강 기울기를 램프 다운(ramp-down)이라고 한다.

리플로는 각 구간에서 따로 온도를 설정함으로써 설정 구간의 온도 분포를 제어할 수 있다. 이 외에 리플로 장비의 기판 이송 속도를 조절함으로써 온도 분포의 전체 시간 및 각각의 온도 구간에서의 시간을 제어할 수 있다. 일반적인 리플로 전체 시간과 기판 이송 속도는 다음과 같이 구할 수 있다.

$$S(\text{reflow length, cm}) = V(\text{velocity, cm/min}) \times T(\text{time, min})$$

예를 들어, 리플로 장비의 길이가 5m이고 기판 이송 속도가 50cm/min이라면 이 공정에서는 10분이 걸린다.

다) 플럭스 클리닝

플럭스 클리닝(flux cleaning)은 솔더링을 위해 도포했던 플럭스 중 남은 플럭스를 제거하는 공정으로, 초순수를 분사하여 기판 표면의 플럭스 잔여물을 제거한다.

2) 유해인자

가) 솔더 볼 구성 성분

솔더 볼은 주석이 주성분이며 은, 구리 등이 포함된 무연 솔더 볼을 최근에 사용하고 있다. 그러나 과거에는 인체 유해성이 큰 납이 함유된 솔더 볼을 사용하여 공정 과정에서 근로자가 납에 노출될 우려가 있다고 판단되었다. 현재 사용되고 있는 무연 솔더 볼에도 납이 완벽하게 불포함되어 있는 것이 아니라 미량(0.1 중량 % 이하)으로 포함되어 있음이 확인되었다.

나) 플럭스 성분

솔더 볼을 회로 기판에 고정하기 위해 사용되는 플럭스는 계면활성제, 글리세롤, 폴리에틸렌글리콜, 에틸렌옥사이드 중합체 등으로 구성되어 있다.

다) 리플로 과정에서 발생하는 열분해 산물

공정 중에서 솔더 볼 구성 성분과 각종 공정 부산물에 노출될 가능성이 있다. 솔더 볼 부착 후 280℃ 정도까지 가열하여 경화하는 리플로 과정에서 EMC나 플럭스 성분의 영향으로 휘발성 물질 등의 열분해 산물이 발생할 수 있다. 발생할 수 있는 열분해 산물은 사이클로헥사논, 디에틸렌글리콜 모노헥실에테르, 초산에틸, 산화에틸렌, 글리세롤, 폴리에틸렌글리콜, 테트라하이드로퓨란 등이다. 이렇게 발생된 물질은 장비에 설치된 배기 장치를 통해 제거되므로 정상적인 상황에서는 장비 밖으로는 나오지 않는다. 그러나 장비 고장이나 제품 불량 발생 시 점검하는 과정에서 장비 밖으로 배출되어 근로자가 이에 노출될 수 있다. 수지(레진) 성분이 열분해하여 발생하는 포름알데히드에 노출이 가능하다.

라) 물리적 유해인자

SBM 공정에는 다양하고 많은 장비가 한곳에 모여 있어서, 장비를 가동하면 소음과 전자파 등 물리적 유해인자가 발생하여 장비 근처에서 작업하는 근로자가 이에 노출될 수 있다.

사. 싱귤레이션 공정

1) 공정 내용

절단에 의한 싱귤레이션 공정(saw singulation)은 [그림 13-20]과 같이 회전하는 절단 날(saw 혹은 cutting blade)을 사용하여 몰딩한 EMC 기판을 낱개의 패키지 상태로 자르고 분리하여 적합/부적합을 판정하는 공정이다.

이 공정의 장비는 절단 공정(cutting process)을 수행하는 절단 날 유닛(saw unit)과 개개로 분리된 패키지를 트레이(tray)에 옮겨 담아 주는 핸들러(handler)로 구성된다. 우선 절단에 앞서 패키지 규격 불량이 발생하지 않도록 [그림 13-21]와 같이 날 높이(blade height)는 6~0.20mm로, 절단 폭(kerf width)은 절단 날 두께의 ±30μm 이내로 설정해야 한다. 기판을

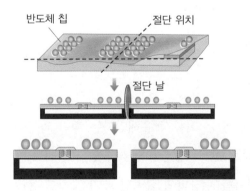

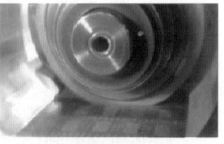

절단 날의 모습

그림 13-20 싱귤레이션을 통한 패키지 절단

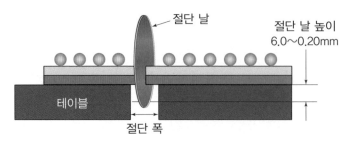

그림 13-21 절단 날 높이와 폭 설정

자르고 잔여물을 처리하기 위해 탈이온수로 분사한다.

이 공정에서는 절단 날의 다이아몬드 입자 크기(grit size)나 EMC의 물성의 영향으로 [그림 13-22]와 같이 EMC 또는 기판 외관의 미세 깨짐과 같은 형태의 불량이 발생할 수 있다. 절단 날이 너무 많이 마모되거나 지지대 재질이 너무 무르거나 기판과 지지대 사이에 이물질이 있을 때는 절단 가장자리 면이 깨끗하지 않고 깨질 수 있다.

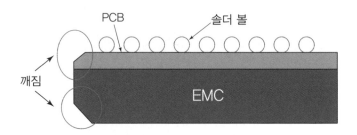

그림 13-22 절단 날로 인한 불량의 예

2) 유해인자

가) 화학적 유해인자

싱귤레이션 공정에서 발생할 수 있는 화학적 유해인자는 절단 과정에서 발생한다. 이 과정에서 기판과 EMC의 성분이 연기나 입자 형태로 발생할 수 있다. 이렇게 발생한 인자들은 장비에 설치된 배기 장치를 통해 제거되므로 정상적인 상황에서는 장비 밖으로 나오지 않는다. 그러나 장비 고장이나 제품 불량 발생 시 점검하는 과정에서 장비 밖으로 배출되어 근로자가 이에 노출될 수 있다.

나) 물리적 유해인자

싱귤레이션 공정에는 다양하고 많은 장비가 한곳에 모여 있어서, 장비를 가동하면 소음과 전자파 등 물리적 유해인자가 발생하여 장비 근처에서 작업하는 근로자가 이에 노출될 수 있다.

아. 패키지 검사 공정

1) 공정 내용

패키지 검사(package test) 공정은 조립된 반도체 제품이 고객이 요구하는 특성에 부합하는지를 검사하여 제품의 최종 불량 여부를 선별하는 과정이다. 이 공정은 완제품 형태를 갖춘 후에 검사가 진행되기 때문에 최종 검사(final test)라고도 한다.

패키지 검사는 조립된 반도체를 검사 장비(tester)에 넣고 실제 사용 중에 받을 수 있는 스트레스인 다양한 조건의 전압 및 전류 등 전기신호와 온도 등을 재현하여 제품의 전기적 특성, 기능적 특성, 동작 속도 등을 측정한다. 이를 통해 실제 상황에서도 제대로 작동하는지를 확인하여 불량 여부를 판별한다. 또한 검사 중 발생하는 데이터를 수집·분석해 그 결과를 제조 공정이나 조립 공정에 피드백하여 제품의 질을 개선하는 역할을 한다.

반도체는 제품별로 그에 적합한 패키지 검사를 거치는데, [그림 13-23]과 같은 순서로 이루어진다. 패키지 검사도 웨이퍼 수준의 검사 항목과

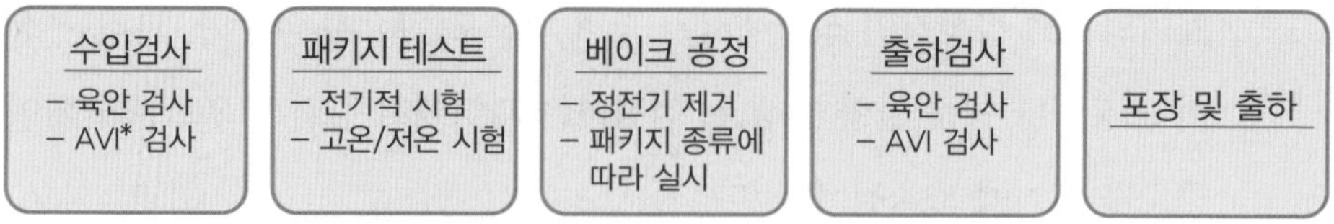

수입검사	패키지 테스트	베이크 공정	출하검사	포장 및 출하
- 육안 검사 - AVI* 검사	- 전기적 시험 - 고온/저온 시험	- 정전기 제거 - 패키지 종류에 　따라 실시	- 육안 검사 - AVI 검사	

*AVI: Auto Visual Inspection, 카메라를 통한 패널 불량 자동검사

그림 13-23 패키지 검사 순서도

유사하다. 그러나 칩을 검사 위치로 이송하는 역할을 하는 핸들러 시스템 활용, 칩을 고정하고 시험 입출력 배선에 연결하는 지그나 소켓 보드(board) 연결, 번인(burn-in) 테스트 등을 추가로 진행한다.

패키지에는 다양한 공정에서 다양한 형태의 기계적 문제가 발생할 수 있으며, 조립 공정 완료 후에 진행하는 신뢰성 테스트에서 다양한 불량 현상이 발생할 수 있다. 반도체 패키지에 발생할 수 있는 열적 및 기계적 응력에 의한 경계면 박리와 균열 현상을 방지하려면 패키지를 구성하는 재료의 물성을 최적화해서 적용해야 한다.

표면 실장 기술의 발전에 힘입어 전자부품의 배선 간격이 미세해지고 PCB가 광범위하게 쓰이면서, 열 피로에 따른 솔더 깨짐이나 전자이동(electron migration) 등에 따른 단락 고장이 나타날 수 있다. 또한 환경 규제에 따른 무연 재료의 사용, 휴대 기기나 자동차 등 사용 환경의 다양화, 새로운 재료와 구조의 활용, 저비용화 등으로 인해 고장을 일으키는 상황이 증가하고 있다. 이에 따라 칩 조립 기술의 신뢰성은 제품 전체 신뢰성의 큰 부분을 차지하게 되어 새로운 기술 개발이 지속적으로 요구된다.

가) 패키지의 특성

(1) 전기적 특성

패키지 내에서 신호를 전달하는 과정에서 발생하는 기생 성분(parasitic

element) RLC[저항-코일(인덕터)-축전기(캐퍼시티)]를 최소화하는 기판 설계가 필요하고, 선로 간 간섭현상을 최소화하여 신호가 제대로 전달될 수 있도록 하는 것이 중요하다. 전도성과 절연 특성이 전기적 특성을 확인하는 매개변수가 된다.

(2) 열적 특성

반도체 제품은 사용하는 온도, 습도 등의 열적 환경에 따라 성능 차이가 심하게 나타난다. 반도체는 80℃ 이상의 고온에서는 제대로 동작을 하지 않거나 고장이 날 수 있다. 반도체 칩의 클럭 속도가 올라가고 집적도가 향상될수록 칩의 전력 소모량이 커져 칩에서 많은 열이 발생하므로, 이러한 반도체를 설계할 때는 열 발산이 원활하게 이루어지도록 해야 한다. 이를 위해 칩 동작 중에 발생하는 열을 외부로 원활하게 내보내는 방열 설계로 열적 신뢰성을 확보할 필요가 있다.

(3) 기계적 특성

반도체 제품은 진동, 응력 등의 기계적 특성에 따라서도 성능 차이가 나타날 수 있다. 인장 강도와 전단 강도가 기계적 특성을 확인하는 매개변수가 된다.

나) 패키지 검사 공정에서 고려해야 할 측면

반도체 칩 조립 공정 기술에서 고려되어야 할 중요한 사항은 성능, 패키지 크기, 생산성과 가격, 신뢰성 등이다. 이 사항들은 결국 칩 조립 공정의 장단점을 파악하는 기준이 된다.

(1) 성능 측면

기계적 안정성, 전기적 속도와 안정성, 열 방출 능력, 신뢰성 등의 성능 요구 특성을 충족해야 한다. 성능은 전기적인 특성을 나타내며 시간 지연 항목으로 판단된다. 시간 지연과 연관된 변수는 회로의 집적도, 접속 길이, 패키지 재료 등으로, 결국 이런 구조와 설계를 구현하는 공정이 이루어져야 한다.

(2) 패키지 크기 측면

칩이 소형화되더라도 패키지의 크기가 줄어들지 않으면 의미가 없다. 즉, 패키지 효율을 높이는 것은 패키지의 소형화와 성능에 큰 영향을 미친다. 이는 최종 실장되는 제품의 크기를 결정하기 때문이다. 이에 따라 4면 주변형(peripheral)에서 격자상 배치(area array)로 하고, 리드의 피치를 축소하는 등 소형화를 구현하기 위한 제조 공정이 필요하다.

(3) 생산성과 가격 측면

아무리 좋은 설계와 구조를 갖고 있더라도 숙련된 생산기술이 없으면 무의미하다. 더불어 저가의 생산기술은 패키지의 경쟁력을 강화한다. 가격 경쟁력이 있는 패키지의 설계, 재료, 공정과 지속적인 생산성 향상 노력이 매우 중요하다.

(4) 신뢰성 측면

시스템의 신뢰성은 부품들의 결함 발생률에 따라 결정된다. 패키지의 신뢰성은 열적, 전기적, 기계적 특성 등에 좌우된다. 열적 신뢰성 증진은 설계와 재료 선택을 통해 구현할 수 있으며, 전기적 신뢰성 증진은 잡음을 줄이기 위한 신호와 접지면을 분리함으로써 구현할 수 있다. 이를 구현하기 위해서는 설계, 적절한 재료 선별과 아울러 제조 공정 기술이 중요하다.

다) 패키지 신뢰성 검사 및 내용

칩 조립 공정이 완료되면 제품의 불량 여부를 확인하는 검사 공정이 진행된다. 칩 조립 및 검사 공정에서 사용되는 장비는 여러 가지이다. 그중 메모리 테스트 핸들러는 메모리 반도체와 시스템 반도체(비메모리 반도체)를 최종 검사하는 장비이다.

패키지 검사 공정은 반도체의 종류에 따라 달라질 수 있는데, 동적 임의 접근 기억 장치(dynamic random access memory, DRAM)의 경우 다음과 같은 패키지 신뢰성 검사 공정을 진행한다.

(1) 기본검사 항목

- TCT(temperature cycling test): 갑작스러운 온도 변화에 대한 반도체의 적응 시험
- THT(temperature humidity test) 검사: 고온 다습한 환경에서 열이나 습기로 인한 반도체 칩의 부식 등 환경적인 결함이나 전기적인 결함을 평가
- HAST(highly accelerated temperature & humidity stress test): 고온 다습한 환경에서 패키지의 접합부 사이로 물이 들어갔을 때 온도, 습도 등의 영향을 검사
- HTST(high temperature storage test): 반도체 제품의 저장 조건에서 열적 스트레스를 가하여 그 영향을 평가

(2) 초기 불량률(early failure rate, EFR) 제거 테스트(test during burn-in, TDBI)

패키지의 잠재적인 불량을 초기에 제거하기 위해 고온에서 장시간 패키지의 성능에 영향을 미치는 극한의 스트레스를 재현하여 작동 여부를 확인한 후 불량품을 선별하는 검사이다.

- 조립 검사지 작성(assembly out): 공정 완료된 제품 종류, 수량, I/O 수(bit 수) 등을 확인해 제품 검사지(lot card)를 작성하는 공정이다. 제품 검사지에 모든 공정 과정, 시간, 수율, 담당자, 사용 프로그램 등이 기록되어야 하며, 이 검사지는 입고 시부터 제품과 함께 이동하며 출고 후에도 일정 기간 보관해야 한다.
- 직류 검사(DC test) 및 번인 검사: 웨이퍼 가공 및 칩 조립 공정 등을 거치면서 발생된 불량을 선별하는 검사이다. 검사 항목은 패키지에서 배선의 형태를 명확하게 구분할 수 있는 단락(short)과 단선(open)이다. 직류 검사 후에는 초기 불량 제품을 사전에 선별하기 위한 번인 검사를 한다. [표 13-3]의 예와 같이 제품에 고온, 고전압, 전기신호 등 극한 스트레스 조건을 패키지에 가한 후 자체 컴퓨터로 성능 검사 프로그램을 수행해 양품과 불량품을 선별한다. 이러한 일련의 과정을 통해서 최종 완성 제품인 컴퓨터나 휴대전화 등의 전자 기기가 오류 없이 동작할 수 있는 신뢰성을 확보하게 된다.
- 교류 검사(AC test): 패키지 제품의 교류와 관련된 전기적 특성을 측

표 13-3 번인 테스트의 예

온도	시간	시료 수	불량률 기준
125℃	48시간	1,000	< 0.1%

정한다. DUT(design under test) 입력 단자에 펄스 신호를 주어 입출력 신호 지연, 출력 신호의 시작/종료 시간 등을 판단해 속도 등급을 판정한다.

- MBT(monitoring burn-in test): MBT는 제품에 열적, 전기적인 극한 조건을 가하는 과정인 번인 검사에 부가하여 시험 기능까지 추가한 것이다. 일반 번인 검사에 비해 불량 분석 시간을 단축할 수 있고, 품질에 대한 신뢰성을 보다 강화할 수 있는 장점이 있다. 패키지 수준에서의 번인(package level burn-in, PLBI) 공정은 메모리 소자들을 번인 보드의 소켓에 삽입한 뒤 체임버 안에 넣고, 일반적으로 최고 온도인 125℃에서 일정 시간(보통 9시간 정도) 동안 소자에 일련의 기능 테스트를 수행하는 공정으로 제품의 기능이 정상인지 비정상인지 선별해 낼 수 있다.

- 기능 시험(functional test): 상온 및 저온에서 진행되는 직류 검사와 번인 검사를 통과한 패키지 제품들은 패키지의 미세한 접촉 불량을 가려내기 위해 고온에서 반도체의 전기적 특성 및 기능을 시험한다.

(3) 전기적 특성/성능 점검(PKG-test)

반도체 소자의 전기적 기능을 검사하는 것으로, 자재에 맞게 주어진 프로그램에서 기능이 제대로 발휘되는지를 확인하는 공정이다. 온도 (-5~105℃), 전기적 (신호 전달) 악조건에서 1,000개 단위의 제품을 30초~5분 정도 점검한다.

(4) 포스트 번 테스트(Post Burn Test)

불량 가능성이 있는 제품을 제거하기 위한 공정으로, 상온 및 저온 공간에서 전기적 특성 및 기능을 검사하는 공정이다.

(5) 최종 검사(final test)

고온에서 반도체의 전기적 특성 및 기능을 검사하는 공정이다.

(6) MVP(marking, visual, packing)

마킹 작업과 함께 LIS(Lead Inspection System)를 가동하여 최종 외관 검사를 하고 진공 포장하는 공정이다.

- 마킹(marking): 패키지 검사 후 제품에 대한 성능 및 제조 시기(주 단위) 등을 레이저를 사용하여 외관에 표시한다. 이 과정에서 발생되는 연기는 국소배기장치로 배출한다.
- 최종 외관 검사(final visual inspection, FVI): 제품의 형태 및 이물질, 마킹의 식별성 등 외관의 이상 유무를 점검하는 공정이다. 기계가 사진을 찍어서 육안으로 검사한다.
- 포장(packing): 제품이 파손되지 않도록 포장하고 라벨을 붙이는 공정이다.

2) 유해인자

패키지 검사 공정은 패키지를 대상으로 테스터나 핸들러라는 장비 내에서 매우 다양한 환경을 제공하면서 성능을 확인하므로 근로자는 다양한 화학적 부산물과 물리적 요인에 노출될 수 있다.

가) 검사 과정에서 발생하는 부산물

반도체 칩에 열이나 전압을 가하여 검사하는 과정에서 패키지를 만들때 사용된 많은 화학물질이 열이나 전류, 전압과 반응하여 부산물로 휘발성 유기화합물(톨루엔, n-헥산 등) 등 유해인자를 발생시킬 수 있다. 특히 노보락 수지(페놀-포름알데히드계 수지)의 경우 산업보건 분야에서 중요한 유해인자인 벤젠과 포름알데히드가 열분해 산물로 발생한다고 알려져 있다. 따라서 부산물에 대한 성분 분석과 함께 정량 분석이 필요하다.

장비 내에는 이런 부산물을 제거할 수 있는 배기 장치가 설치되어 있어 근로자가 노출되지 않도록 하고 있다. 그러나 배기 장치가 가동된다고 하더라도 검사가 완료된 패키지를 장비에서 꺼내는(unloading) 과정에서 근로자가 수작업을 해야 하므로 잔류된 화학물질에 노출될 수 있다. 근로자 노출수준을 낮추기 위해서는 배기 장치의 정상 작동 여부를 확인하고, 검사 완료 후 충분한 냉각(50℃ 이하)과 배기(약 30분 이상)를 하고 나서 제품을 꺼내도록 해야 한다. 웨이퍼의 크기가 작았던(8인치 이하) 과거에는 검사가 완료된 패키지를 꺼낸 후 냉각시켰기 때문에 근로자가 열분해 산물에 노출될 가능성이 있었다.

나) 물리적 유해인자

패키지 검사 시 극한 환경 조건으로 제공하는 인자인 전압/전류, 온도 등으로 인해 물리적 인자가 발생한다. 또한 패키지 검사 공정에는 다양하고 많은 장비가 한곳에 모여 있어서, 장비를 가동하면 소음, 전자파 등 물리적 유해인자가 발생하여 장비 근처에서 작업하는 근로자가 이에 노출될 수 있다.

자. 모듈 공정

패키지 테스트가 끝나고 제품화될 수도 있으나 모듈(module) 수준에서 정확한 성능이 나오는지를 확인할 반도체도 있다. 모듈 공정은 데스크톱 컴퓨터에 실장하여 이상 유무를 점검하는 공정으로 앞에서 살펴보았던 것처럼 다음과 같은 공정을 반복해서 수행하게 되며, 근로자가 노출될 수 있는 유해인자도 유사하다고 할 수 있다.

- 솔더 페이스트 인쇄(solder paste print): PCB 표면에 로진(1~10%)이 섞여 있는 솔더 페이스트(solder paste)를 도포하는 공정이다.
- 솔더 페이스트 검사(solder paste inspection, SPI): 인쇄된 솔더 페이스트의 이상 유무를 검사하는 공정이다.
- 칩 실장(chip mount): PCB 표면에 부품류를 자동으로 실장하는 공정이다.
- 리플로(reflow): 열을 가하여 실장된 부품과 PCB를 단단하게 연결하는 공정이다.
- 라벨 붙이기와 분리(label & router): 생산 제품에 라벨을 붙이고 개별 제품으로 분리하는 공정이다.
- 전기적 특성 검사(electrical test): 제품의 전기적 특성을 검사하는 공정이다.
- 자동검사 컴퓨터: HTC(hot test chamber)를 통해 부팅과 작동을 검사하는 공정이다.
- 자동검사 서버: 소비자 서버(customer server)를 통해 제품의 신뢰성을 추가 확인하는 공정이다.
- 외관 검사(visual inspection): 제품의 외관을 검사하는 공정이다.
- 포장(packing): 완성 제품의 손상 없이 고객에게 전달할 수 있도록 포장하는 공정이다.

반도체 공정에서의
화학물질 사용과 유해성

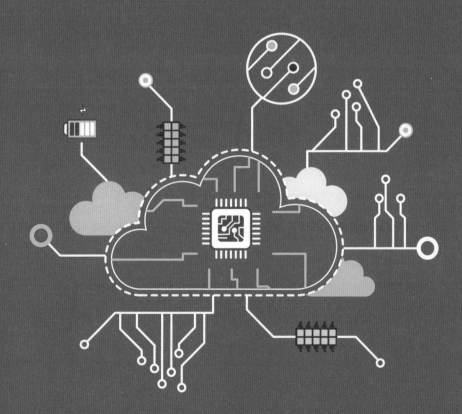

집적회로가 1959년 처음 개발되었고, 1960년대 초기에 상업적으로 실리콘을 소재로 한 집적회로인 IC 칩이 출시되었다. 반도체 칩을 만드는 데 사용되는 화학물질은 공정의 복잡함 이상으로 그 종류도 많거니와 사용량도 많다. 또한 반도체 생산의 웨이퍼 사이즈가 커지는 반면 칩내의 회로폭이 좁아지면서 사용되는 화학물질도 변화하게 된다.

화학물질의 변화는 주로 안전보건 이슈보다는 개발되는 반도체의 성능에 따라 변하게 되지만, 에틸렌글리콜류는 작업자의 생식독성에 영향을 줄 수 있다는 우려 때문에 1990년대에 사용이 금지된 물질이다. 따라서 우리나라도 반도체 업체에서는 에틸렌글리콜류 대신에 프로필렌 글리콜류가 사용되고 있다. [표 14-1]은 미국의 IBM에서 사용한 화학물질과 작업유형의 변화 등을 초기부터 1999년까지를 세 기간으로 구분하여 나타낸 것이다. 이런 변화를 볼 때 반도체 산업의 발달에 따라 화학물질의 사용과 위험성이 변하기 때문에 지속적인 연구와 조사가 필요하다.

국내에서는 반도체 산업이 1980년대부터 시작되었다. 그러나 산업보건에 본격적인 관심을 갖게 된 것은 2000년대 이후부터라서, 1980년대부터 2000년대 초반에 국내 반도체 산업에서 어떤 화학물질이 사용되었고 이에 작업자가 얼마나 노출되었는지는 파악하기 어렵다.

반도체 산업은 다양한 종류의 화학물질을 많이 사용한다. [그림 14-1]은 반도체 2g의 반도체 칩 1개를 제조하는 데 사용되는 화학물질의 양이 무려 34,372g이라는 것을 모식도로 표현한 것이다.

반도체 산업에 종사하는 작업자의 건강과 관련하여 화학물질의 정확한 사용실태와 위험성을 파악하기 어려운데 그 이유는 다음과 같다.

표 14-1 미국 IBM에서의 시기에 따른 산업보건관련 인자의 변화

주요 인자 ＼ 시기 구분	기간 I	기간 II	기간 III
화학물질의 수동 공급	예	일부수동	공장 1[1]): R&D부서만 사용 공장 2[2]): 자동 공장 3[3]): 극히 일부 수동
장비에 화학물질 수동 공급	예	일부	아니오 대부분 자동 극히 일부
Fab에 화학물질 공급	수동 공급	공장 1, 2: 일부 수동 공장 3: 수동 공급	공장 1: 자동 공장 2: 80년대 중반부터 Bulk 공급 공장 3: 일부만 수동
팹에서 폐액 수거	수동	공장 1: 일부 수동 공장 2: 80년대 중반까지 수동 우세 공장 3: 수동	대부분 자동
에틸렌 글리콜류	사용	사용	1992년 이후 금지
발암성 물질 사용	예	예	예
화학물질 탱크에 웨이퍼 수동 침지[4])	수동	일부 수동	공장 1: 자동 공장 2: 극히 일부 수동
독성가스 모니터링[4])	없음	일부 설치	특정가스만 설치
PR 종류[4])	공장 1: PR − 공장 2:PR − & +	PR − & +	PR + 우세
에칭, PR 제거[4])	습식	습식+건식	건식 우세
웨이퍼 크기[4])	공장 1: <3.25" 공장 2: 3−2.25"	공장 1: 3.25〜5" 공장 2: 2.25−5"	공장 1: 5〜12" 공장 2: 5−8"

1) 공장 1: 뉴욕 근처 East Fishkill − 기간 I: 1963-1973, II: 1974-1983, III: 1984-1999

2) 공장 2: 버몬트주 Burlington − 기간 I: 1962-1973, II: 1974-1988, III: 1989-1999

3) 공장 3(주로 저장장치 제조로 위 두 공장과 공정이 다름): 캘리포니아주 San Jose − 기간 I: 1956-1972, II: 1973-1989, III: 1990-1999

4) 공장 3은 반도체 칩이 아닌 디스크 같은 저장장치 제조로 웨이퍼 침지, 에칭, 독성가스 모니터링, PR 사용, 웨이퍼 크기 등의 항목은 해당없음. 따라서 4) 항목은 공장 1, 2에만 해당됨

출처: Herrick et al(2005).

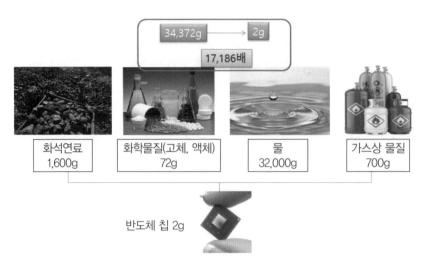

그림 14-1 반도체 칩 2g을 제조하기 위해 사용되는 화석연료, 고체 및 액체 화학물질, 물 및 가스상 물질

출처: Williams et al(2002) 논문 내용을 그림으로 도식화한 것임.

- 매년 반도체 기술이 발달함에 따라 사용되는 화학물질의 세부 특성이 달라질 수 있다. 기본적인 화학물질은 변하지 않지만 세부 특성에 영향을 주는 화학물질, 예를 들어 포토공정에 사용되는 미량 성분은 변하고, 대부분 영업비밀 물질로 지정되어 있어 알기 어렵다.

- 화학물질이 단일 성분으로 사용되기도 하지만 많은 제품은 혼합물 형태로 사용된다.

- 영업비밀 물질이 많이 포함되어 있다. 반도체 공정 특성상 많은 영업비밀 물질을 포함하게 된다. 이런 정보는 파악하기 어렵다.

- 반도체 회사마다 사용하는 화학제품명이 다르고, 그 성분도 다르다.

- 반도체의 생산량, 기술의 발전에 따라 화학제품의 종류와 양이 수시로 변한다.

- 반도체 산업에서는 고온이나 고에너지를 사용하게 되는데 이럴 경우 반응 부산물이 생성될 수 있다.

• 반도체 산업의 기술보호 특성으로 인해 화학물질 정보 등이 잘 공개되지 않는다.

우리나라 반도체 산업과 화학물질 사용현황

반도체 산업에서 화학물질 사용은 반도체 산업의 발달과 더불어 급격히 변화한다. 따라서 매년 사용되는 화학물질의 종류와 양이 달라진다. [그림 14-2]는 2015년도에 조사한 우리나라 대표적인 반도체 사업장에서 조사한 화학제품의 수, 제품중 화학성분의 수와 노출기준이 있는 성분의 수를 나타내고 있다. 예를 들면 A 사업장은 200여 개의 화학제품을 사용

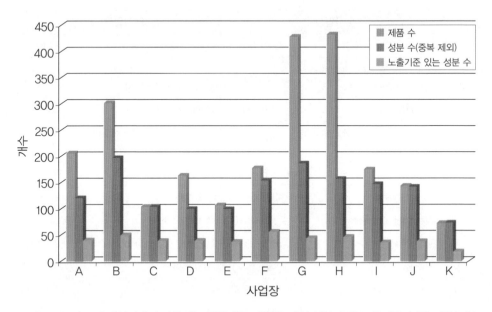

그림 14-2 반도체 사업장에서 사용되는 화학제품, 제품중 단일 성분 수와 노출기준이 있는 성분 수
출처: 2005년 조사자료.

하고 있고, 이 제품 중에 중복 성분을 제외한 단일 성분, 즉 다른 CAS No.를 가지는 성분은 120개가 있고, 직업 노출기준이 있는 화학성분은 40여 개가 있음을 의미한다. 즉, 직업 노출기준은 120개의 화학성분 중에 약 1/3밖에 없고 나머지는 직업 노출기준이 없다. 현실적으로 직업 노출기준이 없는 물질은 사업장에서 잘 관리하지 않는다. 평균적으로 보면 우리나라 반도체 사업장에서 210개(범위 73~432 제품)의 화학제품이 사용되고 있고, 화학성분으로 하면 평균 135개(범위 74-198개 성분)가 사용되고 있다.

[표 14-2]는 반도체 산업에서 두 사업장에서 가장 빈번히 사용되는 물질을 순서대로 표시한 것이다. 사업장 마다 다르지만 빈번히 사용되는 화학성분은 프로필렌 글리콜 모노메틸 에테르 아세테이트(PGMEA), 사이클

표 14-2 우리나라 반도체 사업장에서 빈번히 사용되는 화학성분의 10가지 예

순서	A 사업장		B 사업장	
	화학성분명	CAS No.	화학성분명	CAS No.
1	Propylene glycol monomethyl ether acetate (PGMEA)	108–65–6	Propylene glycol monomethyl ether acetate (PGMEA)	108–65–6
2	Cyclohexanone	108–94–1	Cyclohexanone	108–94–1
3	Propylrene glycol Monomethyl ether (PGME)	107–98–2	Propylrene Glycol Monomethyl Ether (PGME)	107–98–2
4	Silica, vitreous	60676–86–0	Gamma–Butyrolacton	96–48–0
5	Carbon black	1333–86–4	Ethyl lactate	97–64–3
6	Gamma–butyrolacton	96–48–0	Hydrofluoric Acid	7664–39–3
7	Sulfuric acid	7664–93–9	2–Methoxy–1–propanol	1589–47–5
8	Ethyl lactate	97–64–3	Silica, vitreous	60676–86–0
9	Copper(II) sulfate	7758–98–7	Neon	7440–01–09
10	Hydrogen	1333–74–0	Carbon black	1333–86–4

출처: Kim S et al.(2018).

로헥사논, 프로필렌 글리콜 모노메틸 에테르(PGME) 등의 유기용제류와 감마~뷰틸로락톤, 불산, 황산, 카본블랙 등이 사용된다. 특히 PGMEA와 PGME는 과거의 에틸렌 글리콜류를 대신하여 사용되는 물질로 포토공정에 많이 사용된다. 감마~뷰틸로락톤도 포토공정에서 주로 사용되며, 불산과 황산은 세척 공정에서, 카본블랙과 실리카(vitreous)는 몰드 공정의 에폭시 컴파운드의 구성성분으로 사용된다.

반도체 산업에서 화학물질이 가장 많이 사용되는 곳은 포토 공정이며 포토 공정에 사용되는 화학제품은 대부분 영업비밀 물질을 포함하고 있다(Jang et al, 2019). 포토 공정에서 사용되는 화학제품의 90% 이상 최소한 1개이상의 영업비밀 물질을 포함하고 있었으며 제품 중 영업비밀 함량도 1~65%까지 다양하였다. 또한 포토 공정과 몰딩 공정에서 사용되는 노보락 수지가 가열되면 벤젠이나 포름알데히드가 발생하기도 하였다. 따라서 반도체 회사에서는 사용하는 화학물질 외에 반응부산물도 잘 관리해야 한다. 다른 예로 식각 공정에서는 비소가 화학물질로 사용되지 않지만 식각 공정의 공기 중에서 비소가 검출되었는데, 이는 임플란트 공정의 아르신(AsH_3)가 웨이퍼에 비소로 침착되어 있다가 식각 공정에서 방출되는 것으로 추정된다(Ham et al., 2017)

3 | 반도체 산업에서의 영업비밀 물질 사용

기업에서 특정기술을 보호하는 방법으로는 특허제도와 영업비밀제도가 있다. 특허제도는 공개를 원칙으로 하며 일정 기간 독점배타권 사용으로 이익을 극대화하는 것이다. 이에 반해 영업비밀은 특허 출원 대신 비밀유지로 경쟁력에서 우위를 확보하는 것인데 우리나라는 영업비밀에 대하여 '부정경쟁 방지 및 영업비밀보호에 관한 법률'에서 그 정의와 요건을 지정하고 있다. 이 법률에 따르면 영업비밀이란 '공공연히 알려져 있지 아니하고 독립된 경제적 가치를 가지는 것으로서 상당한 노력에 의하여 비밀로 유지된 생산방법, 판매방법, 그 밖의 영업활동에 유용한 기술상 또는 경영상 정보'를 의미하며 다음 4가지 요건을 동시에 충족하여야 한다.

① 비공지성(비밀성): 정보가 출판물, 간행물 또는 인터넷 등의 매체에 게재되는 등 불특정 다수인에게 알려져 있지 않기 때문에 보유자를 통하지 아니하고는 그 정보를 통상적으로 입수할 수 없는 경우를 의미한다.

② 경제성(독립된 경제적 가치): 비공개 신청자가 비밀로서 정보를 소유 및 관리할 정당한 이익 또는 경제적 가치가 있는 것을 의미한다.

③ 비밀유지성: 비공개 신청정보가 해당 관리업체의 종업원 또는 외부 제3자가 인식할 수 있을 정도로 비밀로서 관리되는 상태가 객관적으로 유지되는 것을 의미한다.

④ 유용성: 법적 보호가치가 있는 객관적·사회적 필요성이 인정되는 범위에서 생산활동, 판매활동, 연구개발 등의 영업활동에 구체적인 도움을 주는 정보를 의미한다. 기업에서는 영업비밀이라는 용어대신 비밀영업정보(Confidential Business Information, CBI)라는 용어를 사용하기도 하는데 이는 기업이 영업활동을 함에 있어서 비밀을 유지하여 영업적 이익을 취할 수 있는 제반 정보를 의미하며 영업비밀 물질보다 광범위한 개념이다.

산업안전보건법에는 영업비밀 물질에 대해서 엄격히 관리하고 있다.

즉 이전에는 물질안전보건자료의 기재사항 중 화학물질의 명칭과 함유량에 대해 화학물질제조자가 자의적으로 영업비밀 여부를 판단하여 공개하지 않을 수 있었는데 2020년부터는 기업이 영업비밀을 이유로 화학물질의 명칭과 함유량을 비공개하기 위해서는 고용노동부장관의 사전 심사를 받도록 했고(사전 심사제도), 화학물질의 명칭과 함유량을 비공개하더라도 그 위험성을 유추할 수 있도록 대체명칭과 대체함유량(대체 자료)은 기재하도록 하였다. 또한 영업비밀 물질에 대해서 대체자료를 제공했다 하더라도 근로자의 안전 및 보건을 유지하거나 직업성 질환 발생 원인을 규명하기 위하여 근로자에게 중대한 건강장해가 발생하는 등 정보 제공이 요구되는 경우에는 정보를 제공하도록 하고 있다(산업안전보건법 제 112조).

반도체 산업의 기술력 보호와 빠른 변화로 영업비밀 물질을 포함한 화학제품을 많이 사용한다. 영업비밀 물질의 함유여부는 물질안전보건자료를 확인하면 알 수 있다. 2015년도 조사자료에 따르면 201개 화학제품에 영업비밀 물질이 포함된 제품은 72개로 평균 33% 화학제품(범위, 16~56%)이 최소한 1개의 영업비밀 물질이 포함되어 있었다. 어떤 화학제품은 한 제품 내에 영업비밀 물질이 여러 개 함유되어 있을 수 있다. 또한 영업비밀 물질의 함량이 제품마다 다른데 어느 한 화학제품에서 영업비밀 물질의 수나 함량이 많다는 것은 그만큼 그 물질을 안전보건 측면에서 관리하기가 어렵다는 것을 의미한다. [그림 14-3]은 사업장별로 제품 중 영업비밀 함량을 표시한 것이다. 예를 들어 G 사업장은 영업비밀 물질을 포함한 화학제품이 186개인데, 영업비밀 물질 함량이 <1% 미만인 화학제품 수는 4개, 함량이 1-10%, 10-30%, 30-50%, 50% 이상인 제품이 각각 64개, 83개, 12개, 16개 있으며 함량이 미표시된 화학제품도 7개가 되었다.

우리나라는 2020년부터 개정된 산업안전보건법을 적용하는데, 이 중

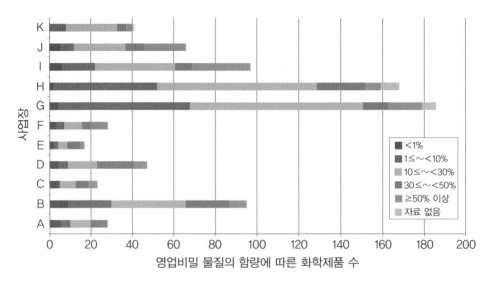

그림 14-3 사업장별 영업비밀 물질의 함량에 따른 화학제품 수

화학물질안전보건자료 제공과 영업비밀 물질에 대한 법이 강화되었다. 주된 내용은 물질안전보건자료를 화학물질 제조자 또는 수입자가 고용노동부에 제출하도록 하였다. 과거에 비해 비유해물질은 물질안전보건자료의 표기를 안 해도 된다는 점과, 영업비밀에 대해서는 화학물질과 함유량을 대체자료로 기술하되 사전승인을 받도록 하는 점, 그리고 영업비밀 물질이라 할지라도 중대한 건강상 장해가 나타나 공개의 필요성이 있을 경우 공개하는 경우를 구체적으로 명시해 놓은 점이다. 과거에 영업비밀 물질을 제조사 또는 수입자가 마음대로 지정할 수 있었으나 향후는 사전승인을 받도록 하고 있고 대체자료(명칭명 및 함유량)를 기입하도록 하였다.

2000년대 들어 화학물질 관리를 체계적으로 하는 곳은 EU인데 이유는 REACH(Regulation for Registration, Evaluation, Authorization and Restriction of Chemicals, 2007년 제정) 제도 하에 EU CLP (Classification, Labelling and Packaging of substances and mixtures) 규정을 제정하였고, 화학물질청(European Chemicals Agency, ECHA)에서 화학물질, 살생물 물질 등을 관리한다. EU의 화학물질 분류는 큰 틀에서 보면 UN의 GHS(Globally Harmonized System of Classification and Labelling of Chemicals)에 부합하여 실질적 화학물질 관리의 내용을 포괄하고 있다. REACH(The Regulation for Registration, Evaluation, Authorisation and Restriction of Chemicals)는 EU 내의 모든 국가가 단일 시스템을 이용하여 화학물질로 인해 야기되는 위험에 관한 정보와 이를 어떻게 처리해야 하는에 대한 정보를 등록, 평가 및 승인을 하기 위한 것으로 이 정보가 생산 공정 전체에 제공되도록 하는 것이다. REACH에 따라 화학물질을 그 자체로 또는 혼합하여 사용하는 회사나 개인이 산업 또는 전문 활동 과정에서 위 정보를 화학물질 생산자(하위 사용자) 또는 유럽화학물질청(ECHA)에 정보를 전달하도록 하고 있다. 하위 사용자는 자신의 장소에서 안전하게 사용하고 관련 정보를 공급 업체와 고객에게 전달함으로써 화학물질의 안전한 사용을 촉진하는 데 중요한 역할을 한다. 이러한 규정은 작업장 보호에 중요한 정보인 유해성, 예방 조치 문구와 그림 문자를 기입해야 하는 단일물질 및 혼합물(CLP)의 분류, 라벨링 및 포장에 관한 규정과 직접적으로 관련되어 있다(윤충식 등, 2018). 이 규정은 이제 단순히 EU국가에 머무르지 않고 전세계 화학물질 관리에 중요한 역할을 하고 있다.

EU에서 사용하는 화학물질 관련하여 쓰는 중요 용어는 다음과 같다.

- SVHC(Substance of Very High Concern): CMR, PBTs, vPvB, 내분비계 교란물질과 같은 고위험성 물질을 말하며, REACH에서는 신고, 허가, 제한 대상이 되는 화학물질을 지칭한다.
- CMR(Carcinogenic, Mutagenic or toxic for Reproduction): 발암성, 생식세포 변이원성 또는 생식독성 물질을 의미한다.
- PBTs(Persistant, Bioaccumulative and Toxic substances): 잔류성이 강한 생체 축적 독성 물질을 말한다.
- vPvB(very Persistent and very Bioaccumulative): 잔류성 및 생체 축적성이 매우 심한 물질을 의미한다.

표 14-3 EU-RoHS 규제 물질과 그 함량

화학물질	최고농도, ppm (%)
2019년 7월 이전부터 규제한 물질	
Cadmium and Cadmium compounds	100 (0.01%)
Hexavalent Chromium compounds	1,000 (0.1%)
Lead and Lead compounds	1,000 (0.1%)
Mercury and Mercury compounds	1,000 (0.1%)
Polybrominated diphenyl ethers (PBDEs)	1,000 (0.1%)
Polybrominated biphenyls (PBBs)	1,000 (0.1%)
2019년 7월 이후 규제하는 물질	
Bis (2-ethylhexyl)phthalate; Di (2-ethylhexyl) phthalate (DEHP), CAS 117-81-7	1,000 (0.1%)
Dibutyl phthalate; Di-n-butyl phthalate (DBP), CAS 84-74-2	1,000 (0.1%)
Benzyl butyl phthalate; Butyl benzyl phthalate (BBP), CAS 85-68-7	1,000 (0.1%)
Diisobutyl phthalate; Di-i-butyl phthalate (DiBP), CAS 84-69-5	1,000 (0.1%)

EU에서는 전기 및 가전제품에 들어가는 유해물질 사용규제를 목적으로 2003년에 EU-RoHS(Restriction of Hazardous Substances)를 제정하여 시행하여 카드뮴 및 그 화합물, 6가 크롬, 납 및 그 화합물, 수은 및 그 화합물, PBDE, PBB를 규제하였고, EHP, BBP, DBP, DIBP 등 프탈레이트류는 2015년에 추가하여 2019년 7월부터 시행하고 있다(표 14-3 참조). [그림 14-4]는 이 중 몇 가지 화학물질의 화학구조를 표시한 것이다.

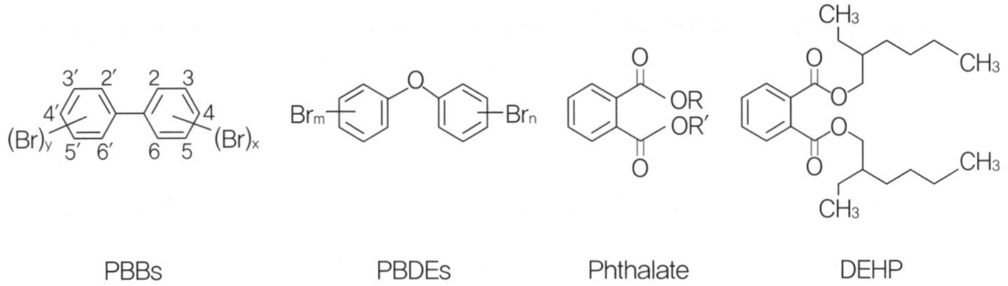

그림 14-4 EU-RoHS에서 규제하는 몇 가지 물질의 구조식 예(PBBs, PBDEs, Phthalate, DEHP)

세계반도체협회(World Semiconductor Council)는 1999년부터 2010년 말까지 과불화합물(perfluorocompounds, PFCs)의 배출량을 최소 10%까지 줄이기로 약속하였고, 실제 32%를 감축하여 목표량을 초과하였다. 2020년까지 표준화 배출율을 0.22kg CO_2/cm^2까지 자발적인 감축을 진행하기로 하였다. 또한, 세계반도체협회는 자발적으로 퍼플루오르옥타닐 술폰산(perfluorooctanyl sulfonates, PFOS, CAS No. 1763-23-1)의 사용을 감소하기로 하였다. EU의 화학물질관리청(ECHA)에서는 2022년 7월부터 과불화합물[불소가 많은 화합물로 과불옥탄산(PFOA; Perfluorooctanoic acid, Cas No. 335-67-1이 한 예임)]을 반도체 산업의 장비에서 사용을 금지하려고 하는데(포토공정의 PR로는 사용 가능), 이런 규제가 도입되면 국내 사업장도 같이 규제하는 것이 보통이다. 과불화합물의 종류에 따라 구체적 내용이 다르다. 예로, PFOA과 그 염 및 폴리머는 25ppb 이상을 포함하지 못하고, 퍼플루오르헵틸(perfluoroheptyl) 그룹($C_7F_{15}-$)나 퍼플루오르옥틸(perfluorooctyl) 그룹($C_8F_{15}-$)은 1,000ppb를 넘지 못하도록 하고 있다.

5 반도체 공정별 사용하는 화학물질

반도체에서 사용되는 화학물질은 기술의 발달에 따라 수시로 변하고, 사업장마다 다른 화학제품을 사용하고 있기 때문에 과거부터 현재까지 또 미래의 화학물질을 정확히 파악하기 어렵다. [표 14-4]는 웨이퍼 가공 공정(팹 공정)에서 각 공정별로 주로 사용되는 화학물질을 요약한 것이고, [표 14-5]는 칩 조립 및 검사 공정(패키지 공정)에서 각 공정별로 사용되는 화학물질을 요약한 것이다. 여기에 명시된 화학물질이 모든 사업장에 동일하게 다 사용되는 것은 아니고, 또 기술되지 않은 화학물질이 사용될 수 있다. 더구나 영업비밀 부분에서 기술했듯이 상당히 많은 영업비밀 물질이 사용되기 때문에 표 외의 화학물질이 더 사용된다고 판단해야 한다. 우리나라 대형 반도체 산업장도 약 2010년까지는 패키지 도금 공정이 있는 것으로 파악되고 있고, 도금 공정에는 납 등이 사용되다가 납의 사용이 중지되었다. 예를 들어 국내 S사는 1991년부터 패키지 도금 공정에서 납을 사용하다가 2006년에 납이 함유되지 않은 제품으로 도금을 하였다. 현재는 도금공정 자체가 없는 반도체 회사도 많다.

표 14-4 반도체 팹 공정에서 사용되는 화학물질

확산		• 가스: BCl_3, B_2H_6, H_2, HCl(gas), He, N_2, NH_3, NO, N_2O, O_2, PH_3, SiH_4. • 액체: DCS, HF(석영관 세정), IPA, $POCl_3$, TEOS, TEMAH, TMA, TEMAZ		
에칭		• 건식(가스): Ar, BCl_3, C_2F_6, C_2H_4, C_3H_8, CH_2F_2, CH_3F, CF_4, C_4F_6, C_4F_8, C_5F_8, Cl_2, CO, H_2, HBr, He, N_2, NF_3, O_2, O_3, SF_6 • 습식(액체): Acetic acid, BOE(HF, NH4OH, Water, 계면활성제), HF, HNO_3, NH_4OH, HF		
증착		• 가스: C_3F_8, He, N_2O, NF_3, O_3, SiF_4, , WF_6, Ar, He, H_2, N_2, • 액체: Etylene Glycols, TDMAT, TEOS,		
세정		• 액체: Acetone(장비 세정), Catechol, HF, H_2O_2, H_3PO_4, H_2SO_4, IPA(장비 세정), NH_4OH, Mono ethanolamine, PGME, Water,		
임플란트		• 가스: Ar, AsH_3, BF_3, N_2, PH_3, SF_6, Xe		
화학기계 연마		• 기체: N_2, • 액체: HF, KOH, NH_4OH, Water, • 고체: Fumed Silica(수용액에 분산되어 존재)		
포토 공정	장비 가스	F_2, Kr, He, N_2, Ne,		
	증착막 도포	HMDS		
	포토레지스트 도포	• 노광 파장에 따른 화학물질 사용 개요		
			g, h, i line	Kr F line
		Resin Polymers	Novolac Resin	Poly Hydroxy Styrene
		Photosensitive compounds(감광제)	PAC	PAG
		Major Solvent	Ethylene Lactate, Etylene Glycols, PGMEA	PGMEA
		Additives	영업비밀	영업비밀
		• PR(+)와 PR(−)에 따른 감광제 및 현상액		
			PR(+)	PR(−)
		원리	노광된 영역이 제거	노광된 영역이 남음
		화학물질 및 반응	• Phonol−formaldehye 수지와 빛 감응제인 Diazoquinone 또는 Diazonaphthalquinone계	• 고리상 고무계 수지가 빛 감응제인 비스디아지드계와 반응하여 자외선에 의해 불용성 구조를 만듦

		화합물이 자외선 파장이 있을 때 반응하여 알칼리 현상액에서 용해될 수 있는 carboxylic acid 형태로 분해	
	감광제를 녹이는 용매	Cyclohexanone, Ethylbenzene, Ethyl Lactate, IPA, Gamma-Butyrolactone, 2-Heptanone, N-Butyl Acetate, PGME, PGMEA	
	현상액	KOH, NaOH, Methyl 2-Hydroxyisobutyrate, TMAH	Aliphatic hydrocarbons (hexane, heptane), PGMEA Stoddard solvent, Xylene
	soft bake	화학물질 사용 없으나 휘발성 용매 및 반응 부산물 발생 가능	
	노광	화학물질 사용 없음	
	Hard bake	화학물질 사용 없으나 휘발성 용매 및 반응 부산물 발생 가능	
	PM	이소프로필알콜, 아세톤	
약어	• DCS: Dichlorosilane, TMAH: Tetramethyl Ammonium Hydroxide, TEOS: Tetra Ethyl Ortho Silicate, TEMAH: Tetrakis(dimethylamido) hafnium, TMA:Trimehtylaluminum, TEMAZ: Tetrakis (dimethylamido zirconium), TDMAT: Tetrakis (dimethylamido titanium (IV), HMDS: Hexa methyl disilazane, PAC: Photo Active compounds(광감응제), PAG: Photo Acid Generator(광산 발생제), PGME: Propylene glycol methyl ether (1-methoxy-2-propanol), PGMEA: Propylene glycol methyl ether acetate		

표 14-5 패키지 공정에서 화학물질 사용과 유해인자

후면 연마		고체: Slurry(TMAH*, Silica, Fumed Silica) 액체: Piperazine, NH$_4$OH, H$_2$O)
웨이퍼 절단		Gas: CO$_2$ 액체: Polyoxirane, Polyethylne oxide, Oxirane, Preservative Tetrahydrofurfuryl Alcohol, Methyl-1H-benzotriazole, Methyl-Polymer, Water, Wetting Agent,
칩 접착 (die attach)	접착 작업	고체: Acrylate resin, Ag, Carbon black, Fused silica, Epoxy resin, Phenol resin, Non-crystalline silica, Polydimethyl hydrogen siloxane 액체: Ethyl benzene, Organic peroxide, Petroleum distillate, Succinic acid

몰드 공정	몰드 작업	고체: Antimony Trioxide, EMC(Epoxy Molding Compound):Epoxy resins including biphenyl epoxy resin, brominated epoxy resin, phenol resin and polyolefin. Carbon Black, Fused silica, Metal hydroxide including magnesium hydroxide, Colorant (Titanium Oxide) 액체: Curing agent(Peroxide), Fatty acid amide,
	금형세정 작업	액체: Polyoxyethylene glycol, Amine, Diethyleneglycol mono hexylether, Ethylene diamine, Organic acid,
인쇄 공정	레이저 마킹	특별히 화학물질을 사용하지 않음. 레이저에 의해 몰딩된 부분에서 연기가 발생하나 국소배기로 처리함
	잉크 마킹	고체: Polyurethan resin, Epoxy resin, 액체: Cyclohexanone, Diethylene Glycol Monobutyl Ether, Diethylene glycol monoethyl ether acetate, Ethylene Glycol Monobutyl Ether Acetate, N-butyl acetate, PGMEA, Solvent Naphta, Xylene. 세척제: Acetone, Ethyl acetate, Toluene
도금 공정		현재는 대부분 전자업체 없음. 2010년대까지 존재하는 사업장도 있음. 납 프레임의 경우 수행했던 공정임. 국내 대형 제조업체에서 납은 2000년대 중반까지 주석(약 63%) : 납(약 37%)의 도금을 하였으나 2005년 또는 2006년 이후 납이 사용을 중단함 고체: Ag, Sn, Cu 액체: Ammonium persulfate, Citric acid, Hydrogen peroxide, IPA, Methane sufonic acid, Methanol, Orgainc acid, Nitric acid, Potassium hydroxide, Potassium phosphate, Succinic acid, Sulfamic acid, Sulfuric acid, Tin methanesulfonate, Water,
솔더 볼 부착		고체: Sn, Ag, CU (과거에는 납이 사용되었으나 현재는 사용 안함) 액체: Amine, Diethylene glycol mono hexylether, Ethylene diamine mono hexylether, Organic acid, Polyoxyethylene glycol, Polyoxyethylene glycol ether, polyoxyethylene amine
테스트 (test during burn-in TDBI/monitoring burn-in test, MBT)		특별히 화학물질 사용하지는 않으나 고온 테스트 과정에서 휘발성 물질이 발생할 수 있음
X선 검사 공정 (X-ray test)		X선 및 감마선 등의 전리방사선 (몰딩 후 회로 패턴이 흔들렸는지 검사)

* TMAH: Tetramethyl Ammonum Hydroxide

최근 작업환경 측정자료에 따르면 우리나라 반도체 공장에서 유해인자는 노출농도에 비해 측정결과가 매우 낮아서 검출이 안 되거나 노출기준에 비해 현저히 낮은 수준을 보인다(Park et al[a], 2011, 한국방송통신대학교 산학협력단, 2015). 예를 들어 [표 14-6]은 국내 반도체회사의 3년간 작업환경 측정 건수, 불검출, 노출기준 초과 건수를 표시한 것이다. 표에서 보듯이 2012-2014년 동안 유해인자 측정 건수 중 검출되지 않은 비율이 각 공장 별로 83.7%, 89.6% 정도였고, 노출기준을 초과한 항목은 3년 동안 없었다(한국방송통신대학교 산학협력단, 2015).

그러나 이런 작업환경 측정자료는 정상 작업이 이루어지는 공정에서 측정된 값으로 협력업체 작업자나 유지보수 작업 같은 고농도 노출작업이 포함되지 않아 실제 노출정도를 잘 평가하지 못한다는 지적도 있다. 예를 들어 반도체의 임플란터 유지보수 작업자를 대상으로 비소 노출을 측정한 결과 개인시료가 장소시료보다 노출이 높았고, 중전류 임플란터를 유지보수할 때가 고전류나 고에너지 임프란터 사용할 때보다 비소 농

표 14-6 2012년-2014년 공장별 작업환경측정 건수 및 불검출 건수 현황

년도	A 사업장			B 사업장		
	측정 건수	불검출(%)	노출기준 초과 건수	측정 건수	불검출(%)	노출기준 초과 건수
2012	3,401	71.1	없음	3,227	90.6	없음
2013	4,923	81.9	없음	3,577	91.1	없음
2014	11,134	88.3	없음	5,721	88.1	없음
계	19,458	83.7	없음	12,525	89.6	없음

출처: 한국방송통신대학교 산학협력단(2015).

도가 높았다(Ham et al., 2017). 따라서 반도체 공장에서 노출평가를 할 때는 정상 작업보다는 고농도 노출이 발생할 수 있는 유지보수 작업, PR 교체, 스크러버 청소 작업 등 비특이적인 작업을 잘 평가해야 한다.

반도체의 여러 공정에서는 에너지를 많이 사용한다. 이런 고에너지 상태에서는 공급되는 화학제품에는 함유되지 않았던 분해 산물이 발생할 수 있다.

포토 공정에서는 웨이퍼에 PR을 도포하고 상대적으로 낮은 열처리를 하는 연화 공정(70~90 ℃)과 고온에서 열처리하는 경화 공정(120~130 ℃)이 있는데 이때 원래 PR에 없던 벤젠, 톨루엔, 페놀 등이 열처리 조건에서 발생하였다. 그러나 실제로 이런 분해 산물을 포토 공정에서 측정했을 때 공기 중 농도가 노출기준에 비해 매우 낮았다(Park et al[b]., 2011)(그림 14-5 참조).

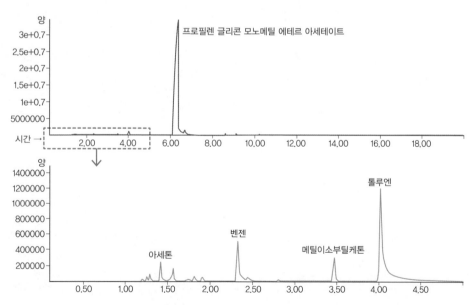

그림 14-5 포토 공정의 PR을 고온으로 가열했을 때 발생하는 휘발성 유기화합물
출처: Jang et al.(2019).

반도체 공정과 전자파

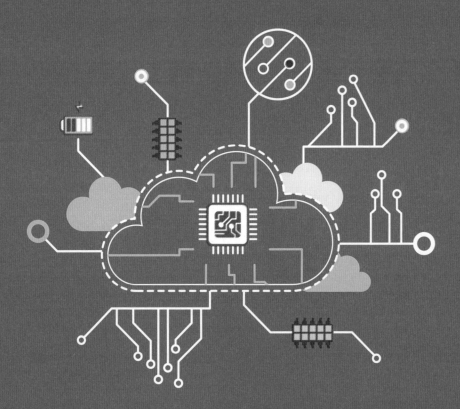

1   전자파의 기본 특성

전자파는 전자기파(electromagnetic wave)의 줄임말로 전기장(electric field)과 자기장(magnetic field) 사이의 시간적 변화에 따라 공간을 퍼져 나가는 파동을 의미한다. 전자파는 [그림 15-1]과 같이 주파수, 파장의 크기에 따라 다양한 스펙트럼을 가진다. 전자파의 에너지는 주파수에 비례하고, 파장에 반비례한다. 원자 또는 분자에서 전자를 떼어내어 이온화시키기에 충분한 에너지를 전달할 수 있는 방사선을 이온화 방사선 또는 전리 방사선(ionizing radiation)이라 하고, 이온화 방사선보다 에너지가 낮은 영역의 전자파를 비이온화 방사선(non-ionizing radiation) 또는 비전리 방사선으로 분류한다.

비이온화 방사선 중 서브 라디오파(subradio frequency) 영역인 300Hz[9] 이하의 주파수를 갖는 전자파를 극저주파(extremely-low frequency, ELF)로 분류하며 50Hz 혹은 60Hz의 상용 전력이 해당된다. 전자파의 에너지는 전압에 비례하여 발생하는 전기장과 전류에 비례하여 발생하는 자기장에 의해 평가될 수 있으며, 전기장의 세기는 V(volt)/m, 자기장의 세기는 A(ampere)/m로 나타낸다. 자기장의 경우 자속밀도(magnetic flux density)의 단위인 테슬라(T) 또는 가우스(G)로도 나타내며 1마이크로테슬라(μT) = 10밀리가우스(mG)의 관계를 갖는다.

---

9 극저주파 영역의 정확한 주파수 범위는 분류하는 기관마다 다르다. 국제전기통신연합(International Telecommunication Union, ITU)에서는 0.03~300 Hz 영역으로, 세계보건기구(WHO)에서는 0~300 Hz 영역의 전자기장(electric and magnetic field, EMF)을 발생시키는 주파수 영역으로 분류한다. 국제암연구소(IARC)에서는 3~300Hz를 극저주파 영역으로 분류한다.

범위	비이온화 방사선										이온화 방사선
	서브 라디오파	라디오파	마이크로파	적외선			가시광선	자외선			X-ray
밴드	ELF			IR-C	IR-B	IR-A		UV-A	UV-B	UV-C	
파장	1000km / 10km		1m	1mm / 3μm / 1.4μm			760nm / 400nm	315nm	280nm	180nm / 100nm	
주파수	300Hz / 30kHz		300MHz	300GHz							

* ELF: 극저주파(extremely low frequency), IR: 적외선(infrared), UV: 자외선(ultra violet)
  1Hz(헤르츠) = 1cycles per second(cps)

그림 15-1 전자파 스펙트럼

출처: ACGIH(2019).

2 반도체 제조 공정 및 설비 특성

반도체 산업은 다양한 전기, 전자 설비를 이용하기 때문에 공정 내 안정적인 전력 공급은 매우 중요하다. 반도체 사업장의 전기 공급 체계를 모식도로 나타내면 [그림 15-2]과 같다. 외부 송전 설비에서 154kV의 고전압으로 공급된 전력은 사업장 내 변전소에서 22.9kV로 변압 후 지중화 선로를 통해 생산 설비가 있는 건물로 공급된다. 건물 지하의 변전실에서 각 설비마다 필요한 전압(예: 208V~480V)으로 변압 후 각 층의 벽 쪽에 위치한 분전반을 통해 각 설비로 전기가 공급된다.

반도체가 제조되는 건물은 실제 가공 작업이 이루어지는 클린룸(clean room 또는 fab)과 클린룸 하부의 서브 팹(sub fab) 혹은 플레넘(plenum)이라고 하는 부대설비가 위치하는 공간이 하나의 세트로 구성된다(최광민 등, 2015). 클린룸에 생산 설비를 배치하기 전에 클린룸과 서브 팹과의 경계면(클린룸 바닥)에 [그림 15-3]와 같이 격자 형태의 전기 배선 트레이를 설치하여 각 설비의 전기 공급이 원활하게 되도록 한다. 따라서 클린룸 내

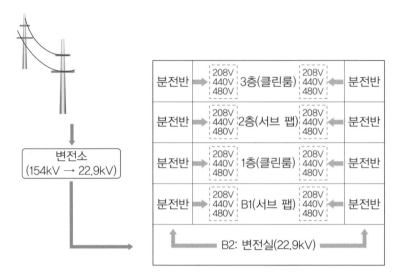

그림 15-2 반도체 제조 공정의 전기 공급 체계 예

부 작업자는 아래쪽에 전기 배선에 의한 전자기장 영향을 받을 수 있고, 서브 팹 작업자는 머리 위의 전기 배선에 의한 전자기장 영향을 받을 수 있다. 전기가 흐르는 전선 주변에는 전기장과 자기장이 형성되는데, [그

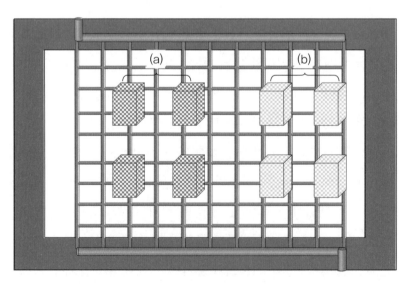

그림 15-3 반도체 웨이퍼 가공 클린룸의 전기 배선과 설비 설치 예
(a) 작업자 통로바닥에 전선 위치, (b) 작업자 통로 바닥에 전선 최소화

림 15-3(a)]와 같이 설비가 설치될 경우 설비 사이의 통로(bay)에서 작업하는 오퍼레이터의 경우 [그림 15-3(b)]보다 더 많은 전선 위에서 작업하게 되기 때문에 상대적으로 더욱 강한 전자기장 세기에 노출될 수 있다.

정은교 등(2012)은 반도체 제조 공정에서 사용되는 생산 설비의 주파수 대역을 조사한 결과 [표 15-1]과 같이 극저주파 영역과 라디오파(radio frequency, RF) 및 마이크로파(microwave, MW) 영역대로 구분된다고 보고하였으며, 조사된 설비의 80%는 극저주파 영역에 해당되었다.

따라서 반도체 제조 사업장에서는 각종 설비와 설비에 공급되는 전력 설비에서 발생하는 전자기장에 상시적으로 노출될 가능성이 있다.

표 15-1 반도체 제조 공정별 주파수 영역에 따른 설비 갯수 분포

공정	주파수 범위	총계	극저주파 (1Hz~300Hz)	라디오파 (30KHz~300MHz)	마이크로파 (300MHz~300GHz)
웨이퍼 가공 (fabrication)	확산	878	875	3	–
	포토	310	310	–	–
	식각	953	–	795	158
	세정	237	197	40	0
	CVD[1]	331	6	325	0
	이온 임플란트	109	95	14	0
	CMP[2]	100	56	44	0
	소계	2918	1539	1221	158
칩 조립 (assembly)	프론트	2165	2165	0	0
	패키지	224	224	0	0
	테스트	1635	1635	0	0
	소계	4024	4024	0	0
총계		6942	5563	1221	158

1) CVD: Chemical Vapor Deposition, 2) CMP: Chemical Mechanical Planarization
출처: 정은교 등(2012).

반도체 제조 공정 설비에서 발생 가능한 전자파는 [표 15-1]과 같이 극저주파 영역이 80% 이상이고 모든 설비에 공급되는 상용 전력은 60Hz의 극저주파이기 때문에 이 장에서는 극저주파 영역에 대한 건강 영향을 중심으로 정리하였다. 특히 극저주파 전기장은 차폐가 쉬운 반면, 극저주파 자기장(ELF-MF)은 차폐가 어렵고 반복적으로 노출되면 암 발생 위험을 높일 수 있다는 연구가 보고되었다.

국제암연구소(International Agency for Research on Cancer, IARC)에서는 2001년에 극저주파(3-3,000Hz) 자기장이 소아 백혈병 위험을 높일 수 있다는 역학연구에 기초하여 인체에 암 발생 가능(possibly carcinogenic to humans)한 그룹 2B로 분류하였다. 국제암연구소에서 검토한 연구 결과 중 특정 극저주파 자기장 임계 노출 값(cut-off value)보다 높게 노출된 경우 통계적으로 유의한 건강 영향을 나타낸 자료들을 정리하면 [표 15-2]와 같다.

극저주파 자기장의 반복적인 노출수준에 따른 암 발생 위험도가 높아지는 임계 노출 값은 0.2μT부터 최고 1.0μT 범위였다.

기존 역학 연구에 따르면 극저주파의 범위에 해당하는 전자파 노출로 발생할 수 있는 건강 영향으로 고압 송전선 인근에 거주하는 소아에게 나타나는 백혈병과 직업 환경에서 나타나는 만성 림프성 백혈병 등이 유의하게 확인되고 있지만, 자기장 노출과 질병의 인과관계에 대한 증거가 제한적이라는 한계를 갖고 있다. 따라서 극저주파 범위의 전자파 노출이 사람에게 암을 일으킬 수 있을 것인가에 대해 논쟁이 지속되고 있다.

Feychting 등(2005)에 따르면 전자파는 유전독성을 나타내지는 않지만

표 15-2 극저주파 자기장 노출과 암 발생 위험도 평가 연구의 주요 임계 노출 값 비교

논문저자 (출판년도)	임계 노출 값	OR[1](CI)[2] 혹은 RR[3](CI)	건강 영향 지표/질병	특징
Feychting & Ahlbom(1993)	0.20μT	2.7 (1.0–6.3)	소아백혈병	전자파 추정(스웨덴)
Navas–Acien 등 (2002)	0.20μT	납+전자파 노출 3.91 (1.26–12.15) 솔벤트+전자파 노출 1.55 (1.14–2.12)	신경교종	복합노출 JEM 활용 (스웨덴)
Feychting 등 (1997)	0.20μT	3.7 (1.5–9.4)	모든 종류의 백혈병	성인(스웨덴)
		6.3 (1.5–26)	급성골수구성 백혈병	
		6.3 (1.5–27)	만성골수구성 백혈병	
Li 등(1997)	0.20μT	1.4 (1.0–1.9)	모든 종류의 백혈병	환자–대조군 연구 성인(대만)
		1.7 (1.0–3.1)	급성림프구성 백혈병	
Linet 등(1997)	0.40μT	3.4 (1.2–9.5)	소아백혈병	전자파 측정(미국)
Schüz 등(2001)	0.40μT	5.5 (1.2–27)	소아백혈병	환자–대조군 연구
Håkansson 등 (2002)	0.25μT	2.3 (1.1–4.4)	성상세포종 (여)	코호트 내 환자– 대조군 연구(스웨덴)
	0.53μT	4.6 (1.3–15.9)	성상세포종 (여)	
		1.4 (1.0–2.0)	신장암 (남)	
Verkasalo 등 (1996)	1.00μT	1.022 (1.00–1.49)	다발성 골수종 (남)	환자–대조군 연구 (핀란드)
		1.16 (1.03–1.29)	대장암 (여)	
Feychting 등 (2000)	0.11μT (Maternal)	1.06 (0.74–1.53)	소아백혈병	임신 전 부모의 직업적 노출(스웨덴)
	0.12μT (Paternal)	1.45 (1.04–2.02)		

1) OR: odds ratio, 2) CI: confidence interval, 3) RR: relative risk ratio

생물학적인 증거로 볼때 세포의 기능과 증식(proliferation)에 영향을 미치는 것으로 파악되고 있다고 한다. 전자파는 암이 발현되는 과정에서 촉진제로서 기능하거나 혹은 성장 강화 기전에 영향을 미치는 역할을 할 것이라고 추정된다. 암의 기전에서 촉진(promotion)과 성장의 증진(growth enhancement)이라는 구분은 이론적인 것이며 실제로는 거의 구분하기 어렵다. 그러나 분명한 것은 촉진과 성장의 증진이라는 두 가지 과정은 암이 시작된 이후에 개시되어 그것의 진행을 강화하는 과정에 속한다는 것이다. 따라서 전자파 이외의 발암물질에 노출된 사람들이나 혹은 유전적으로 암의 발생에 취약한 사람들을 대상으로 전자파가 발암 과정에 어떻게 기여하는지를 살펴볼 필요가 있다. 아직은 이런 연구가 적은 편이지만 발암물질과 전자파 노출의 상호 관계를 잘 파악할 수 있는 연구가 필요하다.

극저주파는 비전리방사선에 속하는 주파수이기 때문에 그것의 물리적 특성에 기반하여 DNA와 같은 유전자에 영향을 미치거나 세포의 구성성분을 파괴하는 등의 건강 영향을 일으킬 수 있는 x-ray, α선, β선과 같은 전리방사선과는 다른 특징을 갖고 있다. 따라서 비정리방사선은 그 자체의 특성으로 인한 발암 가능성보다는 주변 요인과의 상호작용을 통한 발암 가능성을 무게를 두고 있다.

4 | 전자파의 노출기준

전자파의 노출기준은 주파수 대역에 따라 다르게 설정되며, 일반적으로 국제비전리방사선방호위원회(International Commission on Non-Ionizing Radiation Protection, ICNIRP)의 가이드라인을 준용한다. 이 장에서는 극저주파 대역의 노출기준을 설명하였다. ICNIRP는 1998년에 1차 가이드라인을 발표한 바 있으며, 2010년에 1Hz~100kHz 주파수 대역에 대한 노출 가이드라인을 개정 발표하였다(ICNIRP, 2010). [표 15-3]은 60Hz 극

표 15-3 국제비전리방사선방호위원회(ICNIRP)의 2010년 극저주파 전자기장 가이드라인

기준 종류	직업인 노출 (at 60Hz)		일반인 노출 (at 60Hz)	
기본제한 (basic restriction)	머리의 중추신경계 조직	머리와 몸통의 모든 조직	머리의 중추신경계 조직	머리와 몸통의 모든 조직
	0.12V/m	0.8V/m	0.024V/m	0.4V/m
참고기준 (reference level)	자기장	전기장	자기장	전기장
	1000μT	8.33kV/m	200μT	4.17kV/m

출처: ICNIRP(2010).

저주파의 전자기장에 대한 직업인과 일반인에 대한 노출 가이드라인을 요약하였다. 여기서 직업인이란 직업적으로 전자파 발생 설비를 취급하면서 전자파의 특성 및 유해성에 대한 훈련이 된 성인을 말하고, 일반인은 모든 연령의 민감 집단을 포함하고 전자파에 노출되고 있다는 사실을 교육받지 못하거나 인지하지 못하는 사람들을 말한다. 따라서 일반인의 노출기준은 직업인보다 1/5 수준으로 더 엄격하게 설정된다.

ICNIRP의 노출기준은 설정 시기까지의 급성/만성 건강 영향에 대한 연구 결과 충분한 증거가 있다고 판단되는 영향으로부터 인체를 보호하기 위한 목적으로 설정되었다. 그러나 ICNIRP는 전자파의 급성영향에 대해서는 충분한 과학적 증거가 있다고 판단하였지만, 암 발생과 같은 만성 건강 영향과는 충분한 증거가 부족하다고 판단하였다. 국제암연구소에서 2002년 극저주파 자기장이 소아 백혈병 발생 위험을 증가시킬 수 있다고 하였지만, ICNIRP는 원인적 연관성(causal relationship)이 부족하다고 판단했기 때문에 2010년 가이드라인에서는 고려하지 않고 있다.

따라서 ICNIRP 가이드라인은 신경 조직 및 근육 조직에 대한 직접적인 자극, 망막 섬광(retinal phosphenes)의 유도와 관련된 뇌 기능 영향 등 주로 신경계에 미치는 영향과 신체 표면에 유도된 전하(electric charge)에

따른 통증과 같은 급성 건강 영향을 예방하기 위해 설정되었다.

ICNIRP 가이드라인은 [표 15-3]과 같이 기본제한(basic restriction)과 참고기준(reference level)으로 구분되는데, 기본제한 값은 앞서 설명한 급성 건강 영향을 줄 수 있는 인체 내부에 유도된 전기장 세기를 의미한다. 그러나 인체 내부에 유도된 전기장 세기를 측정하기 어렵기 때문에 이 기준은 실용적이지 않다. 따라서 기본제한 값의 수준을 유도할 수 있는 인체 외부 노출수준을 전기장 세기와 자기장의 자속밀도 값으로 제시한 것이 참고기준이며, 전자파 측정기기를 이용하여 외부 노출량을 측정한 후 참고기준과 비교하여 평가하게 된다. 극저주파 자기장에 대한 ICNIRP 2010 참고기준은 일반인에 대해서는 200μT, 직업인에 대해서는 1,000μT이며, 급성 건강 영향을 고려한 기준이기 때문에 순간적인 최대 노출값에 대한 기준으로 해석해야 한다.

직업인에 대한 극저주파 자기장의 노출기준을 설정하고 있는 미국정부 산업위생전문가협의회(American Conference of Governmental Industrial Hygienists, ACGIH)의 TLV(Threshold Limit Value)도 ICNIRP의 직업인에 대한 참고기준과 같은 1000μT를 60Hz 극저주파 자기장에 대한 전신 노출 최고노출기준(ceiling)으로 제시하였고, 인공심장박동기(cardiac pacemaker)를 착용한 경우 100μT로 제안하고 있다(ACGIH, 2019). ACGIH TLV도 ICNIRP 참고기준 설정 근거와 유사하게 급성 건강 영향만을 고려하여 설정되었으며, 암 발생과 같은 역학연구 자료는 증거가 충분하지 않다고 판단하여 고려하지 않았다(ACGIH, 2017).

국가별 50Hz 극저주파 자기장에 대한 노출기준을 비교하면 [표 15-4]와 같다. 우리나라는 현재 ICNIRP 1998년 가이드라인에서 제시된 60Hz 극저주파 자기장의 참고기준인 83.3μT를 일반인 기준으로 설정하여 '전자파 인체보호기준'을 과학기술정보통신부고시로 제시하고 있다. 스위스

표 15-4 극저주파(50/60Hz) 자기장의 일반인 기준 비교

국가	자기장 기준*(μT)	설명
대한민국	83.3	전자파 인체보호기준[과학기술정보통신부고시 제2019-4호] 우리나라의 상용전기는 60Hz이므로 이를 기준으로 계산된 기준
독일	100	유럽의 다른 나라들과 마찬가지로 유럽연합 권고기준을 준용하고 있음.
스위스	1	유치원, 초등학교, 병원 등 민감 시설을 신설하는 경우
이탈리아	3	송전선, 변전소 등과 인접한 위치에 새로운 집, 운동장 혹은 학교를 건축할 경우 기존 유원지, 아파트, 학교, 그리고 하루 4시간 이상 체류하는 곳의 경우 10μT 적용
벨기에	10	일반 국민들이 접근할 수 있는 집과 건물 내부에서의 기준
슬로베니아	10	집, 학교, 유치원, 병원, 요양원, 운동장, 공원, 공공건물 등에 인접한 지역에 전기시설을 새로이 혹은 개량해서 지을 경우
폴란드	75	집, 병원, 학교, 유치원 등에 적용
스웨덴	–	관련 법률은 없음. 사전주의 원칙을 적용하도록 하고 있음. 현재 상황에서는 배경수준에 비해 자기장 강도가 현저히 높은 곳에 대해서는 노출수준을 줄일 수 있다면 합리적인 비용으로 그것을 줄일 수 있도록 함. 새로운 건축물은 디자인하고 건설할 당시에 노출을 줄일 수 있는 방안이 고려되도록 함.
네덜란드	–	관련 법률은 없음. 지방정부에 대한 권고사항. 송전선 인근에 0.4μT의 자기장 강도가 넘는 곳에는 어린이들이 오랫동안 체류하는 시설을 신축하지 못하도록 함.
덴마크	–	관련 법률은 없음. 신축하는 집과 어린이 관련시설이 송전선에 근접하지 않도록 혹은 그 반대의 상황이 벌어지지 않도록 함. 현실적인 기준으로는 전기 공급회사와 지방정부 간에 0.4μT가 넘지 않도록 합의함.
러시아	10	서구 국가들에서는 전자파에 의한 건강 영향이라고 여기지 않은 생물학적인 영향을 예방하기 위해서 설정함.
미국	–	연방정부 수준에서의 법은 없음. 일부 주(Florida, Minnesota, Montana, New Jersey, New York, Oregon)에서 기준을 갖고 있으며 일부에서는 잠정적인 회피 정책을 갖고 있음(Colorado, Connecticut, Hawaii, Maryland, Ohio; 합리적인 비용 내에서 일반인구의 노출을 줄이기 위한 정책을 실행하는 것).

* 자기장 기준: 규제기준(regulation) 으로 효력을 갖는 기준
출처: Stam(2011).

의 경우 유치원, 초등학교, 병원 등 민감 집단이 거주하는 공간을 신설하는 경우엔 1μT를 초과하지 않도록 규정하고 있다. 이탈리아, 벨기에, 슬로베니아도 비슷한 이유로 각각 3μT와 10μT를 기준으로 규정하고 있다. 스웨덴, 네덜란드, 덴마크 등은 법적 규제 기준은 없으나, 사전주의 원칙(precautionary principle)에 기초하여 거주자들이 가능한 낮은 수준으로 노출될 수 있도록 시설을 설계하거나 어린이가 오랫동안 체류하는 곳은 0.4μT를 초과하지 않도록 권고하고 있다. 이는 국제암연구소의 소아백혈병 위험도를 높이는 극저주파 자기장의 노출 임계 값이 0.4μT였던 점이 고려된 것이다.

유럽환경의학학술원(European Academy for Environmental Medicine, EUROPAEM)에서는 2016년에 전자기장(EMF) 관련 질환 예방, 진단 및 치료를 위한 가이드라인을 발표하였다(Belyaev et al., 2016). EUROPAEM에서는 각종 전자 정보통신 기기의 사용이 늘면서 낮은 수준의 전자기장에 상시적으로 노출될 가능성이 커지고 이로 인한 만성적 건강 영향의 위험성이 있음을 고려하여 전자기장을 '새로운 노출(new exposure)'로 인식하였다. EUROPAEM에서 제시한 극저주파(50/60Hz~2kHz) 전자기장의 사전주의 권고기준(precautionary guidance value)을 요약하면 [표 15-5]와 같다. 사전주의 권고기준은 하루 평균 4시간 이상 생활하는 곳에서 상주하는 경우 적용하며, 가능한 권고기준 이하로 낮출 수 있도록 제안하고 있다.

표 15-5 극저주파 자기장에 대한 유럽환경의학학술원에서 제시한 사전주의 권고기준

구분	항목	주간 노출	야간 노출	민감 인구집단
전기장	최대값	10V/m	1V/m	0.3V/m
자기장	산술평균	0.1μT	0.1μT	0.03μT
	최대값	1μT	1μT	0.3μT

출처: Belyaev et al.(2016).

정은교 등(2012)은 국내 반도체 제조 사업장 4곳의 3개 직무군(공정 엔지니어, 정비 엔지니어, 오퍼레이터)을 대상으로 극저주파 자기장의 개인 노출수준과 주요 공정별 장비로부터 거리별 극저주파 자기장 발생 수준도 평가하였다.

3개 직무군에 대한 극저주파 자기장 노출수준은 [표 15-6]과 같으며, 산술평균 수준은 공정 엔지니어가 0.82μT로 가장 높았고, 다음으로 정비 엔지니어가 0.74μT, 오퍼레이터 0.67μT 순서였다. 오퍼레이터와 비교할 때 엔지니어들은 100μT가 넘는 최고노출수준을 보이고 있다.

공정별 노출수준을 비교하면 [표 15-7]과 같이 웨이퍼 가공 사업장의 확산 공정이 산술평균 1.14μT, 최고노출수준 123.2μT로 가장 높은 수준을 보였다.

정은교 등(2012)은 공정별 사용 장비로부터 거리에 따른 극저주파 자기장 세기도 측정하였는데, [표 15-8]과 같이 확산과 이온 임플란트 공정 장비로부터 3cm 거리에서는 최대 860μT까지 측정되었고, 모든 장비에서 거리가 멀어질수록 극저주파 자기장 세기는 감소하였다.

표 15-6 국내 반도체 제조 사업장 4곳의 직무군별 극저주파 자기장 노출수준

직무군	측정대상 작업자 수	산술평균±표준편차 (μT)	기하평균(기하표준편차) (μT)	범위 (μT)	최고노출수준 (μT)
공정 엔지니어	25	0.82±0.82	0.66 (2.11)	BG*~123.2	0.25~123.2
정비 엔지니어	21	0.74±1.84	0.38 (2.78)	BG~109.4	0.18~109.4
오퍼레이터	35	0.67±1.22	0.35 (3.24)	BG~15.3	1.25~15.3

* BG: 배경농도(< 0.05 μT)
출처: 정은교 등(2012).

표 15-7 국내 반도체 제조 사업장 4곳의 공정별 극저주파 자기장 노출수준

공정		측정대상 작업자 수	산술평균± 표준편차(uT)	기하평균 (기하표준편차) (μT)	범위 (uT)	최고노출수준 (uT)
웨이퍼 가공	확산	132563	1.14±2.01	0.82 (2.12)	BG[4]~123.2	39.8~123.2
	CVD[1]	126697	0.54±1.02	0.36 (2.35)	BG~101.4	13.2~101.4
	포토	86682	0.96±1.39	0.54 (3.00)	BG~19.6	4.90~19.6
	식각	43561	0.65±0.74	0.41 (2.67)	BG~17.3	10.1~17.3
	IMP[2]	65780	0.64±0.56	0.51 (1.99)	BG~27.7	2.74~27.7
	CMP[3]	168	0.90±0.89	0.61 (2.28)	BG~7.50	0.55~7.50
	세정	1063	0.31±0.41	0.13 (4.12)	BG~3.60	1.50~3.6
칩 조립	Front	34707	0.22±0.80	0.16 (2.30)	BG~6.31	4.40~6.31
	Package	32054	0.10±0.15	0.07 (2.13)	BG~8.78	2.23~8.78

1) CVD: Chemical Vapor Deposition, 2) IMP: Ion Implant, 3) CMP: Chemical Mechanical Planarization,
4) BG: 배경농도(< 0.05μT)
출처: 정은교 등(2012).

표 15-8 국내 반도체 공정별 장비로부터 거리에 따른 극저주파 자기장 발생 수준

공정	장비명	3 cm거리 (uT)	10 cm거리 (uT)	30 cm거리 (uT)
확산	DNIT, DHT, DIF, DFO, DFN, DNT	280~860	54~157	15~34
IMP[1]	IHEZ, IHE, IHEX	100~450	20~130	6~10
CVD[2]	TS7BAY cable, TSN601, P-5000, TEOS, CHDPH	10~42	8~21	3.6~12
식각	AC RACK ES/EH, S/A PEOX, EAP705, TS5BAG, EWC, FWC	2.0~70	0.7~4.3	0.4~3.8
Front	die attach, UV irradiator, power cable	40~120	10~15	1~3

1) IMP: Ion implant, 2) CVD: Chemical Vapor Deposition
출처: 정은교 등(2012).

Choi 등(2018)은 국내 반도체 사업장의 웨이퍼 가공과 칩 조립 주요 공정별 오퍼레이터, 정비엔지니어, 전기엔지니어 등 117명을 대상으로 극

저주파 자기장에 대한 개인 노출수준을 평가하였다.

공정별 측정결과를 요약하면 [표 15-9]와 같다. 산술평균 노출수준이 가장 높은 공정은 정은교 등(2012)의 조사 결과와 동일하게 웨이퍼 가공 라인의 확산(1.48μT)이었고, 칩 조립 라인에서는 테스트(1.46μT) 공정이 었다. 최고노출수준은 전기정비 작업 중 측정된 109.00μT였다.

표 15-9 국내 반도체 사업장 공정 별 극저주파 자기장의 개인 노출수준

구분	공정	측정 근로자 수	실시간 측정값 수	산술평균 (μT)	표준편차 (μT)	기하평균 (μT)	기하표준 편차	범위 (μT)
웨이퍼 가공[3]	CMP[1]	6	44,242	0.14	0.29	0.09	2.47	0.01 – 16.83
	포토	6	53,883	0.53	0.46	0.37	2.54	0.02 – 21.97
	식각	11	98,151	0.53	0.64	0.37	2.40	0.01 – 23.52
	확산	8	58,672	1.48	2.00	0.64	4.50	0.01 – 35.36
	이온 임플란트	8	60,650	0.76	0.95	0.32	4.18	0.01 – 15.67
	박막	8	66,598	0.43	0.77	0.18	3.64	0.01 – 17.31
	웨이퍼 테스트	11	92,819	0.21	0.29	0.14	2.62	0.01 – 9.63
	총계	58	475,015	0.56	0.99	0.25	3.61	0.01 – 35.36
칩 조립[3]	다이 어태치	8	69,152	0.46	0.38	0.33	2.41	0.01 – 15.39
	모듈	5	47,401	1.13	1.16	0.59	3.56	0.01 – 6.27
	모듈 테스트	11	105,017	0.39	0.43	0.27	2.24	0.02 – 7.71
	TDBI[2]	14	105,812	0.39	0.39	0.28	2.32	0.03 – 26.72
	테스트	7	32,480	1.46	0.90	1.24	1.80	0.08 – 21.92
	총계	45	359,862	0.59	0.71	0.36	2.73	0.01 – 26.72
전기 정비[3]	정비	12	91,481	0.89	3.11	0.27	3.55	0.01 – 109.00
	관리	2	16,526	0.28	0.42	0.13	4.06	0.01 – 9.66
	총계	14	108,007	0.80	2.88	0.24	3.73	0.01 – 109.00

1) CMP: chemical mechanical polishing
2) TDBI: test during burn-in
3) $p < 0.0001$, Kruskal-Wallis rank test by operations.
출처: Choi et al.(2018).

각 공정별 정비 엔지니어와 오퍼레이터, 관리자 등 직무군별 노출수준을 비교한 결과 [표 15-10], [그림 15-4]와 같이 동일 공정에서 평균 노출

표 15-10 반도체 각 공정별 직무에 따른 상대 노출수준

구분	공정	직무	실시간 측정값 수	산술평균 (μT)	표준편차 (μT)	기하평균 (μT)	기하표준 편차	범위 (uT)	상대 노출수준
웨이퍼 가공	CMP[1]	M/E[3]	44,242	0.14	0.29	0.09	2.47	0.01 – 16.83	Low[5]
	포토	M/E	53,883	0.53	0.46	0.37	2.54	0.02 – 21.97	Moderate[6]
	식각	M/E	98,151	0.53	0.64	0.37	2.40	0.01 – 23.52	Moderate
	확산	OP[4]	16,869	1.69	0.81	1.48	1.71	0.11 – 4.93	High[7]
		M/E	41,803	1.40	2.30	0.46	5.10	0.01 – 35.36	High
	이온 임플란트	OP	17,099	1.74	0.68	1.50	1.97	0.04 – 12.31	High
		M/E	43,551	0.37	0.74	0.17	3.20	0.01 – 15.67	Low
	박막	OP	8395	0.24	0.40	0.18	1.86	0.04 – 5.93	Low
		M/E	58,203	0.45	0.81	0.18	3.90	0.01 – 17.31	Moderate
	웨이퍼 테스트	OP	64,624	0.19	0.25	0.12	2.66	0.01 – 9.63	Low
		M/E	28,195	0.27	0.36	0.19	2.34	0.01 – 7.99	Low
칩 조립	Die attach	OP	51,536	0.53	0.39	0.41	2.10	0.03 – 15.39	Moderate
		M/E	17,616	0.25	0.26	0.16	2.41	0.01 – 4.17	Low
	모듈	OP	18,601	1.46	1.48	0.76	3.67	0.02 – 6.27	High
		M/E	28,800	0.91	0.82	0.50	3.38	0.01 – 4.55	High
	모듈 테스트	OP	28,799	0.56	0.52	0.43	1.99	0.04 – 7.71	Moderate
		M/E	76,218	0.32	0.37	0.23	2.17	0.02 – 3.81	Moderate
	TDBI[2]	OP	24,578	0.43	0.34	0.33	2.00	0.04 – 7.43	Moderate
		M/E	81,234	0.37	0.40	0.26	2.40	0.03 – 26.72	Moderate
	테스트	OP	32,480	1.46	0.90	1.24	1.80	0.08 – 21.92	High
전기 정비	정비	M/E	91,481	0.89	3.11	0.27	3.55	0.01 – 109.0	High
	관리	관리자	16,526	0.28	0.42	0.13	4.06	0.01 – 9.66	Low

1) CMP: chemical mechanical polishing, 2) TDBI: test during burn-in, 3) M/E: 정비엔지니어, 4) OP: 오퍼레이터, 5) Low: AM < 0.3μT, 6) Moderate: 0.3 ≤ AM < 0.65μT, 7) High: AM ≥ 0.65μT
출처: Choi et al.(2018).

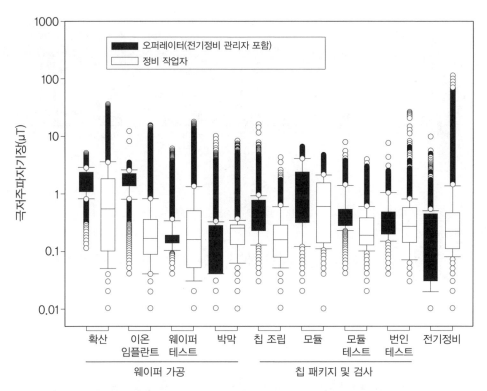

그림 15-4 반도체 공정별 직무에 따른 극저주파 자기장 노출수준 비교

출처: Choi et al.(2018).

수준은 오퍼레이터가 높은 경우가 많았으나 정비 엔지니어의 경우 노출
수준의 변이가 크고, 최고노출수준이 오퍼레이터보다 높은 값을 보였다.

대표 공정별 오퍼레이터와 정비 엔지니어의 실시간 극저주파 자기장
노출 패턴을 비교하면 [그림 15-4]와 같이 확산, 박막과 같은 웨이퍼 가
공 공정에서 작업할 경우 정비 엔지니어들은 간헐적이지만 오퍼레이터들
보다 5배 이상의 높은 수준에 노출되는 패턴을 보이고 있다.

주요 작업 및 위치에 따른 극저주파 자기장 노출수준을 분석한 결과에
서도 정비 작업을 하는 시간 동안 평균 노출수준은 2μT를 넘는 수준이었
고, 전기 엔지니어의 경우엔 11.43μT로 가장 높았다. 또한 정비 작업 동
안 최고노출수준은 26.72μT~109.00μT 수준으로 높았다(표 15-11 참조).

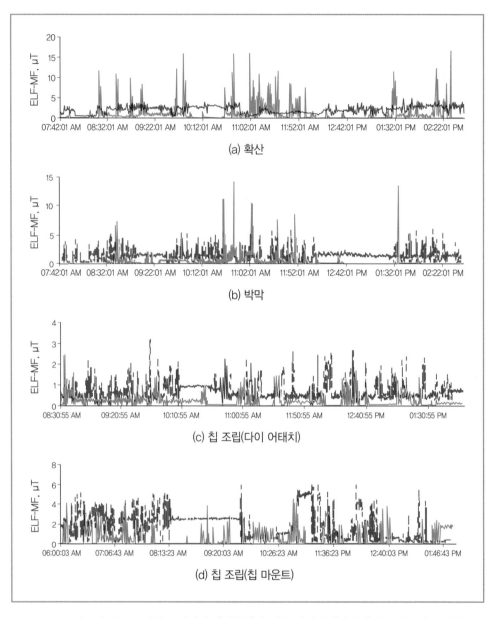

그림 15-5 반도체 주요 공정별 오퍼레이터(검은색)와 정비 엔지니어(빨강색)의 극저주파 자기장 실시간 노출 패턴 예

출처: Choi et al.(2018).

표 15-11 반도체 제조 근로자들의 작업내용에 따른 극저주파 자기장 노출수준

구분	작업내용	실시간 측정값 수	산술평균 (μT)	표준편차 (μT)	기하평균 (μT)	기하표준 편차	범위 (μT)
웨이퍼 가공*	클린룸 외부 휴식	51,953	0.27	0.25	0.17	2.73	0.01 – 2.51
	클린룸 내부 휴식	19,632	0.77	0.54	0.60	2.11	0.03 – 2.65
	오퍼레이션	91,603	0.66	0.85	0.26	4.28	0.01 – 3.45
	정비 작업	14,952	3.34	3.24	2.32	2.36	0.05 – 35.36
	공정 설비 주변 통행	296,875	0.43	0.60	0.22	3.27	0.01 – 10.70
칩 조립*	클린룸 외부 휴식	34,056	0.23	0.47	0.13	2.20	0.03 – 2.87
	클린룸 내부 휴식	11,353	0.55	0.60	0.37	2.22	0.09 – 2.58
	오퍼레이션	130,620	0.73	0.60	0.54	2.21	0.02 – 4.41
	정비 작업	16,294	2.19	1.59	1.77	1.93	0.03 – 26.72
	공정 설비 주변 통행	167,539	0.41	0.42	0.27	2.45	0.01 – 4.55
전기 엔지니어*	클린룸 외부 휴식	2735	0.34	0.27	0.26	2.29	0.02 – 3.48
	클린룸 내부 휴식	994	1.17	0.79	0.69	3.62	0.01 – 2.87
	정비 작업	3421	11.43	11.06	7.77	2.49	0.54 – 109.0
	공정 설비 주변 통행	84,331	0.48	0.92	0.24	2.96	0.01 – 9.99
전기정비 관리자*	클린룸 외부 휴식	1072	0.15	0.15	0.07	3.81	0.02 – 0.35
	사무실 내부 작업	15,207	0.25	0.23	0.13	3.89	0.01 – 1.95
	전기 설비 주변 통행	247	2.65	1.62	2.15	1.97	0.60 – 9.66

* $p < 0.0001$, Kruskal-Wallis rank test by activities.
출처: Choi et al.(2018).

6 반도체 제조 사업장 작업자들의 극저주파 자기장 노출 관리 방안

전자파에 대한 노출을 최소화하기 위해서는 각 노출대상 작업자들의
노출시간을 줄이고, 발생원에서 가능한 거리를 멀리하고, 주요 발생원에

대해서는 차폐를 통해 저감하는 '시간-거리-차폐'의 원칙을 적용해야 한다. 노출시간을 줄이기 위해서는 각 공정별 전자파 발생 수준이 높은 곳에 근무자가 상주하는 시간을 줄일 수 있도록 근무 위치와 상주 테이블의 위치 조정이 필요하다. 이미 장비가 셋업된 라인의 경우 정해진 근무자 위치를 옮기기 어려울 수 있으므로, 장기적으로 신규 라인을 구축할 때 보건 담당 부서에서 작업자들의 상주 위치를 결정할 때 전자파 발생원을 고려한 위치 선정 의견을 제안할 수 있어야 한다. 또한 이미 셋업된 라인의 경우 작업자들이 작업하거나 이동하는 위치에 대한 전자파 발생 수준을 측정하여 전자파 지도를 작성하고, 노출수준이 높을 수 있는 곳의 위치 주변에 가능한 오래 머무르지 않도록 조치해야 한다.

전자파 발생 거리로부터 근무자들이 멀리 떨어지도록 하기 위해서는 근무장소 내의 전자파 발생 수준을 숙지하도록 교육을 실시할 필요가 있으며, 전자파가 상대적으로 높게 발생하는 지점 근처에는 가능한 접근하지 않도록 주지시켜야 한다.

국외 사전주의 노출기준과 역학연구를 통한 암과의 관련성이 나타나는 노출수준을 고려할 때 만성 건강 영향을 예방하기 위한 극저주파 자기장에 대한 관리기준과 노출수준에 따른 관리방향을 [표 15-12]와 같이 권고한다. 각 공정별 작업자에 대한 근무시간 평균 노출수준을 측정한 후 [표

표 15-12 만성 건강 영향 예방을 위한 극저주파 자기장 관리기준 권고

노출그룹	8시간 평균 개인 노출수준(X), uT	관리 방향
1	X > 1	개인노출 특성 평가 후 고 노출 원인에 대한 개선 추진 및 개선 후 효과 평가 / 노출대상 근로자에 대한 교육 실시
2	0.4 < X ≤ 1	
3	0.2 < X ≤ 0.4	노출대상 근로자에 대한 교육 실시
4	X ≤ 0.2	현장의 변화 상황을 주기적으로 모니터링

15-12]의 관리기준과 비교 평가하여 노출그룹에 따른 관리를 통해 극저
주파 자기장에 대한 만성 건강 영향을 사전에 예방할 필요가 있다.

　전자파 중 자기장은 차폐가 잘 되지 않는 것으로 알려져 있어 차폐를
통한 저감 대책은 매우 어렵다. 그러나 최근 기술의 발달로 자기장 차단
테이프를 이용한 전선 주변의 자기장 세기를 차폐하거나, 전자기 패드를
활용한 차폐 보호복을 활용하는 등의 사례가 존재한다. 이와 관련하여 신
규 라인 셋업 때 차폐 기술 적용도 고려해 볼 필요가 있다.

반도체 공정
주요 질병 위험고찰

주요 질병 위험

반도체 제조 공정에서는 수많은 화학물질과 에너지를 집중적으로 사용하기 때문에 근로자들이 화학적, 물리적 유해인자에 노출되는 것이 일반적이다. 그리고 공정 특성상 오랜 시간 서서 일해야 하는 인간공학적 스트레스와, 교대로 작업해야 하는 등의 작업 유해요인에도 복합적으로 노출된다. 반도체 공정의 다양한 유해인자 때문에 생길 수 있는 질병은 화학물질 중독, 각종 근골격계질환, 업무 스트레스로 인한 심리적 질환 등이 있지만 이와 관련된 연구는 많지 않다.

반도체 산업에 종사하는 근로자의 건강과 관련된 연구는 주로 암과 생식독성으로 미국과 영국에서 주로 수행되어 왔다. 국내외 논문과 보고서에 보고된 반도체 웨이퍼를 가공하는 팹(fab) 공정과 근로자를 대상으로 수행한 생식독성과 암 위험 역학 연구의 주요 결과를 종합했다.

2 생식독성 위험

지금까지 보고된 웨이퍼 가공 공정 근로자의 생식독성 관련 논문은 자연유산(spontaneous abortion, SAB), 월경 주기 이상(Chen 등, 2002; Gold 등, 1995a; Gold 등, 1995b) 선천성 기형(congenital anomalies)(Lin 등, 2008)과 임신 지연(Chen 등, 2002), 남성 근로자 생식 능력(Samuels 등, 1995) 등이다. 이 중 자연 유산 관련 연구가 가장 많았다. 1988년에 Pastides 등이 처음으로 포토와 확산 공정 근로자가 팹에서 근무하지 않는(non-fab) 근로자보다 자연유산의 위험이 높다는 것을 보고했다. 이를 계기로 1992년 12월에 미국 반도체 협회(Semiconductor Industry Association, SIA)의 지원을 받아 Schenker 등(1995)이 미국 14개 웨이퍼 가공 공정 근로자의 자연유산 위험을 조사하였다. 또 1993년 5월 존스 홉킨스(Jones Hopkins) 대학(Gray 등, 1993)이 IBM의 지원을 받아 미국 동부에 있는 2개 IBM 웨이퍼 가공 공정 근로자의 자연유산의 위험을 조사하였다. 독립적으로 수행된 이 연구들에서도 자연유산의 위험이 팹에서 근무하지 않는 근로자에 비

표 16-1 반도체 팹(fab) 생식독성 역학조사에서 공정별 자연유산 위험 비교

저자(연도)	RR[1] or OR[2](95 % CI)	노출변수(공정)
Pastides et al(1988)	1.75(0.8–3.3)	Photo vs non–fab *
	2.18(1.1–3.6)	Diffusion vs non–fab *
Shusternman et al(1993)	0.87(0.45–1.60)	Fab vs non–fab
Schenker et al(1995)	1.43(0.95–2.09)	Fab vs non–fab
	1.78(1.17–2.62)	Masking vs non–fab *
	1.17(0.68–1.93)	Dopant & thin film vs non–fab *
Beaumont et al(1995)	1.25(0.63–1.76)	Fab vs non–fab
	1.67(1.04–2.55)	Photo vs non–fab *
	1.78(1.17–2.62)	Masking vs non–fab *
	2.08(1.27–3.19)	Etching vs non–fab *
Eskenazi et al(1995)	1.25(0.63–1.76)	Fab vs non–fab
	1.30(0.59–1.84)	Masking vs non–fab
	1.39(0.51–1.96)	Dopant & thin film vs non–fab
Gray et al(1993)	1.1(0.8–1.6)	Fab vs non–fab
Pinney et al(1996)[3]	1.62(0.77–3.39)	Fab vs non–fab
Elliot et al(1997)	0.65(0.30–1.40)	Fab vs non–fab
	0.58(0.26–1.30)	Fab vs non–fab

1) RR: relative risk(상대위험비), 2) OR: odd ratio(오즈비)
3) 흡연/나이/교육/수입/종족/임신 시기 등 보정

해 유의하게 높았으며 유의한 공정과 유해인자까지 밝혀냈다.

웨이퍼 가공(팹) 연구 대상 근로자를 노출 위험 특성 분류에 따라 자연유산 위험의 차이를 비교했다(표 16-1 참조). 근로자를 팹 근무 여부로 단순하게 분류한 연구에서는 자연유산의 위험이 드러나지 않거나 그 위험이 낮았다. 그러나 팹 공정을 하부 공정이나 직무에 따라 연구 대상자를 더 자세히 분류하면 생식독성의 위험이 높은 공정과 직무가 분명하게 드러났고 그 위험이 증가하는 경향이 발견되었다(표 16-1에서 * 표시 참조). 팹 공정에서 발생되는 특정 유해인자의 노출여부와 수준에 따라 연구 대상자를 분류한 경우에도 자연유산의 위험이 유의하게 나타났다(표 16-2 참조). 팹 공정에서 자연유산을 초래한 구체적인 원인 요인을 알 수 있다. 특정 유해인자(EGE, IPA, cleaning solvents, acids, radiation, stress 등)의 노출수준과 자연유산의 연관성을 연구한 논문 3편(Swan 등, 1995; Elliott 등, 1999; Eskenazi 등, 1995)에서도 유사한 경향이 관찰되었다. Elliott 등(1999)의 연구를 제외한 역학연구에서는 웨이퍼 가공 공정의 화학물질(EGE, PR, IPA, Xylene, Acetone, butyl acetate 등)과 스트레스 노출이 자연유산이 발생하는 데 유의하게 영향을 끼치는 것을 밝혔다.

자연유산 외 생식독성 역학연구에서도 비슷한 경향이 관찰되었다. Gold 등(1995)은 웨이퍼 가공 여성 근로자 451명을 직무별로 분류하여 연구한 결과, 팹에서 근무하지 않는 근로자에 비해 감독자 그룹(RR = 2.46, 95% CI = 1.19−3.63)과 포토 그룹(RR = 1.83, 95 %CI = 0.94−2.88)에게서 월경 주기 이상(월경 주기 35일 이후 또는 24일 이전)의 위험이 유의하게 높은 것을 밝혀냈다. 그리고 Hsieh 등(2005)은 대만 반도체 여성 근로자를 팹 내의 공정으로 구분하여, 포토(OR = 4.4, 95% CI = 1.7−11.4)와 확산 공정(OR = 3.8, 95% CI = 1.3−11.6)의 직무가 월경 주기 이상과 유의한 연관성이 있는 것을 발견했다.

웨이퍼 가공 근로자 대상 생식독성 역학연구에서는, 웨이퍼 가공 근로자를 단순히 팹 근무 여부로 분류하면 생식독성 위험이 나타나지 않거나 희석되는 것을 볼 수 있다. 연구 대상자를 팹 공정, 직무, 공정에서 발생되는 유해인자 노출수준에 따라 세분해서 분류할 경우 생식독성의 위험이 분명하게 드러났다. 따라서 웨이퍼 가공 근로자가 일했던 공정과 직무 그리고 유해인자에 대한 노출정보를 활용할 수 있다면 생식독성과 직무 관련성 여부는 물론 원인인자를 더 분명하게 규명할 수 있다. 연구 대상자의 직무 특성인 구체적인 공정, 직무, 취급(노출)한 물질 등에 대한 정보가 있어야 한다.

표 16-2 반도체 팹(fab) 특정 유해인자와 노출수준별 자연유산 위험 비교

저자(연도)	평가 대상 화학물질(인자)	노출수준	RR[1] or OR[2](95 % CI)
Correa et al(1996)	EGE[5]	노출 높음 vs 노출 없음	2.8(1.4–5.6)
Schenker et al(1992)[3]	EGE	노출 있음 vs 노출 없음	1.66(1.02–2.59)
	EGE	노출 높음 vs 노출 없음	3.38(1.61–5.73)
	PR/developer	노출 높음 vs 노출 없음	2.54(1.41–4.12)
	Xylene	노출 높음 vs 노출 없음	2.72(1.51–4.37)
	n–Butyl acetate	노출 높음 vs 노출 없음	2.40(1.09–4.47)
	Acetone	노출 있음 vs 노출 없음	2.00(1.29–2.95)
	Isopropylalcohol	노출 있음 vs 노출 없음	1.67(1.07–2.52)
Gray et al(1993)[3]	Xylene	노출 있음 vs 노출 없음	1.6(1.1–2.5)
	n–Butyl acetate	노출 있음 vs 노출 없음	1.7(1.1–2.5)
	Acetone	노출 있음 vs 노출 없음	1.7(1.1–2.5)
	HMDS	노출 있음 vs 노출 없음	1.8(1.1–2.8)
Swan et al(1995)[3]	EGE	노출 있음 vs 노출 없음	1.56(1.02–2.31)
		노출 높음(2,3) vs 노출 없음	2.40(1.24–4.11)
	Xylene	노출 있음 vs 노출 없음	1.35(0.88–2.03)
		노출 높음(2,3) vs 노출 없음	2.31(1.39–2.37)

n–Butyl acetate	노출 있음 vs 노출 없음	1.49(0.97–2.20)
	노출 높음(2,3) vs 노출 없음	2.53(1.34–4.23)
Fluoride	노출 있음 vs 노출 없음	1.79(1.22–2.54)
	노출 높음(2,3) vs 노출 없음	1.69(0.98–2.75)
Acetone	노출 있음 vs 노출 없음	1.86(1.26–2.64)
	노출 높음(2) vs 노출 없음	1.83(1.04–3.01)
Isopropylalcohol	노출 높음(2) vs 노출 없음	1.76(1.08–2.74)
Stress	노출 있음 vs 노출 없음	1.62(1.06–2.37)
	노출 높음(2,3) vs 노출 없음	1.86(1.17–2.85)
	노출 높음(3) vs 노출 없음	2.90(1.72–4.43)
EGE	노출 있음 vs 노출 없음	0.46(0.10–2.11)
Propylene GE	노출 있음 vs 노출 없음	0.00(0–18.48)
non–EGE PR	노출 있음 vs 노출 없음	0.45(0.05–3.89)
Fluorides	노출 있음 vs 노출 없음	1.44(0.49–4.18)

Elliot et al(1999)[4] 열의 항목은 EGE, Propylene GE, non–EGE PR, Fluorides

1) RR: relative risk(상대위험비), 2) OR: odd ratio(오즈비)
3) 흡연/나이/교육/수입/종족/임신 시기 등 보정
4) the crude OR(보정 전 오즈비)
5) EGE: ethylene glycol ethers
Exposure level 0–3: 정성적 노출수준(노출 없음: 0, 가장 높은 노출: 3)

3 | 암 발생 및 사망 위험

2019년까지 웨이퍼 가공 공정 근로자의 암 발생과 사망 위험을 평가한 역학 논문은 9편에 불과하다. 영국 5편, 미국 3편 그리고 한국 1편이다 (표 16-3). 보고서는 영국 HSE(Health Safety Executive)와 우리나라 산업보건연구원의 각 1편으로 아직 논문으로 발표되지 않았다(Darnton 등, 2010; 산업보건연구원, 2019)(표 16-3과 표 16-5 참조). 논문 9편은 모두 대규모 회사(IBM, 삼성, 하이닉스 등)에서 얻은 연구로 여러 나라(일본, 중국, 대만, 싱가폴, 말레이시아 등)의 다양한 환경과 사례는 포함하지 못했다. 역학연구 방법도 일반인의 사망률과 비교한 표준화 사망률(standard mortality study, SMR) 연구여서 건강근로자효과(Healthy worker effect, HWE)를 완벽하게 보정하지 못한 한계점이 있다. 9편의 연구 논문에서 유의한 연관이 있다고 보고된 암 종을 모두 정리했다(표 16-4 참조). 3편 이상 일관되게 유의하다고 보고된 암 종이 없다. 연구 간 유의한 연관 암종에 대한 일관성이 부족한 것을 알 수 있다.

암 발병과 사망을 초래한 구체적인 원인인자를 추정하는 데도 한계가 있다. 암 위험 또는 사망과의 직무관련성을 심층적으로 분석한 연구는 미국의 연구 2편(Beall 등, 2005; Boice 등, 2010)에 불과하다. 이 연구들은 연구 대상자를 직무(job title)와 다른 노출변수를 조합하여 분류한 다음, 이 그룹들의 암 위험이나 사망을 일반인의 사망률과 비교하여 직무관련성 여부를 규명했다. 세계적으로 1960년대에 반도체 산업이 시작된 것을 감안하면 웨이퍼 가공공정 근로자의 암 위험과 사망에 대한 연구는 여러 측면(연구논문 수, 연구대상 나라, 연구대상 회사 규모, 연구방법 등)에서 볼 때 충분하지 않다고 볼 수 있다. 경쟁이 심한 산업의 특성, 공정과 직무의 급격한 변화 등으로 연구 접근이 쉽지 않은 때문으로 판단된다. 지금까지 보고된 암 위험 연구를 국가별로 분류해서 정리했다.

표 16-3 반도체 팹(fab) 근로자 암 발생과 사망 위험 연구 비교

저자(문헌)	국가	코호트 기간	모든 원인 사망 (SMR)	모든 암 사망 (SMR)	모든 암 발생 등록(SIR, SRR)
Sorahan et al. (1985)	영국	<1970	0.71	1.1	NA*
		1970–79	0.71	0.64	NA

Sorahan et al. (1992)	영국	1970–89	0.72	0.79	NA
		1970–88	NA	NA	0.96
McElvenny et al. (2003)	영국	1998–00			
		남성	0.4(0.27–0.59)	NA	0.99(0.64–1.47)
		여성	0.75(0.54–1.01)	NA	1.11(0.83–1.45)
Nichols et al. (2005)	영국	1970–2002	0.80(0.71–0.89)	0.77(0.63–0.92)	1.0(0.87–1.13)
Beall et al(2005)	미국	1965–1999	0.65(0.64–0.67)	0.78(0.75–0.81)	NA
Bender et al(2007)	미국	1976–1999	0.81(0.77–0.85)	NA	NA
		1988–1999	0.87(0.82–0.92)	NA	NA
Boice et al(2010)	미국	1983–2002	0.54(0.51–0.57)	0.74(0.66–0.83)	NA
Lee et al(2011)	한국	1998–2008			
		남성	NA	0.25(0.21–0.29)	0.86(0.74–0.98)
		여성	NA	0.66(0.55–0.80)	0.88(0.74–1.03)

* NA: not available
출처: 박동욱, 이경무(2012).

표 16-4 한국에서 보고된 반도체 공장 암 위험 역학조사에서 유의한 암 종 정리

저자(연도)	연구 대상 공장 수	유의한 암종	연관 직무 요인	OR[4](95% CI)
Lee et al. (2011)	9개 팹과 2개 패키지 공장	갑상선	남성 반도체 근로자	SIR[2] 2.11(1.49–2.89)
			팹(Fab)	SIR 1.77(1.08–2.74)
			고용 시기(<1991), 남성	SIR 1.85(0.95–3.23)
			고용 시기(1992–1997), 남성	SIR 2.78(1.70–4.30)
			고용기간(>10년), 남성	SIR 2.30(1.46–3.46)
		신장	남성 반도체 근로자	SIR 1.82(0.97–3.12)
		악성림프종 (NHL)	여성 생산직	SIR 2.53(1.34–4.32)
			여성 칩 공정 근로자	SIR 3.15(1.02–7.36)
			고용시기 (≥2004), 여성	SIR 5.28(1.09–15.44)
			고용기간(1–5년), 여성	SIR 2.94(1.08–6.39)

			여성 반도체 근로자	SIR 1.55(1.06−2.18)
산업안전보건연구원, OSHRI (2019)[1]	9개 팹과 2개 패키지 공장	백혈병	남성 반도체 근로자	SMR[3] 2.30(1.45−3.45)
			여성 반도체 근로자 (20−24세)	SIR 2.74(1.01−5.97)
			여성 반도체 근로자	SMR 2.81(1.69−4.40)
		악성림프종 (NHL)	여성 반도체 근로자	SIR 1.92(1.35−2.64)
			여성 반도체 근로자	SMR 3.68(1.84−6.59)
			여성 운전자	SIR 2.19(1.47−3.14)
			여성 운전자(20−24세)	SIR 3.33(1.52−6.33)
		유방암	여성 칩 포장 운전자 (20−24세)	SIR 4.24(1.38−9.90)
			여성 칩 포장 운전자	SIR 2.23(1.18−3.81)
		흑색종	남성 정비 작업자	SIR 6.95(1.43−20.30)
		고환암	남성 운전자	SIR 1.96(1.04−3.35)
			남성 정비 작업자	SIR 2.75(1.01−6.00)
		췌장암	여성 운전자(20−24세)	SIR 5.10(1.05−14.91)
		침샘암(Salivary gland tumor)	남성 팹 근로자	SIR 2.86(1.05−6.23)

1) OSHRI(산업안전보건연구원), Occupational Safety and Health Research Institute; NHL, non-Hodgkin lymphoma
 * Association with office work were excluded, SMR and SIR with more significant results were selected among several comparison groups.
2) SIR: tandard cancer incidence ratio(표준화암발생비)
3) SMR: standard mortality ratio(표준화사망비)
4) OR: odd ratio(오즈비)
출처: Lee et al.(2011); OSHRI(2019); 박동욱(2019)

가. 영국 사례

반도체 웨이퍼 가공 근로자의 암 위험은 1985년 영국에서 처음 보고되었다. 이 후 영국에서 2005년까지 논문 4편이 보고되었지만 여기서도 직무관련성을 확실히 밝히지 못했다. 이들 논문의 저자들도 인정한 바와 같이, 회사에 직무관련성을 밝힐 수 있는 과거 노출정보(직무 타이틀, 공정 구분 등)가 충분하지 않아 단지 근무기간으로만 근로자를 분류했기 때문이다. 맨 처음 Sorahan 등이 수행한 연구 2편(1985년과 1992년)은 영국 West Midland에 있는 반도체 회사에서 얻은 결과였다. 1985년 첫 연구에서 여성 근로자에게서 나타난 흑색종(melanoma)의 발생률이 일반인보다 유의하게 높은 것을 발견해서, 이후 7년간 추적 조사했지만 유의성이 더 이상 관찰되지 않았다(Sorahan 등, 1992).

1998년 영국 HSE는 스코틀랜드 그리녹(Greenock)에 있는 내셔널 반도체[National Semiconductor Ltd(NSUK)]에서 집단적으로 발생한 암의 원인인자를 규명하기 위한 역학조사를 수행했다. 1970년에서 1990년 사이에 근무한 여성근로자(n=2,262)에게서 나타난 폐암, 위암, 유방암 사망률이 일반인에 비해 유의하게 높은 것을 발견했다. 하지만 이 연구는 자세한 과거 직무노출자료가 없어 이러한 암 발생이 직무와 연관되었는지 밝히지 못했다. 이 결과는 McElvenny 등(2003)이 논문으로 발표했다. 이 후 HSE는 1999년까지 동일한 연구대상자(남자 2,126명, 여자 1,262명)의 암 발생률을 추적했다. 이 연구에서는 설문을 통해 직무관련 변수(직무 타이틀, 공정 등)와 발암물질을 포함한 특정 유해인자에 대한 노출을 추정했다. 이전 연구(McElvenny 등, 2003)에서 보고한 여성 근로자의 유방암, 폐암, 위암 등의 증가가 직무와 관련이 없다고 결론지었다. 그러나 이 보고서에는 구체적인 노출 추정방법을 설명하지 않았고, 직무별 암 위험 결과도 제시하지 않았다. 그리고 이 보고서는 아직 논문으로 발표되지 않았다(Darnton et al., 2010).

영국에서 보고된 논문 5편과 보고서 1편에서는 반도체 공정과 질병과의 관계를 확실하게 규명하지 못했다. 연구 대상 사업장에서 직무관련성을 밝힐 수 있는 직무, 공정, 유해인자 노출 등과 같은 과거 직무 노출 정보가 기록되지 않았기 때문이다. 이는 반도체 공장에서 주로 관찰된 한계점이다.

나. 미국 사례

미국에서는 2005년 이후에 논문 3편이 보고되었다. 2편(Beall 등, 2005; Bender 등, 2007)은 IBM 근로자를 대상으로 얻은 결과이다. 여기서는 영국에서 보고된 연구보다 자세한 과거 노출정보(웨이퍼 생산 시기 구분, 직무 타이틀, 특정 유해인자 그룹에 대한 정성적인 노출평가 등)를 활용하여 연구 대상 웨이퍼 가공 근로자를 분류했다. IBM 등 연구대상 회사가 1960년대부터 보관해 온 근로자의 과거 노출정보(공정, 직무 등)와 건강장해(암 등)가 담긴 디지털 자료를 활용하여 직무가 암 위험과 사망에 끼치는 영향을 분석할 수 있었다.

이 중 Beall 등(2005)은 1965년에서 1999년 사이에 일했던 웨이퍼 가공 근로자 126,836명의 사망률을 연구한 결과, 공정 정비 직무(process equipment maintenance)가 중추신경계암(central nervous system cancer)과 유의한 연관성(SMR=247, 95%CI=118-454)이 있음을 밝혀냈다. 이 결과는 근로자의 직무를 3개 그룹(운전자, 공정 정비자, 감독자 등)으로 분류하여 얻은 것이다. 하지만 Boice 등(2010)은 웨이퍼 가공 직무요인과 암 발생이나 사망의 연관성을 발견하지 못했다. 이 연구에서는 웨이퍼 가공 근로자 중에서 정비 작업자를 따로 분류하지 않고 운전자와 같은 노출군으로 통합했다. 이는 정비 작업자를 운전자와 따로 분류한 Beall 등(2005)의 분류와는 그 방법이 달랐던 것이다. Boice 등(2010)이 운전자와 정비 작업자를 묶은 이유는 최근(구체적인 시기 언급하지 않음)에 운전자와 정비 작업자의 직무가 서로 구분되지 않을 만큼 일반적이 되었기 때문이라고 했다.

그러나 미국에서 노출되는 시기가 유사한 (Beall 등의 연구: 1965-1999, Boice 등의 연구: 1968-2002) 근로자를 두 연구에서 서로 다르게 분류한 것은 중대한 논란이 될 수 있다. 정비 작업자는 직접 공정 장비를 정비하고 세척하며 각종 기계와 장비를 다루고 화학물질을 교체하는 등의 직무를 수행하기 때문에 유해인자의 노출위험이 운전자보다 더 높은 것으로 잘 알려져 있다. 이런 이유 때문에 Hammond 등(1995)도 웨이퍼 가공 근로자를 공정별로 3개 그룹(운전자, 감독자, 정비 작업자)으로 분류하도록 권고했다. 만약 유해인자 노출위험이 높은 정비 작업자를 운전자와 유사한 그룹으로 함께 묶을 경우, 정비 작업자의 노출위험이 희석될 수 있어서 분류 오류가 발생할 가능성이 있다.

표 16-5 반도체 근로자 암 발생 및 사망 위험 연구에서 유의한 암종 정리

암종	논문 수*	암종	논문 수*
악성림프종	1	췌장	2
뇌	1	유방	2
흑색종	2	폐	1
난소	1	갑상선	1
직장	2	위	1
전립선	2		

* 암 위험 연구 논문 총 9편 중 ≥"1"95% 하한 신뢰구간을 보고한 논문 수
출처: 박동욱(2019).

다. 한국 사례

국내에서는 2011년 Lee 등(2011)의 연구에서 9개 팹 공장과 2개 칩 패키지 공장 노동자(암 발생 108,943명, 암 사망 113,443명)의 10년간(1998~

2007년) 암 사망과 발생 위험을 일반 인구의 암 사망과 발생 위험과 비교하였다(Lee et al., 2011). 2011년 Lee 등은 우리나라 8개 반도체 공장(웨이퍼 가공과 칩 제조 공장이 모두 포함된 것으로 판단됨) 근로자 113,443명의 암 사망률을 일반인의 암 사망률과 비교했다. 또 백혈병, 갑상선, 악성림프종(NHL)의 발생률을 여러 노출 특성별(직무, 노출기간 등)로 분류한 근로자 그룹별로 비교했다. 코호트 기간은 1998년에서 2008년 사이였다. 연구에 따르면 암 발생률에서 일반인보다 유의한 증가를 나타낸 암은 여성 근로자에게서 악성림프종(SIR=2.31, 95%CI=1.23-3.95), 남성 근로자에게서 갑상선 암(SIR=2.11, 95%CI=1.49-2.89)이었다. 악성림프종은 특히 팹 공정의 여성 근로자(operator)에게서 유의한 연관(SIR=3.15, 95%CI=1.02-7.36)이 있었다. 한편 웨이퍼 가공 공정 직무(process engineer; to improve the process stream by programming)의 남성 근로자에게는 갑상선 암(SIR=2.50, 95%CI=1.29-4.38)이 유의하게 증가하고 있는 것으로 보고하였다.

2019년 산업안전보건연구원은 Lee 등(2011)의 연구 대상자(암 발생 197,641명, 암 사망 200,997명)를 10년(2008~2018년) 더 추적하고 일부 회사 반도체 노동자를 추가한 암 위험 결과를 발표하였다(OSHRI, 2019). 회사에서 제출한 노동자 직무 정보와 국민건강보험공단에서 구한 암 위험 정보를 분석해서 얻은 결과이다. 두 연구에서 모두 악성림프종이 유의하게 높은 결과를 보였다(표 16-5 참조). 2019년도 연구에서는 이외에도 다양한 암에 대하여 연관성을 짐작할 만한 내용을 발표하였다. 그러나 암 위험을 증가시키는 구체적인 유해인자는 물론 공정과 직무 요인의 연관도 규명하지 못하였다. 공정이 연결되지 않은 운전자와 정비 작업자의 관련성은 구체적인 직무 요인이라고 볼 수 없기 때문이다.

공정, 노출기간, 직무 등을 함께 고려하지 않으면 노출 분류 오류가 일어날 가능성이 있다. 직무는 공정 특성에 따른 유해인자의 종류, 수준 등의 노출 차이를 반영하지 못하기 때문이다. Hammond 등(1995)은 노출 분류 오류를 줄이기 위해 웨이퍼 가공 공정 근로자를 3단계(공정－직무－유해인자)로 계통별로 조합해서 분류하는 것이 좋다고 권고했다. 연구 대상자를 웨이퍼 가공 구분(팹 근무 여부), 공정(포토, 식각, 이온 주입 등), 직무 등의 단계별로 분류해야 분류 오류를 줄일 수 있다. 암 등 만성 건강위험을 연구할 때 공정(팹 근무 여부, 또는 웨이퍼 가공과 칩 제조), 직무(운전자, 정비 작업자 등), 노출기간 등에 따라 구분해야만 특정 직무, 공정요인의 영향을 파악할 수 있다.

연구 결과를 해석할 때 노출정보의 부족과 연구 대상자 추적의 한계 등으로 연구 자체가 가지는 한계점을 충분히 설명하는 것이 연구 간 비교는 물론 향후 연구에도 도움이 된다.

반도체 웨이퍼 가공 근로자에게 논란이 되고 있는 주요 건강위험은 암이다. 생식독성 중 자연유산은 웨이퍼 가공 직무와 관련이 있다는 것과 자연유산의 원인에 대한 주요 유해요인도 밝혀졌기 때문이다. 그러나 웨이퍼 가공 근로자의 암 발생 위험은 환경 및 직무 관련 여부 등이 구체적으로 밝혀지지 않은 상태이다. 이것은 자연유산 역학연구에서 사용했던 과거 노출정보인 공정, 직무, 유해인자 등 구체적인 직무 노출정보가 기록되지 않았기 때문이다. 지금까지 보고된 웨이퍼 가공공정 근로자의 암 위험과 관련된 논문 9편 중 직무연관성을 밝힐 수 있는 과거 노출정보를 활용한 연구는 2편에 불과하고, 이 연구들 간의 직무 분류방법에도 서로 차이가 있었다. 따라서 웨이퍼 가공 직무와 암 위험의 관계를 더 명확히 규명하기 위해서는 여러 나라의 다양한 직무 환경에서 보다 구체적인 노출정보(직무, 유해인자 등)를 평가한 결과가 필요할 것으로 판단된다.

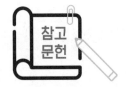

- 고광덕. 반도체 패키지. ㈜성안당. 2016.
- 김동영. 반도체 공학. 한빛아카데미. 2017.
- 김학동, 이선우, 이세현. 반도체 공정과 장비의 기초. 홍릉과학출판사. 2012.
- 김학동. 반도체 공정. 홍릉과학출판사. 2008.
- 김학동. 반도체 재료. 홍릉과학출판사. 2013.
- 박동욱 외. 산업보건관리 수준 평가 및 개선방안 도출: 요약보고서. ㈜ SK 하이닉스 산업보건검정위원회. 2015.
- 박동욱, 반도체 산업 노동자 암 발생 위험 논란과 과제, 한국산업보건학회지, 29(3): 278-288. 2019.
- 박동욱, 변혜정, 최상준, 정지연, 윤충식, 김치년, 하권철, 박두용. 반도체 웨이퍼 가공 공정 및 잠재적 유해인자에 대한 고찰. 대한직업환경의학회지, 23(3). 333-342. 2011.
- 박동욱, 최상준, 정지연, 윤충식, 김치년, 하권철, 변혜정, 박두용. 반도체 웨이퍼 가공 공정 및 잠재적 유해인자에 대한 고찰, 대한 직업환경의학회지, 23(3): 333-342. 2011.
- 박동욱과 이경무, 반도체 웨이퍼 가공 근로자의 생식독성과 암 위험 역학연구에서 과거 노출평가 방법 고찰, 한국산업위생학회지, 22(1): 9-19. 2012.
- 박승현, 신정아, 박해동. 반도체 제조 공정에서 발생 가능한 부산물. 한국산업보건학회지, 22(1), 52-59. 2012.
- 박승현, 정은교, 신정아, 이광용, 박해동, 이나루, 박현희, 권지운, 서회경, 김갑배, 정광재. 반도체 제조 사업장에 종사하는 근로자의 작업환경 및 유해요인 노출특성 연구. 산업안전보건연구원 연구보고서. 2012.
- 박승현, 정은교. 반도체 제조업 작업환경관리 매뉴얼 개발 연구. 산업안전보건연구원 연구보고서. 2012.
- 박욱동, 박광순. 알기 쉬운 반도체 공정. 대영사. 2005.

- 변인수, 배영옥, 이준하, 권기진. 반도체공학. 동일출판사. 2014.
- 산업안전보건연구원. 반도체산업 근로자를 위한 건강관리 길잡이. 산업안전보건연구원. 2012.
- 삼성전자조정위원회. 삼성전자 반도체 등 사업장에서의 백혈병 등 질환 발병과 관련한 문제 해결을 위한 조정위원회의 조정 권고안. 2015
- 안진호, 이상설. 포토리소그래피의 기본원리. 물리학과 첨단기술. 2011.
- 엄금용. 반도체 공학. 기전연구사. 2012.
- 윤충식, 박동욱, 정지연, 이경희, 김신범, 박지훈, 김선주, 정원건, 노수진, 김소연, 최영은. 산업안전보건법상 관리대상 유해물질의 분류체계 및 관리기준 개선방안연구(1). 2017. 산업안전보건연구원 보고서, 56-57.
- 이수경. 증착 기술 소개. LG Polymer Journal, Winter, 9-13. 2014.
- 이종명. 반도체 기술 핸드북. 한림원. 2004.
- 이지혜. Q&A 클린룸의 설계·시공 매뉴얼. 에코북. 2013.
- 이형옥. 반도체 공정 및 장치기술. 상학당.
- 이형옥. 집적회로 제조를 위한 반도체 공정 및 장치 기술. 상학당. 2005.
- 정은교, 김갑배, 송세욱. 전리방사선 노출관 관리. 한국산업보건학회지, 25(1), 27-35. 2015.
- 정은교, 김갑배, 정광재, 이인섭, 유기호, 박정선. 반도체 제조 근로자의 극저주파 자기장 노출평가. 한국산업보건학회지. 22(1);42-51. 2012.
- 최광민, 이지은, 조귀영, 김관식, 조수헌. 반도체 웨이퍼 제조공정 클린룸 구조, 공기조화 오염제어시스템. 한국산업보건학회지. 25(2);202-210. 2015.
- 최성재. 반도체 소자공정기술. 청문각. 2006.
- 최우영, 박병국, 이종덕. 실리콘 집적회로 공정기술의 기초. 문운당. 2011.
- 한국방송통신대학교 산학협력단. SK하이닉스 산업보건관리 수준평가 및 개선방안도출 – 요약보고서– 2015. SK하이닉스, 산업보건검증위원회. 한국방송통신대학교 산학협력단. 2015. (산업보건학회에서 재발행). 20-21.
- 황호정. 반도체공학. ㈜생능출판사. 2014.

- Abdollahzadeh, S., Katharine, S. H., Schenker, M. B. A model for assessing occupational exposure to extremely low-frequency magnetic fields in fabrication rooms in the semiconductor health study. *Am J Ind Med*, 28, 723-734. 1995.
- ACGIH. Sub-radiofrequency (30 kHz and below) magnetic fields: 2019 TLVs and

BEIs. ACGIH. 133-134. 2019.

- ACGIH. Sub-radiofrequency (30 kHz and below) magnetic fields: TLV(R) physical agents 7th edition documentation. ACGIH. 2017.

- Adwill. UV irradiation system. [cited 2017 July 14]. http://www.lintec.co.jp/e-dept/english/adwill/di/uv.html

- ATSDR Fact sheet, https://www.atsdr.cdc.gov/toxfaqs/tfacts177.pdf. 2002.

- Baldwin, D. G., King. B. W., Scarpace, L. P. Ion implanters: Chemical and radiation safety. Solid State Technol, 31, 99-105. 1988.

- Baltzinger, J. L., Delahaye, B. Contamination monitoring and analysis in semiconductor manufacturing: Semiconductor technologies. In Jan Grym (Ed.), InTech, http://www.intechopen.com/books/semiconductor-technologies/contamination-monitoring-and-analysis-in-semiconductor-manufacturing

- Beall, C., Bender, T. J., Cheng, H., Herrick, R., Kahn, A., Matthews, R., Sathiakumar, N., Schymura, M., Stewart, J. & Delzell, E. Mortality among semiconductor and storage device-manufacturing workers. *J Occup and Environ Med*, 47:996-1014. 2005.

- Beaumont, J. J., Swan, S. H., Hammond, S. K., Samuels, S. J., Green, R. S., Hallock, M. F., Dominguez, C., Boyd, P. & Schenker, M. B. Historical cohort investigation of spontaneous abortion in the semiconductor health study: Epidemiologic methods and analyses of risk in fabrication overall and in fabrication work groups. *Am J Ind Med*, 28:735-750. 1995.

- Belyaev, I., Dean, A., Eger, H., Hubmann, G., Jandrisovits, R., Kern, M., Kundi, M., Moshammer, H., Lercher, P., Müller, K., Oberfeld, G., Ohnsorge, P., Pelzmann, P,, Scheingraber, C,, Thill, R. EUROPAEM EMF Guideline 2016 for the prevention, diagnosis and treatment of EMF-related health problems and illnesses. *Rev Env Health*. 1;31(3):363-97. 2016. doi: 10.1515/reveh-2016-0011.

- Bender, T. J., Beall, C., Cheng, H., Herrick, R. F., Kahn, A. R., Matthews, R., Sathiakumar, N., Schymura, M. J., Stewart, J. H. & Delzell, E. Cancer incidence among semiconductor and electronic storage device workers. *Occup Environ Med*, 64:30-36. 2007.

- Boice, Jr J. D., Marano, D. E., Munro, H. M., Chadda, B. K., Signorello, L. B., Tarone, R. E., Blot, W. J. & McLaughlin, J. K. Cancer mortality among US workers employed in semiconductor wafer fabrication. *J Occup and Env Med*, 52:1082-1097. 2010.

- Bowman, J. D., Touchstone, J. A., Yost, M. G. A population-based job exposure matrix for power-frequency magnetic fields. *J Occup Env Hyg*, 4(9), 715-728. 2007.

- Chelton, C. F., Glowatz, M., Mosovsky. J. A. *Chemical hazards in the semiconductor industry*. IEEE Transactions on Education, 34(3), 269-288. 1991.

- Chen, P. C., Hsieh, G. Y., Wang, J. D., Cheng, T. J. Prolonged time to pregnancy in female workers exposed to ethylene glycol ethers in semiconductor manufacturing. *Epidemiology,* 13:191. 2002.

- Choi, S., Cha, W., Park, J., Kim, S., Kim, W., Yoon, C., Park, J., Ha, K., Park, D. Extremely Low Frequency-Magnetic Field (ELF-MF) Exposure Characteristics among Semiconductor Workers. *Int J Env Res Public Health*, 15(14), 642. 2018a.

- Choi, S., Yoon, C., Kim, S., Kim, W., Ha, K., Jeong, J., Shin, J., Park, D. Comprehensive evaluation of hazardous chemical exposure control system at a semiconductor manufacturing company in South Korea. *Int J Env Res Public Health*, 15(6). 2018b.

- Chung, E., Kim, K., Chung, K., Lee, I., You, K., and Park, J. Occupational exposure of semiconductor workers to ELF magnetic fields. *J Korean Soc Occup Env Hyg*, 22, 42 – 51. 2012.

- Correa, A., Gray, R. H., Cohen, R., Rothman, N., Shah, F., Seacat, H., Com, M. Ethylene glycol ethers and risks of spontaneous abortion and subfertility. *Am J Epidemiol,* 143:707-717. 1996.

- Cox, J. R. D. *LSI semiconductor manufacturing*. New York: John Wiley and Sons. 1984.

- Darnton, A. J., Wilkinson, S., Miller, B., MacCalman, L., Galea, K., Shafrir, A., Cherrie, J., McElvenny, D. and Osman, J. A further study of cancer among current and former workers at National Semiconductor (UK) Ltd, Greenock: results of an investigation by the Health and Safety Executive and Institute of Occupational Medicine United Kingdom, 2010. HSE.

- Dietrich J. M. *Life cycle process management for environmentally sound and cost effective semiconductor manufacturing*. IEEE International Symposium on Electronics and the Environment 2004 Conference Record. ISSN: 1095-2020. 2004.

- Elliott, R. C, Jones, J. R., McElevenny, D. M. et al. Spontaneous abortion in the British semiconductor Health Study. *Am J Ind Med,* 36:557-572. 1999.

- Eskenazi, B., Gold, E. B., Lasley, B. L., Samuels, S. J., Hammond, S. K., Wight, S., O'Neill Rasor, M., Hines, C. J., Schenker, M. B. Prospective monitoring of early fetal loss and clinical spontaneous abortion among female semiconductor workers. *Am J Ind Med,* 28:833-846. 1995.

- Feychting, M., Ahlbom, A., Kheifets, L. EMF and health. *Annu Rev Public Health, 26,* 165-189. 2005.

- Feychting, M., Alhbom, M. Magnetic fields and cancer in children residing near Swedish high-voltage power lines. *Am J epid,* 1;138(7):467-81. 1993.

- Feychting, M., Floderus, B., Ahlbom, A. Parental occupational exposure to magnetic fields and childhood cancer (Sweden). *Cancer Causes and Control.* 1;11(2):151-6. 2000.

- Feychting, M., Forssen, U., Floderus, B. Occupational and residential magnetic field exposure and leukemia and central nervous system tumors. *Epidemiology.* 1:384-9. 1997.

- Gold, E. B., Eskenazi, B., Hammond, S. K., Lasley, B. L., Samuels, S. J., O' Neill Rasor, M., Hines, C. J., Overstreet, J. W., Schenker, M. B. Prospectively assessed menstrual cycle characteristics in female wafer-fabrication and non-fabrication semiconductor employees. *Am J Ind Med,* 28:799-815. 1995a.

- Gold, E. B., Eskenazi, B., Lasley, B. L., Samuels, S. J., O'Neill Rasor, M., Overstreet, J. W., Schenker, M. B. Epidemiologic methods for prospective assessment of menstrual cycle and reproductive characteristics in female semiconductor workers. *Am J Ind Med,* 28:783-797. 1995b.

- Gray, R. H., Corn, M., Cohen, R., Correa, A., Hakim, R., Hou, W., Shah, F., Zauer, H. Final Report: The Johns Hopkins University Retrospective and Prospective Studies of Reproductive Health Among IBM Employees in Semiconductor Manufacturing, Baltimore, MD: The Johns Hopkins University. 1993.

- Hakansson, N., Floderus, B., Gustavsson, P., Johansen, C., Olsen, J. H. Cancer incidence and magnetic field exposure in industries using resistance welding in Sweden. *Occup env med*, 1;59(7):481-486. 2002.

- Ham, S., Yoon, C., Kim, S., Park, J., Kwon, O., Heo, H., Park, D., Choi, S., Kim, S., Ha, K., Kim, W. Arsenic exposure during preventive maintenance of an ion mplanter in a semiconductor manufacturing factory. *Aero Air Qual Res*, 17: 990-999. 2017. doi: 10.4209/aaqr.2016.07.0310

- Hammond, S. K., Jines, C. J., Hallock, M. F., Woskie, S. R., Abdollahazadeh, S., Iden, R., Anson, E., Ramsey, F. and Schenker, M. B. Tiered exposure-assessment strategy in the semiconductor health study. *Am J Ind Med*, 28:661-680. 1995.

- Hawkinson, T. E., Korpela, D. B. "Chemical hazards in semiconductor operations" in Bolmen RA *Semiconductor safety handbook: safety and health in the semiconductor industry.* Noyes Publication in United States of America. 163-179. 1998.

- Herrick, R. F., Stewart, J. H., Blicharz, D., Beall, C., Bender, T., Cheng, H., Matthews, R., Sathiakumar, N., Delzell, E. Exposure assessment for retrospective follow-up studies of semiconductor and storage device manufacturing workers. *J Occup Env Med.* 47(10), 983-995, 2005.

- Hsieh, G., Wang, J., Cheng, T., Chen, P. Prolonged menstrual cycles in female workers exposed to ethylene glycol ethers in the semiconductor manufacturing industry. *Occup Env Med*, 62:510. 2005.

- IARC. Chemical agents and related occupations - Formaldehyde. IARC Monogr Eval Carcinog Risks Hum, 100F:401-435. 2012.

- IARC. IARC monographs on the evaluation of carcinogenic risks to humans. Vol. 80. Non-ionizing radiation, part 1: static and extremely low-frequency(ELF) electric and magnetic fields. IARC Press. 2002.

- ICNIRP. Guidelines for limiting exposure to time-varying electric and magnetic fields (1 Hz to 100 kHz). Health Physics. 99(6):818-836. 2010.

- Jaisinghani, R. Energy efficient low operating cost cleanroom airflow design. IEST's ESTECH 2003 Conference. 2003.

- Jang, M., Yoon, C., Park, J., Kwon, O. Evaluation of Hazardous Chemicals with

Material Safety Data Sheet and By-products of a Photoresist Used in the Semiconductor-Manufacturing Industry. *Saf Health Work*, 10(1):114-121. 2019. doi: 10.1016/j.shaw.2018.08.001.

- Juutilainen, J., Do electromagnetic fields enhance the effects of environmental carcinogens? *Radiation protection dosimetry.* 2008.

- Kapias, T., Griffiths, R. F. Spill behaviour using REACTPOOL: Part III. Results for accidental releases of phosphorus trichloride (PCl₃) and oxychloride (POCl₃) and general discussion. *J Hazard Mat*, 81(3), 223-249. 2001.

- Kim, M., Kim, H., Paek, D. The health impact of semiconductor production: An epidemiologic review. *Int J Occup Env Health*, 20(2), 95-114. 2014.

- Kim, S., Yoon, C., Ham, S., Park, J., Kwon, O., Park, D., Choi, S., Kim, S., Ha, K., Kim, W. Chemical use in the semiconductor manufacturing industry, *Int J Occup Env Health*, 24:3-4, 109-118. 2018. doi: 10.1080/10773525.2018.1519957

- LaDou, J. Occupational health in the microelectronics industry. Український журнал з проблем медицини праці, 1, 61-68. 2005.

- LaDou, J., Rohm T. The international electronics industry. *Int J Occup Env Health*, 4, 1-18. 1998.

- Lee, H., Kim, E., Park, J. and Kang, S. Cancer mortality and incidence in Korean semiconductor workers. *Saf Health Work*, 2:135-147. 2011.

- Li, C. Y., Theriault, G., Lin, R. S. Residential exposure to 60-Hertz magnetic fields and adult cancers in Taiwan. *Epidemiology.* 1:25-30. 1997.

- Lin, M., Jung-Der, W. M., Scd, G., Chang, Y. & Chen, P. Increased risk of death with congenital anomalies in the offspring of male semiconductor workers. *Int J Occup Env Health*, 14:112-116. 2008.

- Linet, M. S., Hatch, E. E., Kleinerman, R. A., Robison L. L., Kaune, W. T., Friedman, D. R., Severson, R. K., Haines, C. M., Hartsock, C. T., Niwa, S., Wacholder, S. Residential exposure to magnetic fields and acute lymphoblastic leukemia in children. *New England J med*, 3;337(1):1-8. 1997.

- McElvenny, D. M., Darnton, A. J., Hodgson, J. T., Clarke, S. D., Elliott, R. C., Osman, J. 2001a, *Cancer among current and former workers at National Semiconductor (UK) Ltd, Greenock: results of an investigation by the Health and Safety Executive,* HSE. Nichols, L, & Sorahan, T. Cancer incidence and cancer mortality in a cohort of UK semiconductor workers, 1970–2002. *Occup Med*, 55:625–630. 2005.

- McElvenny, D. M., Darnton, A. J., Hodgson, J. T., Clarke, S. D., Elliott, R. C., Osman, J. Investigation of cancer incidence and mortality at a Scottish semiconductor manufacturing facility. *Occup Med*, 53:419–430. 2003.

- Ministry of Manpower(MOM). A Guide on Health Hazards and Their Control in Wafer Fabrication Facilities. Occupational Safety & Health Division. Singapore: Ministry of Manpower. 1998.

- Navas-Acien, A., Pollan, M., Gustavsson, P., Floderus, B., Plato, N., Dosemeci, M. Interactive effect of chemical substances and occupational electromagnetic field exposure on the risk of gliomas and meningiomas in Swedish men. *Cancer Epid Prev Biomarkers*, 1;11(12):1678-83. 2002.

- O'Neil, M. J. (Ed.), *The Merck index: An encyclopedia of chemicals, drugs, and biologicals*. Whitehouse Station, NJ: Merck and Co. 2006.

- OSHRI(Occupational Safety and Health Research Institute). Epidemiological survey on the health conditions of semiconductor manufacturing workers – focusing on cancer diseases. Research report (No. 2019-OSHRI-271). 2019.

- Park, H., Jang, J., Shin, J. Quantitative Exposure Assessment of Various Chemical Substances in a Wafer Fabrication Industry Facility, *Saf Health Work*, 2(1):39–51. 2011. doi: 10.5491/SHAW.2011.2.1.39.

- Park, D., Yang, H., Jeong, J., Ha, K., Choi, S., Kim, C., Yoon, C., Park, D., Paek, D. Comprehensive review of arsenic levels in the semiconductor manufacturing industry. *Ann Occup Hyg*, 54(8), 869–879. 2010.

- Park, S., Shin, J., Park, H., Yi, G., Chung, K., Park, H., Kim, K., Lee, I. Exposure to Volatile Organic Compounds and Possibility of Exposure to By-product Volatile Organic Compounds in Photolithography Processes in Semiconductor Manufacturing Factories, *Saf Health Work*, 2(3):210–217. 2011. doi: 10.5491/SHAW.2011.2.3.210.

- Pastides, H., Calabrese, E. J., Hosmer, Jr D. W., Harris, Jr D. R. Spontaneous abortion and general illness symptoms among semiconductor manufacturers. *J Occup Env Med*, 30:543. 1988.

- Samuels, S. J., McCurdy, S. A., Pocekay, D., Katharine, S. H., Missell, L.,

Schenker, M. B. Fertility history of currently employed male semiconductor workers. *Am J Ind Med*, 28:873-882. 1995.

- Schenker, M. B., Gold, E. B., Beaumont, J. J., Eskenazi, B., Katharine, S. H., Lasley, B. L., McCurdy, S. A., Samuels, S. J., Saiki, C. L., Swan, S. H. Association of spontaneous abortion and other reproductive effects with work in the semiconductor industry. *Am J Ind Med*, 28:639-659. 1995.

- Schuz, .J, Grigat, J. P., Brinkmann, K., Michaelis, J. Residential magnetic fields as a risk factor for childhood acute leukaemia: Results from a German population. based case.control study. *Int J Cancer*, 1;91(5):728-735. 2001.

- Schwierz, F. Graphene transistors. *Nature Nanotech*, 5, 487-496. 2010.

- Shusterman, D., Windham, G. C., Fenster, L. Employment in electronics manufacturing and risk of spontaneous abortion. *J Occup Env Med*, 35:381. 1993.

- Sorahan, T., Pope, D., McKiernan, M. Cancer incidence and cancer mortality in a cohort of semiconductor workers: An update. *Brit Med J*, 49:215-216. 1992.

- Sorahan, T., Waterhouse, J., McKiernan, M., Aston, R. Cancer incidence and cancer mortality in a cohort of semiconductor workers. *Brit Med J*, 42:546-550. 1985.

- Stam, R. Comparison of international policies on electromagnetic fields (power frequency and radio frequency fields). *National Institution for Public Health and the Environment. Ministry of Health. Welfare and Sport, Bilthoven.* 2011.

- Stewart, J., Elkington, K. "Electronics: Semiconductor manufacturing" in *Industrial hygiene aspects of plant operations* John Wiley and Sons Ltd. Pub, 439-463. 1985.

- Stewart, J. H., Elkington, K. J. Electronics: Semiconductor manufacturing. *Ind Hyg Asp Plant Oper*, 3, 453-462. 1985.

- Swan, S. H., Beaumont, J. J., Hammond, S. K., Vonbehren, J., Green, R. S., Hallock, M. F., Woskie, S. R., Hines, C. J., Schenker, M. B. Historical cohort study of spontaneous abortion among fabrication workers in the semiconductor health study: Agent-level analysis. *Am J Ind Med*, 28:751-769. 1995.

- Sze, S. M. *Semiconductor devices: Physics and technology.* 2nd ed. John Wiley. 2002.

- Van Zant, P. *Microchip fabrication* (Vol. 31). McGraw-Hill Professional. 2004.

- Verkasalo, P. K., Pukkala, E., Kaprio, J., Heikkila, K. V., Koskenvuo, M. Magnetic fields of high voltage power lines and risk of cancer in Finnish adults: nationwide cohort study. *Brit Med J*, 26;313(7064):1047-51. 1996.
- Wald, P. H., Jones, J. R. Semiconductor manufacturing: An introduction to processes and hazards. *Am J Ind Med*, 11:203-221. 1987.
- Wikipedia. Semiconductor package. [cited 2017 June 12]. https://en.wikipedia.org/wiki/Semiconductor_package
- Williams et al.. The 1.7 kilogram microchip: Energy and material use in the production of semiconductor industry. *EST*, 36:5504-5510. 2002.
- Xiao, H. *Introduction to semiconductor manufacturing technology*. Upper Saddle River, NJ: Prentice Hall. 2001.
- Zant, P. V. *Microchip fabrication*. 5th ed. McGraw-Hill. 2004.